高等职业教育食品类专业教材

食品分析与检验技术

王立晖　刘　鹏　主编

中国轻工业出版社

图书在版编目（CIP）数据

食品分析与检验技术/王立晖，刘鹏主编. —北京：中国轻工业出版社，2025.2

高等职业教育"十二五"规划教材

ISBN 978 – 7 – 5184 – 0062 – 1

Ⅰ.①食… Ⅱ.①王… ②刘… Ⅲ.①食品分析—高等职业教育—教材 Ⅳ.①R155.5

中国版本图书馆 CIP 数据核字（2014）第 276065 号

责任编辑：张 靓　　　责任终审：滕炎福

整体设计：锋尚设计　　责任校对：吴大鹏　　责任监印：张 可

出版发行：中国轻工业出版社（北京鲁谷东街 5 号，邮编：100040）

印　　刷：三河市万龙印装有限公司

经　　销：各地新华书店

版　　次：2025 年 2 月第 1 版第 6 次印刷

开　　本：720×1000　1/16　印张：17.5

字　　数：355 千字

书　　号：ISBN 978 – 7 – 5184 – 0062 – 1　定价：35.00 元

邮购电话：010 – 85119873

发行电话：010 – 85119832　010 – 85119912

网　　址：http://www.chlip.com.cn

Email：club@chlip.com.cn

本书编写人员

主　编　王立晖　（天津现代职业技术学院）

　　　　刘　鹏　（天津现代职业技术学院）

副主编　岳　鹍　（天津现代职业技术学院）

　　　　傅　维　（天津现代职业技术学院）

　　　　杨庆伟　（天津现代职业技术学院）

　　　　刘裕红　（贵阳职业技术学院）

参　编　揣玉多　（天津现代职业技术学院）

　　　　魏　玮　（天津现代职业技术学院）

　　　　范兆军　（天津现代职业技术学院）

　　　　侯　婷　（天津现代职业技术学院）

　　　　李　达　（天津现代职业技术学院）

　　　　吕春晖　（天津现代职业技术学院）

　　　　张轶斌　（天津现代职业技术学院）

　　　　刘　皓　（天津现代职业技术学院）

　　　　李晓阳　（天津现代职业技术学院）

　　　　许　泓　（天津市出入境检验检疫局）

　　　　闫　静　（天津市津乐园饼业有限公司）

主　审　王　芃　（天津现代职业技术学院）

前　言

　　食品分析与检验是在生物化学、分析化学、无机化学、有机化学、物理化学和仪器分析等学科的基础上建立起来的一门应用性学科，涉及的内容非常广泛，与食品化学、食品工艺学、食品生产高新技术等专业知识密切相关，随着食品加工技术及现代分析检测技术的进步，食品分析的内容和方法也在不断地扩展和更新。为了适应高等职业教学培养目标和要求，本教材从内容到编排方式上都突出了实用性，充分体现了实际应用及技能培养的目的。

　　本教材在《食品分析操作训练》的基础上进行了重新编写，由天津现代职业技术学院牵头，贵阳职业技术学院、天津市津乐园饼业有限公司、天津市出入境检验检疫局等单位共同参与编写。本书层次清晰，内容安排合理，及时贯彻新版食品卫生检验国家标准，具有实用、规范等特点。此外，本教材编写了与各学习情境和任务相对应的实训内容，共二十五个，融入到各个情境的学习过程中，方便学生从理论知识到实践操作的全面掌握，也方便了高等职业教育"理实一体"课程的开展。

　　本教材共分绪论和十个学习情境，主要包括样品的采集、制备和保存，样品的预处理，食品分析的基本要求和结果处理，食品的物理检验，食品一般成分的测定，食品添加剂的测定，食品中矿物元素的测定，食品中有毒有害物质的测定，食品微生物检验，食品包装材料的检测等内容。全书由王立晖、刘鹏主编，刘鹏负责绪论和情境一的编写，揣玉多、许泓负责情境二的编写，岳鸥、刘皓负责情境三的编写，魏玮、王立晖负责情境四的编写，范兆军、傅维负责情境五的编写，侯婷、王立晖负责情境六的编写，吕春晖、傅维负责情境七的编写，李达、李裕红负责情境八的编写，杨庆伟、李晓阳负责情境九的编写，张轶斌、闫静负责情境十的编写。全书由王立晖、刘鹏统稿，王芃教授审稿。本书是高等职业院校食品分析与检验课程的教材，也可供相关专业和相关生产、技术、管理人员参考。

限于编者水平和时间，书中难免有错误和疏漏之处，敬请读者批评指正。

目　录

情境六　食品添加剂的测定 …………………………………… 141

情境七　食品中矿物质元素的测定 …………………………… 156

情境八　食品中有毒有害物质的测定·····························179

情境九　食品微生物检验·····························212

情境十　食品包装材料的检测·····························250

绪　　论

一、 食品分析与检验的性质和作用

食品分析是研究和评定食品品质及其变化的一门专业性很强的实验科学。

食品分析依据物理、化学、生物化学的一些基本理论和国家食品卫生标准，运用现代科学技术和分析手段，对各类食品（包括原料、辅助材料、半成品及成品）的主要成分和含量进行检测，以保证生产出质量合格的产品。同时，食品分析作为质量监督和科学研究不可缺少的手段，在食品资源的综合利用、新型保健食品的研制开发、食品加工技术的创新提高、保障人民身体健康等方面都具有十分重要的作用。

二、 食品分析检验的内容和范围

食品分析检验主要包括：感官的检验、营养成分的检验、食品添加剂的检验及食品中有毒有害物质的检验。

1. 食品的感官检验

食品质量的优劣最直接地表现在它的感官性状上。各种食品都具有各自的感官特征，除了色、香、味是所用食品共有的感官特征外，液态食品还有澄清、透明等感官指标，固体、半固体食品还有软、硬、弹性、韧性、黏、滑、干燥等一切能为人体感官判定和接受的指标。好的食品不但要符合营养和卫生的要求，而且要有良好的可接受性。因此，各类食品的质量标准中都有感官指标。感官鉴定是食品质量检验的主要内容之一，在食品分析检验中占有重要的地位。

2. 食品营养成分的检验

食品中含有多种营养成分，如水分、蛋白质、脂肪、碳水化合物、维生素和矿物质元素等。不同的食品所含营养成分的种类和含量是各不相同的，在天然食品中，能够同时提供各种营养成分的品种较少，因此人们必须根据人体对营养的要求，进行合理搭配，以获得较全面的营养。因此，必须对各种食品的营养成分进行分析，以评价其营养价值，为选择食品提供参考。此外，在食品工业生产中，对工艺配方的确定、工艺合理性的鉴定、生产过程的控制及成品质量的监测等，都离不开营养成分的分析。所以，营养成分的分析是食品分析检验中的主要内容。

3. 食品添加剂的检验

食品添加剂是指食品在生产、加工或保存过程中，添加到食品中期望达到某种目的的物质。食品添加剂本身通常不作为食品来食用，也不一定具有营养价值，但加入后能起到防止食品腐败变质，增强食品色、香、味的作用，因而在食品加工中使用十分广泛。食品添加剂多是化学合成的物质，如果使用的品种或数量不当，将会影响食品质量，甚至危害食用者的健康。因此，对食品添加剂的鉴定和检测具有十分重要的意义。

4. 食品中有毒有害物质的检验

食品中的污染物质是指食物中原有的或加工、贮藏时由于污染混入的，对人体有急性或慢性危害的物质。就其性质而言，这些污染物质可分为两类：一类是生物性污染，另一类是化学性污染。另外，使用不符合要求的设备和包装材料以及加工不当都会对食品造成污染。这类污染物主要有以下几类。

（1）有害元素　由于工业三废、生产设备、包装材料等对食品的污染所造成，主要有砷、镉、汞、铅、铜、铬、锡、锌及硒等。

（2）农药及兽药　由于不合理地施用农药造成对农作物的污染，再经动植物体的富集作用及食物链的传递，最终造成食品中农药的残留。另外，兽药（包括兽药添加剂）在畜牧业中广泛使用，对降低牲畜发病率和死亡率、提高饲料利用率、促进生长和改善产品品质方面起到十分显著的作用，已成为现代畜牧业不可缺少的物质基础。但是，由于科学知识的缺乏和经济利益的驱使，畜牧业中滥用兽药和超标使用兽药的现象普遍存在，因此导致动物性食品中兽药残留超标。

（3）细菌、霉菌及其毒素　这是由于食品的生产或贮藏环节不当而引起的微生物污染，如危害较大的黄曲霉毒素。另外，还有动植物中的一些天然毒素，如贝类毒素、苦杏仁中存在的氰化物等。

（4）包装材料带来的有害物质　由于使用了质量不符合卫生要求的包装材料，如聚氯乙烯、多氯联苯、荧光增白剂等有害物质，造成包装材料对食品的污染。

三、 食品分析检验的方法

在食品分析检验过程中，由于目的不同，或被测组分和干扰成分的性质以及它们在食品中存在数量的差异，所选择的分析检验方法也各不相同。食品分析检验常用的方法有感官分析法、化学分析法、理化分析法、微生物分析法和酶分析法。具体分类如下。

1. 感官分析法

感官分析法又称感官检验或感官评定，是通过人体的各种感觉器官（眼、耳、鼻、舌、皮肤）所具有的感觉、听觉、嗅觉、味觉和触觉，结合平时积累的实践经验，并借助一定的器具对食品的色、香、味、形等质量特性和卫生状况作出判定和客观评价的方法。感官检验作为食品检验的重要方法之一，具有简便易行、快速灵敏、不需要特殊器材等特点，特别适用于目前还不能用仪器定量评价的某些食品特性的检验，如水果滋味的检验、食品风味的检验，以及烟、酒、茶的气味检验等。

依据所使用感觉器官的不同，感官检验可分为视觉鉴定、嗅觉鉴定、味觉鉴定、触觉鉴定和听觉鉴定五种。

（1）视觉鉴定　视觉鉴定是鉴定者利用视觉器官，通过观察食品的外观形态、颜色光泽、透明度等来评价食品的品质，如新鲜程度、有无不良改变以及鉴别果蔬成熟度等的方法。

（2）嗅觉鉴定　嗅觉鉴定是通过人的嗅觉器官检验食品的气味，进而评价食品质量（纯度、新鲜度或劣变程度）的方法。

（3）味觉鉴定　味觉鉴定是利用人的味觉器官（主要是舌尖），通过品尝食品的滋味和风味，从而鉴别食品品质优劣的方法。味觉检验主要用来评价食品的风味（风味是食品的香气、滋味、人口获得的香气和口感的综合构成），也是识别某些食品是否酸败、发酵的重要手段。

（4）听觉鉴定　听觉鉴定是凭借人体的听觉器官对声音的反应来检验食品品质的方法。听觉鉴定可以用来评判食品的成熟度、新鲜度、冷冻程度及罐头食品的真空度等。

（5）触觉鉴定　触觉鉴定是通过被检食品作用于鉴定者的触觉器官（手、皮肤）所产生的反应来评价食品品质的一种方法。如根据某些食品的脆性、弹性、干湿、软硬、黏度、凉热等情况，可判断食品的品质优劣和是否正常。

感官分析的方法有很多，常用的检验方法有差别检验法、标度和类别检验法、分析或描述性检验法等。

感官分析法虽然简便、实用且多数情况下不受鉴定地点的限制，但也存在明显缺陷。由于感官分析是以经过培训的评价员的感觉器官作为一种"仪器"来测定食品的质量特性或鉴别产品之间的差异，因此判断的准确性与检验者的感觉器官的敏锐程度和实践经验密切相关。同时检验者的主观因素（如健康状况、生活习惯、文化素养、情绪等），以及环境条件（如光线、声响等）都会对鉴定的结果产生一定的影响。另外，感官检验的结果大多数情况下只能用比较性的用词（优、良、中、劣等）来表示或用文字表述，很难给出食品品质优劣程度的确切数字。

2. 理化分析法

根据测定原理、操作方法等的不同，理化分析法又可分为物理分析法、化学分析法和仪器分析法三类。

（1）物理分析法　通过对被测食品的某些物理性质如温度、密度、折射率、旋光度、沸点、透明度等的测定，可间接求出食品中某种成分的含量，进而判断被检食品的纯度和品质。物理分析法简便、实用，在实际工作中应用广泛。

（2）化学分析法　化学分析法是以物质的化学反应为基础的分析方法，主要包括称量分析法和滴定分析法两大类。化学分析法适用于食品中常量组分的测定，所用仪器设备简单，测定结果较为准确，是食品分析中应用最广泛的方法。同时化学分析法也是其他分析方法的基础，虽然目前有许多高灵敏度、高分辨率的大型仪器应用于食品分析，但现代仪器分析也经常需要用化学方法处理样品，而且仪器分析测定的结果必须与已知标准进行对照，所用标准往往要用化学分析法进行测定，因此经典的化学分析法仍是食品分析中最重要的方法之一。

（3）仪器分析法　仪器分析法是以物质的物理和物理化学性质为基础的分析方法。这类方法需要借助较特殊的仪器，如光学或电学仪器，通过测量试样溶液的光学性质或电化学性质从而求出被测组分的含量。在食品分析中常用的仪器分析方法有以下几种。

①光学分析法：根据物质的光学性质所建立的分析方法，主要包括分光光度法、发射光谱法、原子吸收分光光度法和荧光分析法等。

②电化学分析法：根据物质的电化学性质所建立的分析方法，主要包括电位分析法、电导分析法、电流滴定法、库仑分析法、伏安法和极谱法等。

③色谱分析法：色谱分析法是一种重要的分离富集方法，可用于多组分混合物的分离和分析，主要包括气相色谱法、液相色谱法以及离子色谱法。

此外，还有许多用于食品分析的专用仪器，如氨基酸自动分析仪、全自动牛乳分析仪等。仪器分析方法具有简便、快速、灵敏度和准确度较高等优点，是食品分析发展的方向。随着科学技术的发展，将有更多的新方法、新技术在食品分析中得到应用，这将使食品分析的自动化程度进一步提高。

3. 微生物分析法

微生物分析法是基于某些微生物的生长需要特定的物质而进行相应组分测定的方法。例如，乳酪乳酸杆菌在特定的培养液中生长繁殖，能产生乳酸，在一定的条件下，产生的乳酸量与维生素 B_2 的加入量呈相应的比例关系。利用这一特性，可在一系列的培养液中加入不同量的维生素 B_2 标准溶液或样品提取液，接入菌种培养一定时间后，用标准氢氧化钠溶液滴定培养液中的乳酸含量，通过绘制标准曲线比较，即可得出待检样品中维生素 B_2 的含量。微生物分析法测定条件温和，方法选择性较高，已广泛应用于维生素、抗生素残留量和激素等成分的分析。

4. 酶分析法

酶分析法是利用酶的反应进行物质定性、定量的方法。酶是具有专一性催化功能的蛋白质，用酶法进行分析的主要优点在于高效和专一，克服了用化学分析法测定时，某些共存成分产生干扰以及类似结构的物质也可发生反应，从而使测定结果发生偏离的缺点。酶分析法测定条件温和，结果准确，已应用于食品中有机酸、糖类和维生素的测定。

四、 食品分析检验的发展趋势

近些年来，随着食品工业生产的发展和分析技术的进步，食品分析的发展十分迅速，国际上这方面的研究开发工作至今方兴未艾，一些学科的先进技术不断渗透到食品分析中来，形成了日益增多的分析方法和分析仪器。许多自动化分析已应用于食品分析中，这不仅缩短了分析时间，减少了误差，而且大大提高了测定的灵敏度和准确度。

目前，食品分析检验的发展趋势主要体现在以下几个方面。

1. 新的测定项目和方法不断出现

随着食品工业的繁荣，食品种类的丰富，同时也由于环境污染受到越来越多的重视，人们对食品安全性的研究使得新的测定项目和方法不断出现。如蛋白质和脂肪的测定实现了半自动化分析；粗纤维的测定方法已用膳食纤维测定法代替；近红外光谱分析法已应用于某些食品中水分、蛋白质、脂肪和纤维素等多种成分的测定；气相色谱法和液相色谱法测定游离糖已经有较可靠的分析方法；高效液相色谱法也已用于氨基酸的测定，其效果甚至优于氨基酸自动分析仪；微量元素检测方法不断出新。微生物的自动化操作已在国外某些实验室中实现了，维生素 K、生物素、胆碱的测定方法，维生素 C 的简易测定方法，以及各种维生素同时测定方法都已相继开发出来。

2. 食品分析的仪器化

食品分析逐渐地采用仪器分析和自动化分析方法以代替手工操作的陈旧方法。气相色谱仪、高效液相色谱仪、氨基酸自动分析仪、原子吸收分光光度计以及可进行光谱扫描的紫外－可见分光光度计、荧光分光光度计等在食品分析中得到越来越多的应用。

3. 食品分析的自动化

随着科学技术的迅猛发展，各种食品检验的方法不断得到完善、更新，在保证检测结果准确度的前提下，食品检验正向着微量、快速、自动化的方向发展。许多高灵敏度、高分辨率的分析仪器越来越多地应用于食品分析，为食品的开发与研究、食品的安全与卫生检验提供了更有力的手段。例如，全自动牛乳分析仪能对牛乳中的各组分进行快速自动检测。现代食品检验技术中涉及了各种仪器检验方法，许多新型、高效的仪器检验技术也在不断地应运而生，随着电脑的普及应用，更使仪器分析方法提高到了一个新的水平。

情境一　样品的采集、制备和保存

样品的采集简称采样（又称取样、抽样等），是为了进行检验而从大量物料中抽取一定量具有代表性的样品。所谓代表性，是指采取的样品必须能代表全部被测物料的平均组成。在实际工作中，要检验的样品常常是大量的，其组成有的比较均匀，有的却很不均匀。检验时所取的分析试样只需几克、几十毫克，甚至更少，而分析结果必须能代表全部物料的平均组成。因此，必须正确地采取具有足够代表性的"平均试样"，并将其制备成分析试样。若所采集的样品组成没有代表性，那么以下的分析过程再准确也是无用的，甚至可能导致错误的结论，给生产或科研带来很大的损失。

采样除了应十分注意样品的代表性和均匀性外，还应了解样品的来源、批次组成和运输贮存条件、外观、包装容器等情况，并要调查可能存在的成分逸散及污染情况，均衡地不加选择地从全部批次的各部分按规定数量采样。由于食品的形态、性状各异，所以样品的采集和制备的方法也不尽相同。

任务一　样品的采集 🔍

采样是分析工作中非常重要的第一步，一般应由分析人员亲自动手。对原料和辅料应了解来源、数量、品质、包装及运输情况，对成品应了解批号、生产日期、数量、贮存条件等，再根据其存在状态选择合适的采样方法。很多产品的样品采集方法及采集数量，在国家标准中均有规定，应按规定方法采样。若无具体规定的，可按下面介绍的方法采样。

1. 均匀的固态样品

粮食、砂糖、面粉及其他固态食品，可按不同批号分别进行采样。对同一批号的产品，采样次数可按下式决定：

$$S = \sqrt{\frac{N}{2}}$$

式中　*N*——被检物质数目，件，袋；

　　　　S——采样次数。

　　然后从样品堆放的不同部位，按采样次数确定具体采样袋（件、桶、包）数，用双套回转取样管，插入每一袋的上、中、下三个部位，分别采取部分样品混合在一起，为原始试样；若为堆状的散粒状样品，则应在一堆样品的四周及顶部，也分上、中、下三个部位，用双套回转取样管插入采样，将采得的样品混合在一起，此为原始样品；对动态物料的采样，可根据被检物料数量和机械传送速度，定出采样次数、间隔时间和每次应采数量，然后定时在横断面采取样品，最后混合作为原始试样。

2. 液体及半固体样品 （植物油、 鲜乳、 酒类、 液体调味品和饮料等）

　　对贮存在大容器（如桶、缸、罐等）内的物料，可参照固体采样法的公式确定采样次数，再从各采样桶用虹吸法分上、中、下三层采出少部分样品，混装于一洁净、干燥的大容器中，充分混匀后，取出 0.5 ~ 1L 为分析样品；若样品是在一大池中，则可在池的四角及中心部位分上、中、下三层进行采样，经混匀后，取出 0.5 ~ 1L 为分析样品。混匀的方法：数量大时可采用旋转搅拌法，数量小时可采用反复倾倒法。

3. 不均匀的固体样品 （肉、 鱼、 果蔬等）

　　一般根据检验目的和要求，有时需从不同部位采集小样，如皮、肉、核等需分别采集小样；有时要从具有代表性的各个部位分别采取少量样品（一般取可食部分），混合并经充分捣碎均匀后，取出 0.5kg 为分析样品。

4. 小包装食品 （罐头、 瓶装饮料等）

　　对分装在小容器里的物料，如罐头、瓶装或听装酒、饮料等，应根据批号，分批连同包装一起采样，同一批号采样件数以批量不同而有所不同。每批的采样则在每批产品的不同部位随机抽取 *n* 箱，再从 *n* 箱中各抽取一瓶作分析试样。一般来说，批量在 1000 箱以下的，取 5 箱左右；批量在 1000 ~ 3500 箱的，取 8 箱左右；批量在 3500 箱以上的，取 12 箱左右。并将其中一部分用于理化和感官检验，一部分封存作仲裁样品保存。

　　以上是无特别规定时的一般抽样方法，如某些产品在标准中有规定的抽样方法，应按法定方法抽样。

　　（1）啤酒的抽样　瓶装啤酒在装瓶杀菌后，由每批成品中抽出 5 瓶作试样，为物理及化学分析用。除特殊要求的项目外，取样后静置数分钟，使二氧化碳逸出一部分，再用两个洁净干燥的玻璃杯或搪瓷杯，两杯之间距离 20 ~ 30cm，以细流反复倾倒 50 次（一个反复为一次），以除尽啤酒中所含二氧化碳。静置至泡沫消失，然后置于大锥形瓶中塞以棉塞备用，其温度应保持在 15 ~ 20℃。啤酒除气操作时的室温应不超过 25℃。

（2）罐头食品　①按杀菌锅抽样：低酸性罐头每锅抽样 2 罐；酸性罐头每锅抽样 1 罐；3kg 大罐每锅抽样 1 罐。一般一个班次的产品组成一个检验批次，每批每个品种取样基数不得少于 3 罐。②按生产的班次抽样：抽样数为 1/6000，尾数超过 2000 者增加 1 罐，但每班每个品种不得少于 3 罐。如果某些产品班产量较大，则以 3000 罐为基数，抽样数为 1/6000；超过 3000 罐以上按 1/20000 计，尾数超过 4000 罐者增取 1 罐。个别产品产量过小，同品种同规格可合并班次为一批抽样，但合并班总数不超过 5000 罐，每个批次抽样数不得少于 3 罐。

（3）饼干抽样　同一班次生产的同一品种、同一规格的产品为一批。一批数量小于 150 件的，抽取 2 件；数量在 151～35000 件的，抽取 8 件；数量大于 35000 件的，抽取 13 件。

（4）方便面抽样　同一班次、同一规格的产品为一批。在成品库，每批随机抽样 5 箱，每箱抽取 4 包（桶）。

采样后应认真填写采样记录单，内容包括：样品名称、规格型号、等级、批号（或生产班次）、采样地点、日期、采样方法、数量、检验目的和项目，生产厂家名称及详细通讯地址等内容，最后应签上采样者姓名。

任务二　样品的制备　　🔍

许多食品各个部位的组分差异很大，所以采集的样品在检验之前，必须经过制备过程，其目的是保证样品十分均匀，使取其中任何部分都能代表被检物料的平均组成。

样品制备的方法有振摇、搅拌、切细、粉碎、研磨或捣碎。所用的工具有绞肉机、磨粉机、高速组织捣碎机、研钵等。

在制备过程中，应防止易挥发性成分的逸散及避免样品组成和理化性质的变化。

不同的食品，其试样制备方法也不一样，大致可分为以下几种。

（1）对于固体食品，如乳粉等，将原始样品混合后，按四分法对角取样至所需样品量，一般为 0.5～1kg。具体操作如图 1-1 所示。

图 1 - 1   四分取样法

将原始样品置于一大张干净的纸上，或一块干净平整的玻璃板上，用洁净玻璃棒充分搅拌均匀后堆成一圆锥形，将锥顶压平，使厚度约为 3cm，然后等分成四份，弃去对角两份，将剩下两份按上述方法再行混合、四分，重复上述操作至剩余量为所需的样品量为止。

（2）对于液体或浆状食品，如牛乳、饮料、液体调味品等，可用搅拌器充分搅拌均匀。

（3）对于含水量较低的食品，如粮食等，可用研钵或磨粉机磨碎，并混合均匀。

（4）对于含水量较高的肉类、鱼类、禽类等，预先去除头、骨、鳞等非食用部分，洗净、沥干水分，取其可食部分，放入绞肉机中绞匀。

（5）对于含水量更高的水果和蔬菜类，一般先用水洗去泥沙，揩干表面附着的水分，从不同的可食部位切取少量物料，混合后放入高速组织捣碎机充分捣匀（有时加等量蒸馏水）。注意动作迅速，防止水分蒸发，并尽可能对制备好的样品及时处理分析。

（6）对于蛋类，去壳后用打蛋器打匀。

（7）对于罐头食品，取其可食部分，并取出各种调味料（如辣椒、香辛料等）后，再制备均匀。

任务三 │ 样品的保存 🔍

样品采集后应尽快进行分析，否则应密封加塞，进行妥善保存。样品检验后，如对检验结果有怀疑或争议时，需要对样品进行复检，贸易双方在交货时，对某产品的质量是否符合合同中的规定产生分歧时，也必须进行复检。所以对某些样品应当封好保存一段时间。

鉴于食品中富含丰富的营养物质，在合适的温度、湿度条件下，微生物能迅速生长繁殖，导致样品腐败变质；此外，食品中还含有易挥发、易氧化及热敏性物质，故在样品的保存过程中，应注意以下几点。

（1）盛样品的容器，应该是清洁干燥的优质磨口玻璃容器。容器外贴上标签，注明食品名称、来源、采样日期、编号及分析项目等。

（2）易腐败变质的样品，需进行冷藏，避光保存，但时间也不宜过长。

（3）对于已腐败变质的样品，应弃去，重新采样分析。

总之，要防止样品在保存过程中受潮、风干、变质，以保证样品的外观和化学组成不发生变化。分析结果后的剩余样品，除易腐败变质者不予保留外，其他样品一般保存一个月，以备复查。

【实训一】 食品样品的采集与处理

1. 目的与要求

通过实验，要求掌握各种食品样品的采集、制备的方法。掌握四分采样法、虹吸法等常用采样方法及采样所需容器和器具的准备。

2. 试剂与材料

检测原料：菠菜、苹果、生猪肉、鸡蛋、面粉、白糖、牛乳。

3. 仪器与设备

天平（感量为 0.1g 或 0.01g），组织捣碎机，粉碎机，双层回转套管，胶管。

4. 操作步骤

（1）试样的预处理

①菠菜、苹果：将试样用去离子水洗净，晾干后，取可食部位切碎混匀。将切碎的样品用四分法取适量，用食物粉碎机制成匀浆备用。如需加水应记录加水量。

②肉类、蛋：试样取可食部分用粉碎机制成匀浆，并采用四分法取适量样品、备用。

③面粉、白糖等均匀固态样品：采用双套回转取样管从样品包装袋中取一定量样品，并采用四分法进行初步定量，备用。

④乳及其他液体乳制品：通过搅拌或反复摇晃和颠倒容器使试样充分混匀，并采用虹吸法从液体样品上、中、下三层分别采样，混匀后备用。

（2）采样容器和器具准备

①采样容器的选择：防止污染，防止器壁对待测成分的吸收或吸附，防止发生化学反应。

②采样容器的清洗：新玻璃容器经稀硝酸浸泡清洗备用，测有机氯的玻璃瓶经重铬酸钾洗液浸泡清洗备用。

③微生物检测的容器准备。

冲洗：玻璃或聚乙（丙）烯塑料容器洗净，用硝酸（1∶1）浸泡，再用自来水、蒸馏水冲洗干净。

灭菌：玻璃器具可以选择干热或高压蒸汽灭菌，干热灭菌在 160～180 ℃、2h 才可以杀死芽孢杆菌，高压蒸汽灭菌在 121℃、15min 即可杀死芽孢杆菌，经高压蒸汽灭菌的容器需在烤箱中烤干；玻璃吸管、长柄勺、棉拭子、生理盐水等分别用纸包好，灭菌；镊子、剪子、小刀等用前在酒精灯上灼烧消毒。

（3）四分采样法采样　将样品倒在干净的平面容器上，堆成正方形，然后从样品左右两边铲起，从上方到下方，再换一个方向同样操作，反复混合 5 次，将样品堆成原来的正方形，按对角线分成四个区，取出两个对角样品，剩下的样品如此操作至接近所需样品重量位置。

（4）结果分析　以重复性条件下获得的两次独立测定结果的算术平均值表示，结果保留两位有效数字。在重复性条件下获得的两次独立测定结果的绝对差值不得超过算术平均值的10%。

情境二 样品的预处理

由于食品组成复杂，既含有大分子的有机化合物，如蛋白质、糖、脂肪、维生素及因污染引入的有机农药，也含有各种无机元素，如钾、钠、钙和铁等，这些组分往往以复杂的结合态或络合物的形式存在，对其中某个组分的含量进行测定时，常出现共存干扰的问题。此外，有些被测组分在食品中含量极低，如污染物、农药、黄曲霉毒素等，要准确地测出它们的含量，必须在测定前对样品进行浓缩富集，以达到测定方法的灵敏度。以上这些操作统称为样品预处理，又称样品前处理，是食品检验过程中的一个重要环节，直接关系着检验结果的客观和准确。

样品预处理的目的就是使样品变成一种易于检测的形式，排除共存干扰因素，完整地保留被测组分，必要时要浓缩被测组分，以获得满意的分析结果。

样品预处理的基本要求是：①试样应分解完全，处理后的溶液不应残留原试样的细屑或粉末；②试样分解过程中不能引入待测组分，也不能使待测组分有所损失；③试样分解时所用试剂及反应产物对后续测定应无干扰。

不同的食品及不同的分析项目，预处理的方法不同。

任务一 有机物破坏法

有机物破坏法常用于食品中无机元素或金属离子的测定。

食品中的无机盐或金属离子，常与蛋白质等有机物质结合，成为难溶或难离解的有机金属化合物，欲测定其中的金属离子或无机盐的含量，则需在测定前破坏有机结合体，释放出被测组分。通常可采用高温，或高温及强氧化条件，使试样中的有机物质彻底分解，其中碳、氢、氧元素生成二氧化碳和水呈气态逸散，而被测组分则生成简单的无机金属离子化合物留在溶液中。有机物破坏法按操作方法不同又分为干法灰化、湿法消化及微波炉消解法三类。

1. 干法灰化

干法灰化是一种用高温灼烧的方式破坏样品中有机物的方法，因而又称为灼烧法。除汞外大多数金属元素和部分非金属的测定都可用此方法处理样品。将样品置于坩埚中，先在电炉上小火炭化，除去水分、黑烟后，再置于 500～600℃ 的高温炉中灼烧灰化，至残灰为白色或浅灰色为止。取出残灰，冷却后用稀盐酸或稀硝酸溶解过滤，滤液定容后供测定用。

此法优点在于有机质破坏彻底，操作简便，试剂用量少，测定的空白值较小；但缺点是灰化时间长，挥发性元素因在高温下挥散损失大，故适用于除汞以外的金属元素的测定。

2. 湿法消化

在强酸性溶液中，在加热的条件下，利用硫酸、硝酸、高氯酸、过氧化氢和高锰酸钾等的氧化作用，使有机质分解、氧化呈气态逸出，被测金属则呈离子状态留在溶液中，供测试用。本法的优点在于加热温度较干法低，减少了金属挥发逸散的损失，因此应用较广泛。但在消化过程中会产生大量有害气体，因此操作需在通风柜中进行；此外，在消化初期，产生的大量的泡沫易冲出瓶颈，造成损失，故需操作人员随时照管。

近些年来，发展了一种新型的样品消化技术，即使用高压密封消化罐（又称高压溶样釜或高压密封溶样器），在加压下对样品进行湿法破坏。这种消化技术，克服了常压湿法消化的缺点，但高压密封罐的使用寿命有限，要求密封程度高。

3. 微波炉消解法

微波炉消解法的原理是在 2450MHz 的微波电磁场作用下，样品与酸的混合物通过吸收微波能量，使介质的分子间相互摩擦、产生高热。同时，交变的电磁场使介质分子产生极化，由极化分子的快速排列引起张力。由于这两种作用，样品的表面层不断搅动破裂，产生新的表面与酸反应。由于溶液在瞬间吸收辐射能，消除了传统的分解方法所用的热传导过程，因而分解快速。特别是将微波消解法和密封增压酸溶解法相结合的方法，使两者的优点得到充分发挥。

微波消解器由微波炉、抽气模式的电源和消化容器三部分组成。微波炉绝不能使用生活中用于加热食品的微波炉。试样分解后的溶液经稀释后，可直接用于原子吸收光谱法或等离子体发射光谱法进行测定。

微波消解法与经典消解法相比具有以下优点：①样品消解时间从几小时减少至几十秒钟；②由于使用消化试剂量少，因而消化样品有较低的空白值；③由于使用密闭容器，样品交叉污染的机会少，同时也消除了常规消解时产生大量酸气对实验室环境的污染。另外，密闭容器减少或消除了某些易挥发元素如 Se、Hg、As 等的消解损失。

因此，微波消解法是一种快速、安全，可以大大节省劳力的消解方法。但由于设备昂贵，国内还没有全面推广。

任务二　溶剂提取法　🔍

同一溶剂中，不同的物质有不同的溶解度；同一物质在不同的溶剂中溶解度也不同。利用样品中各组分在特定溶剂中溶解度的差异，使其完全或部分分离即为溶剂提取法。常用的无机溶剂有水、稀酸、稀碱；有机溶剂有乙醇、乙醚、氯仿、丙酮、石油醚等。溶剂提取法可用于从样品中提取被测物质或除去干扰物质，在食品分析中常用于维生素、重金属、农药及黄曲霉毒素的测定。

溶剂提取法可用于提取固体、液体及半流体，根据提取对象不同又分为浸取法和萃取法。

1. 浸取法

用适当的溶剂将固体样品中的某种被测组分提取出来称浸取，也即液－固萃取法。该法应用广泛，如测定固体食品中脂肪含量可用乙醚反复浸取样品中的脂肪，而杂质不溶于乙醚，再使乙醚挥发掉，称出脂肪的质量。

（1）提取剂的选择　提取剂应根据被提取物的性质来选择，对被测组分的溶解度应最大，对杂质的溶解度最小，提取效果遵从相似相溶原则。通常对极性较弱的成分（如有机氯农药）可用极性小的溶剂（如正己烷、石油醚）提取；对极性强的成分（如黄曲霉毒素 B_1）可用极性大的溶剂（如甲醇与水的混合液）提取。所选择溶剂的沸点应适当，太低易挥发，过高又不易浓缩。

（2）提取方法

①振荡浸渍法：将切碎的样品放入选择好的溶剂系统中，浸渍、振荡一定时间使被测组分被溶剂提取。该法操作简单但回收率低。

②捣碎法：将切碎的样品放入捣碎机中，加入溶剂，捣碎一定时间，被测成分被溶剂提取。该法回收率高，但选择性差，干扰杂质溶出较多。

③索氏提取法：将一定量样品放入索氏提取器中，加入溶剂，加热回流一定时间，被测组分被溶剂提取。该法溶剂用量少，提取完全，回收率高，但操作麻烦，需专用索氏提取器。

2. 萃取法

利用适当的溶剂（常为有机溶剂）将液体样品中的被测组分（或杂质）提取出来称为萃取。其原理是被提取的组分在两互不相溶的溶剂中分配系数不同，从一相转移到另一相中而与其他组分分离。本法操作简单、快速、分离效果好，使用广泛。缺点是萃取剂易燃，有毒性。

（1）萃取剂的选择　萃取剂应对被测组分有最大的溶解度，对杂质有最小的溶解度，且与原溶剂不互溶；两种溶剂易于分层，无泡沫。

（2）萃取方法　萃取常在分液漏斗中进行，一般需萃取 4～5 次方可分离完全。若萃取剂比水轻，且从水溶液中提取分配系数小或振荡时易乳化的组分时，可采取连续液体萃取器，如图 2-1 所示。

　　三角瓶内的溶剂经加热产生蒸气后沿导管上升，经冷凝器冷凝后，在中央管的下端聚为小滴，并进入欲萃取相的底部，上升过程中发生萃取作用，随着欲萃取相液面不断上升，上层的萃取液回流三角瓶中，再次受热汽化后的纯溶剂进入冷凝器又被冷凝返回欲萃取相底部重复萃取。如此反复，使被测组分全部萃取至三角瓶内的溶剂中。

　　在食品分析中常用溶剂提取法分离、浓缩样品，浸取法和萃取法既可以单独使用也可联合使用。如测定食品中的黄曲霉毒素 B_1，先将固体样品用甲醇 – 水溶液浸取，黄曲霉毒素 B_1 和色素等杂质一起被提取，再用氯仿萃取甲醇 – 水溶液，色素等杂质不被氯仿萃取仍留在甲醇 – 水溶液层，而黄曲霉毒素 B_1 被氯仿萃取，以此将黄曲霉毒素 B_1 分离。

图 2-1　萃取操作示意图
1—三角瓶　2—导管　3—冷凝器　4—欲萃取相

任务三　蒸馏法 🔍

　　蒸馏法是利用液体混合物中各组分挥发性的差异来进行分离的方法，即可将干扰组分蒸馏除去，也可将待测组分蒸馏逸出收集馏出液进行分析。根据样品组分性质不同，蒸馏方式有常压蒸馏、减压蒸馏、水蒸气蒸馏。

1. 常压蒸馏

　　当样品组分受热不分解或沸点不太高时，可进行常压蒸馏，如图 2-2 所示。加热方式可根据被蒸馏样品的沸点和性质确定：如果沸点不高于 90℃，可用水浴；如果超过 90℃，则可改用油浴；如果被蒸馏物不易爆炸或燃烧，可用电炉或酒精灯直接加热，最好垫以石棉网；如果是有机溶剂则要用水浴，并注意防火。

2. 减压蒸馏

　　如果样品待测组分易分解或沸点太高时，可采取减压蒸馏。该装置较复杂，如图 2-3 所示。

　　减压蒸馏时，在克氏蒸馏瓶中放约占其容量 1/3～1/2 的待蒸馏物质，旋紧毛细管上的螺旋夹，打开安全瓶上的活塞，然后开泵抽气，逐渐关闭活塞，调节

图 2 - 2　普通蒸馏装置图

1—酒精灯　2—蒸馏瓶　3—温度计
4—冷凝管　5—接收管　6—接收瓶

图 2 - 3　减压蒸馏装置

1—螺旋夹　2—乳胶管　3—单孔塞　4—套管　5—圆底烧瓶　6—毛细管
7—温度计　8—单孔塞　9—套管　10—Y 形管　11—蒸馏头　12—水银球
13—进水　14—直形冷凝管　15—出水　16—真空接引管　17—接收瓶
18—安全瓶　19—冷阱　20—压力计　21—氯化钙塔　22—氢氧化钠塔
23—石蜡块塔

到所需的真空度。如果装置漏气，需检查各部分塞子和橡皮管的连接是否紧密，必要时可用熔融的固体石蜡或真空泥密封。调节毛细管上的螺旋夹，使液体中有连续平稳的小气泡通过，开启冷凝管，选用合适的热浴加热。加热时，克氏瓶的圆球部位至少应有 2/3 浸入浴液中，加热浴液温度约比溶液在此真空度下的沸点高 20～30℃。

蒸馏完毕后，除去热源，慢慢旋开夹在毛细管上端橡皮管的螺旋夹，并慢慢打开安全瓶上的活塞，平衡内外压力，使测压计的水银柱缓缓地恢复原状（若活塞放开得太快，水银柱很快上升，有冲破测压计的可能），然后关闭抽气泵，最后拆除仪器。

3. 水蒸气蒸馏

水蒸气蒸馏是用水蒸气加热混合液体装置，如图 2-4 所示。操作初期，蒸汽发生瓶和样品瓶先不连接，分别加热至沸腾，再用三通管将蒸汽发生瓶和样品瓶连接好开始蒸馏，这样不致因蒸汽发生瓶产生蒸汽遇到样品瓶中的冷溶液凝结出大量的水增加体积而延长蒸馏时间。蒸馏结束后应先将蒸汽发生瓶与样品瓶连接处拆开，再撤掉热源，否则会发生回吸现象而将接收瓶中蒸馏出的液体全部抽回去，甚至回吸到蒸汽发生瓶中。

图 2-4　水蒸气蒸馏装置
1—蒸汽发生器　2—样品瓶　3—接收瓶

任务四　色谱分离法

色谱分离是样品中的组分在载体上进行分离的一系列方法，又称色层分离法。根据分离原理不同分为吸附色谱分离、分配色谱分离和离子交换色谱分离等。该类分离方法效果好，在食品分析中广为应用。

1. 吸附色谱分离

该法使用的载体为聚酰胺、硅胶、硅藻土、氧化铝等，吸附剂经活化处理后具一定的吸附能力，样品中的各组分依其吸附能力不同被载体选择性吸附，使其分离。如食品中色素的测定，将样品溶液中的色素经吸附剂吸附（其他杂质不被吸附），经过过滤、洗涤，再用适当的溶剂解吸，得到比较纯净的色素溶液。吸附剂可以直接加入样品中吸附色素，也可将吸附剂装入玻璃管制成吸附柱或涂布成薄层板使用。

2. 分配色谱分离

此法是根据样品中的组分在固定相和流动相中的分配系数不同而进行分离。当溶剂渗透于固定相中并向上渗展时，分配组分就在两相中进行反复分配，进而分离。如多糖类样品的纸层析，样品经酸水解处理，中和后制成试液，滤纸上点样，用苯酚－1%氨水饱和溶液展开，苯胺邻苯二酸显色，于105℃加热数分钟，可见不同色斑，如戊醛糖呈红棕色、乙醛糖呈棕褐色、双糖类呈黄棕色等。

3. 离子交换色谱分离

这是一种利用离子交换剂与溶液中的离子发生交换反应实现分离的方法。根据被交换离子的电荷分为阳离子交换和阴离子交换。该法可用于样品溶液中分离待测离子，也可从样品溶液中分离干扰组分。分离操作可将样液与离子交换剂一起混合振荡或将样液缓缓通过事先制备好的离子交换柱，则被测离子与交换剂上的 H^+ 或 OH^- 发生交换，或是被测离子上柱，或是干扰组分上柱，从而将其分离。

任务五　化学分离法 　🔍

1. 磺化法和皂化法

磺化法和皂化法是去除油脂的常用方法，可用于食品中农药残留的分析。

（1）磺化法　磺化法是以硫酸处理样品提取液，硫酸使其中的脂肪磺化，并与脂肪和色素中的不饱和键起加成作用，生成溶于硫酸和水的强极性化合物，从有机溶剂中分离出来。使用该法进行农药分析时，只适用强酸介质中稳定的农药，如有机氯农药中的六六六、DDT 回收率在80%以上。

（2）皂化法　皂化法是以热碱 KOH－乙醇溶液与脂肪及其杂质发生皂化反应，而将其除去。本法只适用于对碱稳定的农药提取液的净化。

2. 沉淀分离法

沉淀分离法是向样液中加入沉淀剂，利用沉淀反应使被测组分或干扰组分沉淀下来，再经过过滤或离心实现与母液分离。该法是常用的样品净化方法，如饮料中糖精钠的测定，可加碱性硫酸铜将蛋白质等杂质沉淀下来，过滤除去。

3. 掩蔽法

向样液中加入掩蔽剂，使干扰组分改变其存在状态（被掩蔽状态），以清除其对被测组分的干扰。掩蔽的方法有一个最大的好处，就是可以免去分离操作，使分析步骤大大简化，因此在食品分析中广泛用于样品的净化，特别是测定食品中的金属元素时，常加入配位掩蔽剂以消除共存的干扰离子的影响。

任务六　浓缩法 ○

样品在提取、净化后，往往因样液体积过大，被测组分的浓度太小而影响其分析检测，此时则需对样液进行浓缩，以提高被测成分的浓度。常压的浓缩方法有常压浓缩和减压浓缩。

1. 常压浓缩

常压浓缩只能用于待测组分为非挥发性的样品试液的浓缩，否则会造成待测组分的损失。操作可采用蒸发皿直接挥发，若溶剂需回收，则可用一般蒸馏装置或旋转蒸发器，操作简单、快速。

2. 减压浓缩

若待测组分为热不稳定或易挥发的物质，其样品净化液的浓缩需减压浓缩器。采取水浴加热并抽气减压，以便浓缩在较低的温度下进行，且速度快，可减少被测组分的损失。食品中有机磷农药残留的测定多采用此法浓缩样品净化液。

【实训二】　柱色谱的操作训练

1. 目的与要求

掌握色谱柱分离法的操作技术。

2. 原理

柱色谱属于液－固吸附色谱，液－固色谱是基于吸附和溶解性质的分离技术。

当混合物溶液加在固定相上，固体表面借各种分子间力（包括范德华力和氢键）作用于混合物中的各组分，以不同的作用强度被吸附在固体表面。

由于吸附剂对各组分的吸附能力不同，当流动相流过固体表面时，混合物各组分在液－固两相间分配。吸附牢固的组分在流动相分配少，吸附弱的组分在流动相分配多。流动相流过时各组分会以不同的速率向下移动，吸附弱的组分以较快的速率向下移动。随着流动相的移动，在新接触的固定相表面上又依这种吸附－溶解过程进行新的分配，新鲜流动相流过已趋平衡的固定相表面时也重复这一过程，结果是吸附弱的组分随着流动相移动在前面，吸附强的组分移动在后面，吸附特别强的组分甚至会不随流动相移动，各种化合物在色谱柱中形成带状分布，实现混合物的分离（图2-5）。

图2-5　柱色谱分离原理图

3. 试剂与材料

（1）固定相　柱色谱使用的固定相材料又称吸附剂。

吸附剂对有机物的吸附作用有多种形式。以氧化铝作为固定相时，非极性或弱极性有机物只有范德华力与固定相作用，吸附较弱；极性有机物同固定相之间可能有偶极力或氢键作用，有时还有成盐作用。这些作用的强度依次为：成盐作用＞配位作用＞氢键作用＞偶极作用＞范德华力作用。有机物的极性越强，在氧化铝上的吸附越强。

常用吸附剂有氧化铝、硅胶、活性炭等。

色谱用的氧化铝可分酸性、中性和碱性三种。酸性氧化铝 pH 为4~4.5，用于分离羧酸、氨基酸等酸性物质；中性氧化铝 pH 为7.5，用于分离中性物质，应用最广；碱性氧化铝 pH 为9~10，用于分离生物碱、胺和其他碱性化合物等。

吸附剂的活性与其含水量有关。含水量越低，活性越高。脱水的中性氧化铝称为活性氧化铝。

硅胶是中性的吸附剂，可用于分离各种有机物，是应用最为广泛的固定相材料之一。

活性炭常用于分离极性较弱或非极性的有机物。

吸附剂的粒度越小，比表面越大，分离效果越明显，但流动相流过越慢，有时会产生分离带的重叠，适得其反。

（2）流动相　色谱分离使用的流动相又称展开剂。

展开剂对于选定了固定相的色谱分离有重要的影响。

在色谱分离过程中混合物中各组分在吸附剂和展开剂之间发生吸附－溶解分配，强极性展开剂对极性大的有机物溶解的多，弱极性或非极性展开剂对极性小的有机物溶解的多，随展开剂的流过不同极性的有机物以不同的次序形成分离带。

在氧化铝柱中，选择适当极性的展开剂能使各种有机物按先弱后强的极性顺序形成分离带，流出色谱柱。

当一种溶剂不能实现很好的分离时，选择使用不同极性的溶剂分级洗脱。如一种溶剂作为展开剂只洗脱了混合物中的一种化合物，对其他组分不能展开洗脱，需换一种极性更大的溶剂进行第二次洗脱。这样分次用不同的展开剂可以将各组分分离。

4. 仪器与设备

柱色谱装置包括色谱柱、滴液漏斗、接收瓶（图2－6）。

色谱柱有玻璃制的和有机玻璃制的，后者只用于水做展开剂的场合。色谱柱下端配有旋塞，色谱柱的长径比应不小于(7~8):1。

5. 操作步骤

（1）装柱　色谱柱的装填有干装和湿装两种方法。

干装时，先在柱底塞上少许玻璃纤维，再加入一些细粒石英砂，然后将准备好的吸附剂用漏斗慢慢加入干燥的色谱柱中，边加入边敲击柱身，务必使吸附剂装填均匀，不能有空隙。吸附剂用量应是被分离混合物量的30~40倍，必要时可多达100倍。加够以后，在吸附剂上覆盖少许石英砂。

湿装时，将准备好的吸附剂用适量展开剂调成可流动的糊，如干装时一样准备好色谱柱，将吸附剂糊小心地慢慢加入柱中，加入时不停敲击柱身，务必使吸附剂装填均匀，不能有气泡和裂隙，还必须使吸附剂始终被展开剂覆盖。

图2－6　柱色谱装置图

（2）洗柱　干柱在使用前要洗柱，目的是排除吸附剂间隙中的空气，使吸附剂填充密实。洗柱时从柱顶由滴液漏斗加入所选的展开剂，适当放开柱下端的旋塞。加入时先快加，再放慢滴加速度，使吸附剂始终被展开剂覆盖。洗柱时也要轻敲柱身，排出气泡。

（3）装样和洗脱　将待分离的混合物用最小量展开剂溶解，小心加入柱中。待混合物溶液液面接近吸附剂上的石英砂时，旋开滴液漏斗旋塞，滴加展开剂。滴加速度以 1～2 滴/s 为适度。整个过程中，应使展开剂始终覆盖吸附剂。

【实训三】　旋转蒸发器的操作训练

1. 目的与要求

掌握旋转蒸发器的标准操作规范。

2. 原理

旋转蒸发器主要用于医药、化工和生物制药等行业的浓缩、结晶、干燥、分离及溶剂回收。其原理为在真空条件下，恒温加热，使旋转瓶恒速旋转，物料在瓶壁形成大面积薄膜，高效蒸发。溶剂蒸气经高效玻璃冷凝器冷却，回收于收集瓶中，大大提高了蒸发效率。特别适用于遇高温容易分解变性的生物制品的浓缩提纯。

3. 试剂和材料

柱色谱分离时的接收液。

4. 仪器与设备

旋转蒸发器由旋转蒸发器主体、旋转瓶、收集瓶（图 2 - 7）和恒温水浴锅组成。

5. 操作步骤

（1）电源连接　把连接有旋转蒸发器主机和真空泵的插线板电源插头和水浴锅的电源插头插进电源插座内。

（2）加水　确保水浴锅内水位至水浴锅体积的 4/5。

（3）打开电源开关　打开旋转蒸发器主机上的电源开关和水浴锅的电源开关。

（4）设置水浴温度　在水浴锅正前方有一旋钮，旋转它可以调整设置水浴温度，箭头指示位置即为设置的温度。

（5）等待水浴锅加热　水浴锅红色加热指示灯亮起时，说明温度未达到设置温度，等红色指示灯变为绿色时，说明温度已达到设置温度。

（6）固定蒸发瓶　将蒸发瓶和防爆球的磨口端连接，一手扶着蒸发瓶，以防瓶子掉落，下按夹子，使得夹子扣住蒸发瓶口，顺时针转动夹子，固定蒸

图 2 - 7 旋转蒸发器装置

发瓶。

（7）调整蒸发瓶位置 向下按动操作杆使蒸发瓶稍浸入水浴中。

（8）打开冷凝水 调节流速使冷凝水流速适中。

（9）调节转速 旋转蒸发器主机上部有一旋钮，通过它调节转速至合适。

（10）打开真空泵 确认放空阀处于关闭状态后，打开真空泵。

（11）蒸发 等待仪器完成旋转蒸发操作。如果溶剂沸腾过快，迅速抬起蒸发瓶，离开水浴锅，待沸腾停止后，再向下按动操作杆使蒸发瓶浸入到水浴中。

（12）拆下蒸发瓶 待旋蒸结束后，关闭真空泵，调节转速至零，关闭冷凝水，打开放空阀，待内外压力平衡后，一手扶住蒸发瓶，一手逆时针转动夹子，待夹子松开后取下蒸发瓶。

（13）关闭真空泵、水浴锅开关、主机开关。

（14）拔下电源插头。

6. 注意事项

（1）如果水浴设置的温度很高，或者使用油浴，应注意有烫伤的风险，需要戴高温手套操作。当使用油浴时，要确保浴锅内无水，否则，存在热油溅出的严重风险。

（2）确保蒸发瓶是完好无损的，否则存在内爆的风险。

（3）确保旋转蒸发操作在通风橱内进行，旋转蒸发时，拉下通风橱的挡板，以防爆炸伤人。

情境三　食品分析的基本要求和结果处理

　　定量分析的重要任务是准确测定试样中组分的含量。不准确的分析结果不仅不能指导生产，反而可能给生产、科研造成损失，甚至因使用错误的数据造成生产事故。因此，了解产生误差的原因，正确地使用有效数字，合乎科学地进行数据处理，判断分析结果的可靠性，以获得准确的分析结果，是食品检验人员的基本功之一。

　　在检验分析时，即使选择最准确的分析方法，使用最精密的仪器，由技术最熟练的人员操作，对于同一样品进行多次重复试验，所得的结果也不会完全相同，也不可能得到绝对准确的结果。这表明，误差是客观存在的。因此，定量分析就必须对所测的数据进行归纳、取舍等一系列分析处理。不同的分析任务，对准确度的要求不同，对分析结果的可靠性与精密度要做出合理的判断和正确的表述。为此，检验人员应该了解检验过程中产生误差的原因及误差出现的规律，并采取相应措施减小误差，使检验结果尽量地接近客观的真实值。

任务一　食品分析的基本要求　🔍

一、　检验用水的要求

　　食品分析检验中绝大多数的分析是对水溶液的分析检测，因此水是最常用的溶剂。在实验室中离不开蒸馏水或特殊用途的纯水，在未特殊注明的情况下，无论配制试剂用水，还是分析检验操作过程中加入的水，均为纯度能满足分析要求的蒸馏水或去离子水。通过蒸馏方法除去水中非挥发性杂质而得到的纯水称为蒸馏水。蒸馏水可用普通的生活用水经蒸馏、汽化、冷凝制成，也可以用阴阳离子交换处理的方法制得。同是蒸馏所得纯水，其中含有的杂质种类和含量也不同。用玻璃蒸馏所得的水含有 Na^+ 和 SiO_3^{2-} 等离子；而用铜蒸馏器所制得的纯水则可能含有少量或微量的 Cu^{2+}；离子交换法或电渗析法制得的水，常含有少量微生物和某些有机物质等。特殊项目的检测分析对水的纯度有特殊要求时，一般在检测方法中注明水的纯度要求和提纯处理的方法。

为保证纯水的质量能符合分析工作的要求，对于所制备的每一批纯水，都必须进行质量检测。一般应达到以下标准。

（1）用电导仪测定的电导率不大于 $530\mu S/cm$（25℃）。

（2）酸碱度呈中性或弱酸性，pH = 5.0 ~ 7.5（25℃），可用精密 pH 试纸、酸度计测定，也可用如下简易化学方法检验：在 10mL 水中加入 2 ~ 3 滴 1g/L 甲基红指示剂，摇匀呈黄色不带红色，则说明水的酸度合格，呈中性；或在 10mL 水中加入 4 ~ 5 滴 1g/L 溴百里酚蓝指示剂，摇匀不呈蓝色，则说明水的酸度合格，呈中性。

（3）无有机物和微生物污染。检测方法为：在 10mL 水样中加入 2 滴 0.1g/L 高锰酸钾溶液煮沸后仍为粉红色。

（4）钙、镁等金属离子含量合格。检测方法为：在 10mL 水样中加入 2mL 氨－氯化铵缓冲溶液（pH = 10），2 滴 5g/L 铬黑 T 指示剂，摇匀。溶液呈蓝色表示水合格，如呈紫红色则表示水不合格。

（5）氯离子含量合格。检测方法为：在 10mL 水样中加入数滴硝酸，再加入 4 滴 10g/L 的 $AgNO_3$ 溶液，摇匀。溶液中无白色混浊物表示水合格，如有白色混浊物则表示水不合格。

二、 检验用试剂的要求

化学试剂是符合一定质量标准要求的纯度较高的化学物质，它是分析工作的物质基础。试剂的纯度对分析检验很重要，它会影响到结果的准确性，试剂的纯度达不到分析检验的要求就不能得到准确的分析结果。能否正确选择、使用化学试剂，将直接影响到分析检验的成败、准确度的高低及实验的成本。因此，分析检验人员必须充分了解化学试剂的性质、类别、用途与使用方面的知识。

化学试剂产品已有数千种，而且随着科学技术和生产的发展，新的试剂种类还将不断产生，现在还没有统一的分类标准，根据质量标准及用途的不同，化学试剂可大体分为标准试剂、普通试剂、高纯试剂与专用试剂四类。

1. 标准试剂

标准试剂是用于衡量其他（欲测）物质化学量的标准物质，习惯称为基准试剂（PT），通常由大型试剂厂生产，并严格按照国家标准进行检验。其特点是主体成分含量高，而且准确可靠。

我国规定滴定分析用标准试剂，分为 C 级（第一基准）与 D 级（工作基准）两个级别，主要成分体积分数分为 100% ± 0.02% 和 100% ± 0.05%。D 级基准试剂是滴定分析中的标准物质。基准试剂按规定采用浅绿色标签。

2. 普通试剂

普通试剂是实验室广泛使用的通用试剂，其等级以所含杂质的多少来划分，一般可分为四个级别，其规格和适用范围见表3－1。

表3－1 普通试剂的规格和适用范围

等级	中文名称	英文符号	应用范围	标签颜色
一级	优级纯（保证试剂）	GR	精密分析、科研用试剂，也可作基准物质	绿色
二级	分析纯（分析试剂）	AR	常用作分析试剂、科研用试剂	红色
三级	化学纯	CR/CP	要求较低的分析用试剂，一般化学实验试剂	蓝色
四级	实验试剂	LR	一般化学实验辅助试剂	棕色或其他颜色

3. 高纯试剂

高纯试剂主体成分含量通常与优级纯试剂相当，但杂质含量很低，而且杂质检测项目比优级纯或基准试剂多1~2倍。高纯试剂主要用于微量分析中试样的分解及溶液的制备。

4. 专用试剂

专用试剂是一类具有专门用途的试剂。其主体成分含量高，杂质含量很低。它与高纯试剂的区别是：在特定的用途中干扰杂质成分只需控制在不致产生明显干扰的限度以下。专用试剂种类很多，如光谱纯试剂（SP）、色谱纯试剂（GC）、生化试剂（BR）等。

各种标准试剂应按规定定期标定以保证试剂的浓度和质量。食品分析试验中所用试剂的质量，直接影响分析结果的准确度，因此应根据所做试验的具体情况，如分析方法的灵敏度与选择性、分析对象的含量及对分析结果精确度的要求等，合理选择相应级别的试剂，在既能保证实验正常进行的同时，又可避免不必要的浪费。例如，配制铬酸洗液时，仅需工业用的 $K_2Cr_2O_7$ 和工业 H_2SO_4 即可，若用 AR 级的 $K_2Cr_2O_7$，必定造成浪费。食品检验使用分析纯试剂（AR）。对于滴定分析常用的标准溶液，应采用分析纯试剂配制，再用 D 级基准试剂标定。对于酶试剂应根据其纯度、活力和保存的条件及有效期限正确地选择使用。另外试剂应合理保存，避免沾污和变质，一般试剂用硬质玻璃瓶或用聚乙烯瓶存放，需避光试剂贮存于棕色瓶中。

三、检验用一般器皿的要求

1. 器皿的选用

分析检验时离不开各种器皿，这些器皿应根据检验方法的要求来选用。一般应选用硬质的玻璃存放，碱液和金属溶液需选聚乙烯瓶贮存，遇光不稳定的试剂（如 $AgNO_3$、I_2 等）应选择棕色玻璃瓶避光贮存。选用时还应该考虑到容量及容量精度和加热的要求等。

2. 器皿的洗涤

检验中所使用的各种器皿必须洁净，否则会造成结果误差，这是微量和常量分析中极为重要的问题。

（1）常用洗涤液的配制

①肥皂水、洗衣粉水、去污粉水：根据洗涤的情况具体配制。

②王水：3 份 HCl 与 1 份 HNO_3 混合。

③HCl 洗液（1 + 3）：1 份 HCl 与 3 份水混合。

④铬酸洗液：称取 50g $K_2Cr_2O_7$，加入 170 ~ 180mL 水，加热溶解成饱和溶液，在搅拌下徐徐加入浓 H_2SO_4 至约 500mL。

⑤碱性酒精洗液：用体积分数为 95% 的乙醇与质量分数为 30% 的 NaOH 溶液等体积混合。

（2）器皿的洗涤方法

①新的玻璃器皿：先用自来水冲洗，晾干后用铬酸洗液浸泡，以除去黏附的其他物质，然后用自来水冲洗。

②有油污的玻璃器皿：先用碱性酒精洗液洗涤，然后用洗衣粉水或肥皂水洗涤，再用自来水冲洗干净。

③有凡士林油污的器皿：先将凡士林擦去，再用洗衣粉水或肥皂水洗涤，最后用自来水冲洗干净。

④有锈迹、水垢的器皿：用 HCl 洗液（1 + 3）浸泡，再用自来水冲洗干净。

⑤比色皿：先用自来水冲洗，再用稀 HCl 洗涤，然后用自来水冲洗干净。

⑥聚乙烯塑料器皿：用稀 HCl 洗涤后，再用自来水冲洗干净。

为了保证器皿洗涤后能达到洁净的要求，要用蒸馏水冲洗掉附着的自来水。一般用蒸馏水淋洗 2 ~ 3 次。蒸馏水淋洗时应少量多次，以达到节约蒸馏水和洁净器皿的目的。

四、仪器、设备的要求

1. 玻璃量器的要求

检验方法中所使用的滴定管、移液管、容量瓶、刻度吸管、比色管等玻璃量器均须按国家有关规定及规程进行校准或检定。玻璃量器和玻璃器皿须经彻底洗净后才能使用。

2. 控温设备的要求

检验方法中所使用的恒温干燥箱、恒温水浴锅等均须按国家有关规程进行校准或检定。

3. 测量仪器的要求

天平、酸度计、温度计、分光光度计、色谱仪等均应按国家有关规定及规程进行校准或检定，并定期送计量管理部门鉴定，以保证仪器的灵敏度和准确度。

各种检测仪器的安装、调试、使用和维护保养要严格按照仪器的使用说明进行。分析天平、分光光度计、酸度计等精密仪器，应安放在防震、防尘、防潮、防蚀、防晒以及周围温度变化不大的室内，以保证仪器的正常使用；电源电压要相符；操作时应严格遵守操作规程；仪器使用完毕要切断电源，并将各旋钮恢复到初始位置。

五、 测定结果表示形式

食品分析的结果有多种表示方法。按照我国现行国家标准的规定，应采用质量分数、体积分数或质量浓度加以表示。其表示形式主要有以下几种。

（1）以标准浓度（即物质的量浓度）表示　其定义为单位体积溶液中所含溶质的物质的量，单位为 mol/L。

（2）以比例浓度表示　即以几种固体试剂的混合质量份数或液体试剂的混合体积份数表示，可记为（1+1）、（4+2+1）等形式。

（3）质量分数（w_B）　食品中某组分 B 的质量（m_B）与物质总质量（m）之比，称为 B 的质量分数。其比值可用小数或百分数表示。例如，某食品中含有淀粉的质量分数为 0.8020 或 80.20%。

$$w_B = m_B/m$$

（4）体积分数　气体或液体的食品混合物中某组分 B 的体积（V_B）与混合物总体积（V）之比，称为 B 的体积分数。

$$\Phi_b = V_b/V$$

其比值可用小数或百分数表示。例如，某天然气中甲烷的体积分数为 0.93 或 93%，医用酒精中乙醇的体积分数为 75%。

（5）质量浓度（ρ_B）　气体或液体的食品混合物中某组分 B 的质量（m_B）与混合物总体积（V）之比，称为 B 的质量浓度。

$$\rho_B = m_B/V$$

常用单位为克每升（g/L）或毫克每升（mg/L）。例如，乙酸溶液中乙酸的质量浓度为 360g/L，生活用水中铁含量一般小于 0.3mg/L。在食品分析中，一些杂质标准溶液的含量和辅助溶液的含量也常用质量浓度表示。

如果溶液由另一种特定溶液稀释配制，应按照下列惯例表示。"稀释 $V_1 \rightarrow V_2$"：即将体积为 V_1 的特定溶液以某种方式稀释，最终混合物总体积为 V_2；"稀释 $V_1 + V_2$"：即体积为 V_1 的特定溶液加到体积为 V_2 的溶液中，如清洗被有颜色的有机物沾污的比色皿时，使用 HCl – 乙醇（1 + 2）洗涤液。

六、 实验室安全防护要求

实验室中，经常使用有腐蚀性、有毒、易燃、易爆的各类试剂盒，易破损的玻璃仪器及各种电气设备等。为保证检验人员的人身安全和实验室操作的正常进行，食品检验人员应具备安全操作常识，遵循实验室安全守则。检验过程中应严格按照标准中规定的分析步骤进行检验，对实验中的不安全因素（中毒、爆炸、腐蚀、烧伤等）应有防护措施。

任务二　分析检验中的误差及数据处理 　Ｑ

一、 分析检验中的误差

1. 准确度和精确度

（1）准确度　分析结果的准确度是指测得值与真实值或标准值之间相符的程度，通常用误差的大小来表示。

$$绝对误差 = 测得值 - 真实值$$

显然，绝对误差越小，测定结果越准确。但绝对误差不能反映误差在真实值中所占的比例。例如，用分析天平称量两个样品的质量各为 4.7550g 和 0.4775g，假定这两个样品的真实质量各为 4.7551g 和 0.4756g，则两者称量的绝对误差都是 -0.0001g，而这个绝对误差在第一个样品质量中所占的比例，仅为第二个样品质量中所占比例的 1/10。也就是说，当被称量的量较大时，称量的准确程度就比较高。因此，用绝对误差在真实值中所占的比例可以更确切地比较测定结果的准确度。这样表示的误差称为相对误差，即：

$$相对误差 = 绝对误差/真实值 \times 100\%$$

因为测得值可能大于或小于真实值，所以绝对误差和相对误差都有正、负之分。为了避免与被测组分百分含量相混淆，有时用千分数（‰）表示相对误差。

（2）精确度　精确度是指在相同条件下，对同一试样进行几次测定（平行测定）所得值互相符合的程度，通常用偏差表示。在食品定量分析中，待测组分的真实值一般是不知道的。这样，衡量测定结果是否准确就有困难。因此，常用测得值的重现性又叫精确度来表示分析结果的可靠程度。

设测定次数为 n，其各次测得值 $(x_1, x_2, \cdots, x_n)$ 的算术平均值为 $\bar{x}$，则个别绝对偏差 (d_i) 是各次测得值 (x_i) 与它们的平均值之差。

$$d_i = x_i - \bar{x}$$

平均偏差 $(\bar{d})$ 是各次测定的个别绝对偏差的绝对值的算术平均值，即

$$\bar{d} = \frac{\sum\limits_{i=1}^{n} |x_i - \bar{x}|}{n}$$

$$\text{相对平均偏差} \frac{\bar{d}}{\bar{x}} = \times 1000\text{‰}$$

食品分析检验常量组分时，分析结果的相对平均偏差一般小于2‰。

在确定标准溶液准确浓度时，常用"极差"表示精确度。"极差"是指一组平行测定值中最大值与最小值之差。

在食品产品标准中，常见到关于"允许差"（或称公差）的规定。一般要求某一项指标的平行测定结果之间的绝对偏差不得大于某一数值，这个数值就是"允许差"，它实际上是对测定精密度的要求。在规定试验次数的测定中，每次测定结果均应符合允许差要求。若超出允许差范围应在短时间内增加测定次数，直至测定结果与前面几次（或其中几次）测定结果的差值符合允许差规定，再取其平均值。否则应查找原因，重新按规定进行分析。

2. 误差的来源

食品定量分析中的误差，按其来源和性质可分为系统误差和随机误差两类。

由于某种固定的原因产生的分析误差叫做系统误差，其显著特点是朝一个方向偏离。造成系统误差的原因可能是试剂不纯、测量仪器不准、分析方法不妥、操作技术较差等。只要找到产生系统误差的原因，就能设法纠正和克服这种误差。

由于某种难以控制的偶然因素造成的误差叫随机误差或偶然误差。实验环境的温度、湿度和气压的波动，仪器性能微小的变化等都会产生随机误差。

从误差产生的原因来看，只有消除或减小系统误差和随机误差，才能提高分析结果的准确度和精确度。

二、 分析结果的数据处理

食品定量分析需要经过若干测量环节，读取若干次试验数据，再经过一定的运算才能获得最终分析结果。为使记录、运算的数据与测量仪器的精度相适宜，必须注意有效数字的问题。

1. 有效数字

有效数字是指分析仪器实际能测量到的数字。在有效数字中，只有最末一位

数字是可疑的,可有 ±1 的偏差。例如,在分度值为 0.0001g 的分析天平上称一试样质量为 0.0350g,这样记录是正确的,与该天平所能达到的准确度相适应。这个结果有三位有效数字,它表明试样质量为 0.0349～0.0351g。如果把结果记为 0.035g 是错误的,因为后者表明试样质量为 0.034～0.036g,显然损失了仪器的精度。可见,数据的位数不仅表示数量的大小,而且反映了测量的准确程度。现将食品定量分析中经常遇到的各类数据举例如下:

试样的质量	3.5032g	五位有效数字	(用分析天平称量)
溶液的体积	12.36mL	四位有效数字	(用滴定管计算)
	15.00mL	四位有效数字	(用移液管量取)
	75mL	两位有效数字	(用量筒量取)
溶液的浓度	0.5000mol/L	四位有效数字	
	0.1mol/L	一位有效数字	
质量分数	10.55%	四位有效数字	
pH	4.30	两位有效数字	
离解常数 K	1.6×10^{-5}	两位有效数字	

注意,"0"在数字中有几种意义。数字前面的 0 只起定位作用,本身不算有效数字,数字之间的 0 和小数末尾的 0 都是有效数字;以 0 结尾的整数,最好用 10 的幂指数表示,这时前面的系数代表有效数字。由于 pH 为氢离子浓度的负对数值,所以 pH 的小数部分才为有效数字。

分析结果应准确记录,并按规定的方法进行处理,用正确的方式表示,才能确保分析结果的最终准确度。对于结果的表述,平行样的测定值报告其算术平均值,一般测定值的有效数字的位数应能满足卫生标准的要求,甚至高于卫生标准的要求。报告值应为 1.0mg/kg。样品测定值的单位应与卫生标准一致。

2. 数字修约规则

(1)直接测量值应保留一位可疑值,记录原始数据时也只有最后一位是可疑的。例如,用分析天平称量要称到 $0.000\ x$g,普通滴定管读数要读到 $0.0x$mL,其最末一位有 ±1 的偏差。

(2)几个数字相加减时,应以各数字中小数点后位数最少(绝对误差最大)的数字为依据决定结果的有效位数。

(3)几个数字相乘除时,应以各数字中有效数字位数最少(相对误差最大)的数字为依据决定结果的有效位数。若某个数字的第一位有效数字是 8 或 9,则有效数字的位数应多算一位(相对误差接近)。

例如,

$$0.015 + 34.37 + 4.3225 = 38.7075 \xrightarrow{修约} 38.71$$

$$(15.3 \times 0.1232) \div 9.3 = 0.2026838 \xrightarrow{修约} 0.203$$

（4）计算中遇到常数、倍数、系数等，可视为无限多位有效数字。弃去多余的或不正确的数字，应按"四舍六入五取双"原则，即当尾数大于或等于6时，进位；尾数小于或等于4时，舍去；当尾数恰为5而后面数为0或者没有数时，若5的前一位是奇数则入，是偶数（包括0）则舍，若5后面还有不是0的任何数皆入。注意：数字修约时只能对原始数据进行一次修约到需要的位数，不能逐级修约。

例如，将下列数字修约到两位有效数字：

$$3.148 \rightarrow 3.1$$
$$0.736 \rightarrow 0.74$$
$$75.50 \rightarrow 76$$
$$8.050 \rightarrow 8.0$$
$$46.51 \rightarrow 47$$
$$7.5489 \rightarrow 7.5$$

（5）分析结果的数据应与技术要求的有效位数一致。对于高含量组分（大于10%）一般要求以四位有效数字报出结果；对于中等含量的组分（1% ~ 10%）一般要求以三位有效数字报出；对于微量组分（小于1%）一般只要求以两位有效数字报出结果。测定杂质含量时，若实际测量值低于技术指标一个或者几个数量级，可用"小于"该技术指标来报结果。

（6）在具体实施中，有时测试与计算机部门先将获得数据值按指定的修约位数多一位或几位报出，而后由其他部门测定。为避免产生连续修约的错误，应按下述步骤进行。

报出数值最右的非零数字为5时，应在数值后加"（＋）"或"（－）"或不加符号，以分别表明已进行过舍、进或未舍未进。如：16.50（＋）表示实际值大于16.50，经修约舍弃成为16.50；16.50（－）表示实际值小于16.50，经修约进一步成为16.50。

如果判定报出值需要进行修约，当拟舍弃数字的最右一位非零数字为5而后面无数字或数字皆为零时，数值后面有（＋）号者进一，数值后面有（－）号者舍去。

例如，将下列数字修约到个位数后进行判定（报出值多留一位到一位小数）。

实测值	报出值	修约值
15.454 6	15.5（－）	15
16.520 3	16.5（＋）	17
17.500 0	17.5（＋）	18
－15.454 6	－15.5（－）	－15

任务三　食品分析检验报告单的填写　🔍

检验报告是质量检验的最终产物，其反映的信息和数据必须客观公正、准确可靠，填写要清晰完整。检验报告的质量不仅能反映出检测机构的管理水平、技术水平和服务水平，而且还关系到一个产品乃至一个企业的生死存亡。食品质量检验部门通过质量检验，获取准确的检测数据，掌握该食品的质量信息，并通过检验结果报告的形式反映出来。不同的分析任务，对分析结果准确度的要求不同，平行测定次数与分析结果报告也不同。

我国在 2005 年发布了实验室检验通用文书，除了规定报告的内容外，对抽样单、抽样原始记录、拒检认定书等文书做了统一的格式。

1. 原始记录的填写

检验原始记录是出具检验报告书的依据，是进行科学研究和技术总结的原始资料。为保证食品检验工作的科学性和规范化，检验记录必须做到：记录原始、真实，内容完整、齐全，书写清晰、整洁。

检验原始记录是检验工作运转的媒介，是检验结果的体现。检验原始记录必须如实填写检验日期，监测环境的温度、湿度，检验依据的方法、标准，使用的仪器、设备，检验过程的实测数据、计算公式，检测结果等。最后报值的单位要与标准规定的单位相一致。检验原始记录的填写，必须按照检验流程中的各个实测值如实认真填写，字迹清楚无涂改。如果确有必要更正的，可以用红笔划改，但必须有划改人的签字。填写完整后，由检验员、审核人签字，出具检验结果。

2. 分析报告的填写

一份完整的食品检验结果报告由正本和副本组成。提供给服务对象的正本包括检验报告封皮、检验报告首页、检验报告续页三部分；作为归档留存的副本除具有上述三项外，还包括真实完整的检验原始记录、填写详细的产（商）品抽样单、仪器设备使用情况记录等。正确出具食品检验结果报告，要注意以下几点。

（1）检验报告封皮　检验报告封皮应具有以下内容：报告编号，产品编号，生产、经销、委托单位名称，检验类别，检验单位名称，检验报告出具日期等。

（2）检验报告首页　被检产品的详细信息以及检验结论一般在首页填写，这是食品检验结果报告的关键内容，也是被检企业最为关心的信息。

被检产品信息包括：产品名称，受检单位、生产单位、经销单位、委托单位名称，检验类别，产品的规格型号、包装、商标、等级，所检样品数量、批次、到样日期等。监督检验的产品要填写抽样地点、抽样基数；委托检验的还要填送样人等。检验报告首页显示的产品信息要与检验报告封皮显示的信息相一致。最为关键也最为重要的信息是检验项目、判断依据以及检验结论，要在检验报告首页醒目位置显示。对食品的检验结果进行判断时，以该产品明示的标准为依据；卫生指标和食品添加剂以国家强制性标准为判断依据；发证检验的食品，以该产品的生产许可证审查细则和产品质量标准为判定依据。检验结论要根据实验检测情况填写共检几项、合格几项、不合格几项。所检项目全部合格，填写所检项目符合标准要求即该产品所检项目合格；所检项目只要有一项不合格即可判定该产品不合格。全项检验填写综合判定该产品符合或不符合标准要求，发证检验填写该产品符合或不合符合发证条件。

（3）检验报告续页　检验结论的综合判定，来源于各检验项目的单项判定。在检验报告续页中，对每一个检验项目，逐一列出标准规定值和实际检验值，在相比较的基础上，判定该产品的单项合格与否。需要注意的是检验结果的单位和标准规定的单位应当一致。在实测值与标准值进行比较时，实际检测值若非临界值，一般采用修约值比较法，结果报告值与标准规定的小数位数保持一致，修约时遵循四舍六入五取双的数据修约规则。实际检测值若为临界值，一般采用全数值修约法。例如，标准规定值≤0.05，实际检出值为 0.054，用修约值比较法修约为 0.05，应判定为合格，与实际情况不符。若用全数值修约法修约为 0.05（＋），判定为不合格，与实际情况相符，判定客观真实。又例，标准规定值为 5.0±0.5，实际检出值 4.46，用修约值比较法修约为 4.5，应判定为合格，与实际情况不符。若用全数值修约法修约为 4.5（－），判定为不合格，与实际情况相符，判定客观真实。检验结果为 0 时，填未检出；检验结果小于最低检出限时，填小于最低检出限，而不填真实检出值。如：肉制品中亚硝酸盐含量的最低检出限为 1.0mg/kg，实际检出值为 0.6mg/kg，则填报 "＜1.0mg/kg"，而不填 0.6mg/kg。

（4）产（商）品抽样单　监督抽查、统一监督检查、定期监督检查、日常监督是质量监督部门进行产品质量监督检查的几种方式，对监督检查的产品进行检验是质量检验的另一种形式。抽查的产品要填写详细的抽样单，并由双方签字盖章后附在检验报告副本中一并归档。检验报告的信息要与抽样单上的原始信息相一致。

（5）仪器设备使用情况记录　检验项目不同，使用的仪器设备也不相同。检验报告副本中要附有所用仪器设备的使用记录。其内容包括：设备的名称、设备的规格型号、检定日期、检定有效期、环境温度、环境湿度、设备使用日期等，以确保设备的检测能力满足检测工作的需求。

（6）检验原始记录　同原始记录的填写。

结果报告是实验室检测工作的最终产品，也是实验室工作质量的最终体现。结果报告的准确性和可靠性，直接关系到客户的切身利益，也关系到实验室的形象和信誉。在检测过程结束后，实验室应及时出具检测数据和结果，并注意以下几点。

①依据的正确性：按照相关技术规范或标准的要求和规定的程序。

②报告的及时性：按规定时限向客户提交结果报告。

③报告的准确性：对报告的质量要求，应当准确、清晰、客观、真实、易于理解。

④计量单位：应当使用法定计量单位。

⑤严格按 GB 3101—1993 附录 B 规定的规则或 GB 8170—2008 进行数据处理，结果报告值与标准中规定的小数位保持一致。

⑥必要时进行测量不确定度的评定。

总之，食品检验结果报告必须做到数据准确可靠，内容清晰完整，格式规范，客观真实地反映被检产品的质量状况，才能获得服务对象的认可，发挥其应有的作用。

【实训四】　食品分析检验报告的填写训练

1. 目的与要求

正确填写食品分析检验报告。

2. 操作步骤

（1）原始记录的填写

①填写检验日期，监测环境的温度、湿度，检验依据的方法、标准，使用的仪器、设备，检验过程的实测数据、计算公式，检测结果等。

②按照检验流程中的各个实测值，填写检验原始记录。

③确有必要更正的，可以用红笔划改，但必须有划改人的签字。

（2）检验报告

①检验报告必须由考核合格的检验技术人员填报。

②检验结果必须经第二者复核无误后，才能填写报告单。

③检验报告单一式两份，其中正本提供给服务对象，副本留存备存。

情境四　食品的物理检验

食品的物理检验法有两种类型。第一种类型是某些食品的一些物理常数，如密度、相对密度、折射率及旋光度等，与食品的组成成分及其含量之间，存在着一定的数学关系。因此，可以通过物理常数的测定来间接地检测食品的组成成分及其含量。

第二种类型是某些食品的一些物理量，是该食品质量指标的重要组成部分。如罐头的真空度；固体饮料的颗粒度、比体积；面包的比体积；冰淇淋的膨胀率；液体的透明度、浊度及黏度等。这一类的物理量可直接测定。

任务一　相对密度法   🔎

1. 密度与相对密度

密度是指物质在一定温度下单位体积的质量，以符号 ρ 表示，其单位为 g/cm^3。因为物质都具有热胀冷缩的性质（水在 4℃ 以下是反常的），所以，密度值随温度的改变而改变，故密度应标出测定时物质的温度，如 ρ_t。而相对密度是指物质的质量与同体积某一温度下水的质量之比，以 $d_{t_2}^{t_1}$ 表示，量纲为 1，其中 t_1 表示物质的温度，t_2 表示水的温度。

因为水在 4℃ 时的密度为 $1.000g/cm^3$，所以物质在某温度下的密度 ρ_t 和物质在同一温度下对 4℃ 水的相对密度 d_4^t 在数值上相等，两者在数值上可以通用。故工业上为方便起见，常用 d_4^{20}，即物质在 20℃ 时的质量与同体积 4℃ 水的质量之比来表示物质的相对密度，其数值与物质在 20℃ 时的密度 ρ_{20} 相等。

当用密度瓶或密度天平测定液态的相对密度时，以测定溶液对同温度水的相对密度比较方便，通常测定液体在 20℃ 时对水在 20℃ 时的相对密度，以 d_{20}^{20} 表示。因为水在 4℃ 时的密度比水在 20℃ 时的密度大，故对同一溶液来说，$d_{20}^{20} > d_4^{20}$。d_{20}^{20} 和 d_4^{20} 之间可以用下式换算：

$$d_4^{20} = d_{20}^{20} \times 0.998230$$

式中　0.998230——水在20℃时的密度，g/cm³。

同理，若要将 $d_{t_2}^{t_1}$ 换算为 $d_4^{t_1}$ ，可按下式进行：

$$d_4^{t_1} = d_{t_2}^{t_1} \rho_{t_2}$$

式中　ρ_{t_2} ——温度 t_2 时水的密度，g/cm³。

表4-1列出了不同温度下水的密度。

表4-1　　　　　　　　　水的密度与温度的关系

t/℃	密度/（g/cm³）	t/℃	密度/（g/cm³）	t/℃	密度/（g/cm³）
0	0.999 868	11	0.999 623	22	0.997 797
1	0.999 927	12	0.999 525	23	0.997 565
2	0.999 968	13	0.999 404	24	0.997 323
3	0.999 992	14	0.999 271	25	0.997 071
4	1.000 000	15	0.999 126	26	0.996 810
5	0.999 992	16	0.998 970	27	0.996 539
6	0.999 968	17	0.998 801	28	0.996 259
7	0.999 929	18	0.998 622	29	0.995 971
8	0.999 876	19	0.998 432	30	0.995 673
9	0.999 808	20	0.998 230	31	0.995 367
10	0.999 727	21	0.998 019	32	0.995 052

2. 测定相对密度的意义

相对密度是物质的重要物理常数。各种液态食品都具有一定的相对密度，当其组成成分及其浓度改变时，其相对密度往往也随之改变。故通过测定液态食品的相对密度，可以检验食品的纯度、浓度及判断食品的质量。

液态食品当其水分被完全蒸发干燥至恒重时，所得到的剩余物称干物质或固形物。液态食品的相对密度与其固形物含量具有一定的数学关系，故测定液态食品的相对密度即可求出其固形物含量。

如脂肪的相对密度与其脂肪酸的组成有密切关系。不饱和脂肪酸含量越高，脂肪酸不饱和程度越高，脂肪的相对密度越高；游离脂肪酸含量越高，相对密度越低；酸败的油脂其相对密度将升高。牛乳的相对密度与脂肪含量、总乳固体含量有关，脱脂乳的相对密度比新鲜乳高，掺水乳相对密度降低，故测定牛乳的相对密度可检查牛乳是否脱脂，是否掺水。从蔗糖溶液的相对密度可以直接读出蔗糖的质量百分浓度。从酒精溶液的相对密度可直接读出酒精的体积百分浓度。总之，相对密度的测定是食品检验中常用的、简便的一种检测方法。

3. 液态食品相对密度的测定方法

测定液态食品相对密度的方法有密度瓶法、密度计法、相对密度天平法等，较常用的就是这三种。

（1）密度瓶法

①原理：在20℃时分别测定充满同一密度瓶的水及试样的质量即可计算出相对密度，由水的质量可确定密度瓶的容积即试样的体积，根据试样的质量及体积即可计算密度。

②仪器：附温度计的密度瓶，如图4-1所示。

(a)精密密度瓶　　　(b)普通密度瓶

图4-1　精密密度瓶

1—密度瓶　2—支管标线　3—支管
上小帽　4—附温度计的瓶盖

③操作方法：取洁净、干燥并精密称量的密度瓶，装满样品后，置20℃水浴中浸0.5h，使内容物的温度达到20℃，盖上瓶盖，并用细滤纸条吸去支管标线上的样品，盖好小帽后取出，用滤纸将密度瓶外擦干，置天平室内0.5h，称量。再将样品倾出，洗净密度瓶，装满水，以下按上述自"置20℃水浴中浸0.5h"起依法操作。密度瓶内不能有气泡，天平室内温度不能超过20℃，否则不能使用此法。

④结果计算

$$X = \frac{m_2 - m_0}{m_1 - m_0}$$

式中　X ——样品的密度；

　　　m_0 ——密度瓶的质量，g；

　　　m_1 ——密度瓶和水的质量，g；

　　　m_2 ——密度瓶和样品的质量，g。

（2）密度天平法

①仪器：韦氏相对密度天平，如图4-2所示。

图4-2　韦氏相对密度天平

1—支架　2—升降调节按钮　3，4—指针　5—横梁　6—刀口　7—挂钩
8—游码　9—玻璃量筒　10—玻锤　11—砝码　12—调零按钮

由支架1、横梁5、玻锤10、玻璃圆筒9、砝码11及游码8组成。横梁5的右端等分为10个刻度，玻锤10在空气中质量准确为15g，内附温度计，温度计上有一道红线或一道较粗的黑线用来表示在此温度玻锤能准确排开5g水。此相对密度天平为水在该温度时的密度为1。玻璃圆筒用来盛样品。砝码11的质量与玻锤相同，用来在空气中调节相对密度天平的零点。游码组8本身质量为5g、0.5g、0.05g、0.005g，在放置相对密度天平横梁上时，表示质量的比例为0.1、0.01、0.001、0.0001。如0.1的放在相对密度天平横梁8处即表示0.8，0.01放在9处表示0.09，其余类推。

②操作方法：测定时将支架置于平面桌上，横梁架于刀口处，挂钩处挂上砝码，调节升降旋钮至适宜高度，旋转调零旋钮，使两指针吻合。然后取下砝码，挂上玻锤，在玻璃圆筒内加水至4/5处，使玻锤沉于玻璃量筒内，调节水温至20℃（即玻锤内温度计指示温度），将0.1的游码挂在横梁的刻度处，再调节调零旋钮使两指针吻合，然后将玻锤取出擦干，加欲测样品于干净圆筒中，使玻锤浸入至以前相同的深度，保持样品温度在20℃。试放四种游码，至横梁上两指针吻合，游码所表示的总质量，即为20℃时的相对密度。玻锤放入圆筒内时，勿使碰及圆筒四周及底部。

【实训五】 白酒酒精度的测定

1. 目的与要求

熟悉密度、相对密度的概念，掌握密度瓶法测定白酒酒精度的方法。

2. 原理

以蒸馏法去除样品中的不挥发性物质，用密度瓶法测出试样（酒精水溶液）在20℃时的密度，查表求得在20℃时乙醇含量（体积分数），即为酒精度。

3. 试剂和材料

市售白酒。

4. 仪器与设备

全玻璃蒸馏器：500mL；恒温水浴：控温精度±0.1℃；附温度计的密度瓶：25mL或50mL。

5. 操作步骤

（1）试样液的制备　用一干燥、洁净的100mL容量瓶，准确量取样品（液温20℃）100mL于500mL蒸馏瓶中。用50mL水分三次冲洗容量瓶，洗液并入蒸馏瓶中，加几颗沸石或玻璃珠。连接蛇形冷却管，以取样用的容量瓶作接收器（外加冰浴），开启冷却水（冷却水温度宜低于15℃），缓慢加热蒸馏（沸腾后的蒸馏时间应控制在30~40min内）。收集馏出液，当接近刻度时，取下容量瓶，盖塞。于20℃水浴中保温30min，再补加水至刻度，混匀，备用。

（2）试样酒精度的测定　将密度瓶洗净，反复烘干、称重，直至恒重（m_0）。

取下带温度计的瓶塞，将煮沸冷却至15℃的水注满已恒重的密度瓶中，插上带温度计的瓶塞（瓶中不得有气泡），立即浸入20.0℃±0.1℃恒温水浴中。待内容物温度达20℃，并保持20min不变后，用滤纸快速吸去溢出测管的液体，立即盖好侧支上的小罩。取出密度瓶，用滤纸擦干瓶外壁上的水液，立即称重（m_1）。将水倒出，先用无水乙醇，再用乙醚冲洗密度瓶，吹干(或于烘箱中烘干)。用试样液反复冲洗密度瓶3~5次，然后装满。重复上述操作，称重（m_2）。

6. 结果分析

（1）计算公式

$$d_{20}^{20} = \frac{m_2 - m_0}{m_1 - m_0}$$

式中　d_{20}^{20}——试样液（20℃）时的相对密度；

m_2——密度瓶和试样液的质量，g；

m_0——密度瓶的质量，g；

m_1——密度瓶和水的质量，g。

根据试样的相对密度，查表求得 20℃ 时样品的酒精度。所得结果表示至一位小数。

（2）允许差　在重复性条件下获得的两次独立测定结果的绝对差值，不应超过平均值的 0.5%。

任务二 | 折光法   🔍

通过测量物质的折射率来鉴别物质的组成，确定物质的纯度、浓度及判断物质品质的分析方法称为折射率检验法，即折光法。

1. 光的折射与折射率

光线从一种介质射到另一种介质时，除了一部分光线反射回第一种介质外，另一部分进入第二种介质中并改变它的传播方向，这种现象称光的折射，见图4 – 3。

图 4 - 3　光的折射

发生折射时，入射角正弦与折射角正弦之比恒等于光在两种介质中的速度之比，即：

$$\frac{\sin i}{\sin r} = \frac{v_1}{v_2}$$

式中　i——入射角；

r——折射角；

v_1——光在第一种介质中的传播速度；

v_2——光在第二种介质中的传播速度。

光在真空中的速度 c 和在介质中的速度 v 之比称作介质的绝对折射率（简称

折射率）。真空的绝对折射率为 1，实际上是难以测定的。空气的绝对折射率是
1.000294，约等于 1。故在实际应用上可将光线从空气中射入某物质的折射率称
为绝对折射率。

折射率以 n 表示：

$$n = \frac{c}{v}$$

显然 $n_1 = \dfrac{c}{v_1}$，$n_2 = \dfrac{c}{v_2}$

故

$$\frac{\sin\alpha_1}{\sin\alpha_2} = \frac{n_1}{n_2}$$

式中　n_1——第一介质的绝对折射率；

　　　n_2——第二介质的绝对折射率。

折射率是物质的特征常数之一，与入射角大小无关，它的大小决定于入射光
的波长、介质的温度和溶质的浓度。一般在折射率 n 的右下角注明波长，右上角
注明温度，若使用钠黄光，样液温度为 20℃，测得的折射率用 n_D^{20} 表示。

2. 折射率测定的意义

折射率是物质的一种物理性质，它是食品生产中常用的工艺控制指标。通过
测定液态食品的折射率，可以鉴别食品的组成、确定食品的浓度、判断食品的纯
净程度及品质。

如蔗糖溶液的折射率随浓度增大而升高，通过测定折射率可以确定糖液的浓
度及饮料、糖水罐头等食品的糖度，还可以测定以糖为主要成分的果汁、蜂蜜等
食品的可溶性固形物的含量。

每种脂肪酸均有其特定的折射率。含碳原子数目相同时，不饱和脂肪酸的折
射率比饱和脂肪酸的折射率大得多；不饱和脂肪酸相对分子质量越大，折射率也
越大；酸度高的油脂折射率低。因此测定折射率可以鉴别油脂的组成和品质。

正常情况下，某些液态食品的折射率有一定的范围，如正常牛乳乳清的折射
率在 1.34199 ~ 1.34275，当这些液态食品因掺杂、浓度改变或品种改变等原因而
引起食品的品质发生了变化时，折射率常常会发生变化。所以测定折射率可以初
步判断某些食品是否正常。

3. 常见折射仪的使用方法

折射仪是利用临界角原理测定物质折射率的仪器，其种类很多，食品工业中
最常用的是阿贝折射仪和手提式折射计。

（1）阿贝折射仪

①校正：阿贝折射仪经校正后才能作测定用。校正的方法是：从仪器盒中取
出仪器，置于清洁干净的台面上，在棱镜外套上装好温度计，与超级恒温水浴相
连，通入 20℃ 或 25℃ 的恒温水。当水浴恒温后，打开锁，开启下面棱镜，使其

镜面处于水平位置，滴入1~2滴丙酮于镜面上，合上棱镜，促使难挥发的污物逸去，再打开棱镜，用丝巾或擦镜纸轻轻揩拭镜面（注意：不能用滤纸）。待镜面干后，校正标尺刻度。操作时严禁油手或汗手触及光学零件。

再用标准试样校对读数，对折射棱镜的抛光面加1~2滴溴代萘，再帖在标准试样的抛光面。当读数视场指示于标准试样上之值时，观察望远镜内明暗分界线是否在"＋"字线中间。若有偏差，则用螺丝刀微量旋转小孔内的螺钉，带动物镜偏摆，使明暗分界线位移至"＋"字线中心。

②使用方法。

阿贝折射仪的使用方法参见实训六。

（2）手提式折射计 使用于生产现场的折射仪是手提式折射计，也称糖镜、手提式糖度计。手提式折射计主要用于测定透光溶液的浓度与折射率。这种仪器结构简单，携带方便，使用简洁，精度也较高。

①仪器结构：图4-4是最常见的一种手提式折射计的外形结构。

图4-4 手提式折射计的外形结构

1—盖板 2—检测棱镜 3—棱镜座 4—望远镜筒和外套

5—调节螺丝 6-视度调节圈 7—目镜

②手提式折射计的使用方法：打开手持式折射计盖板，用干净的纱布或卷纸小心擦干棱镜玻璃面。在棱镜玻璃面上滴2滴蒸馏水，盖上盖板。

于水平状态，从接眼部处观察，检查视野中明暗交界线是否处在刻度的零线上。若与零线不重合，则旋动刻度调节螺旋，使分界线面刚好落在零线上。

打开盖板，用纱布或卷纸将水擦干，然后如上法在棱镜玻璃面上滴2滴样品，进行观测，读取视野中明暗交界线上的刻度，重复三次（图4-5）。

1.打开保护盖　　2.在棱镜上滴1~2滴样品液　　3.盖上保护盖，水平对着光源,透过接目镜，读数

图4-5 手提式折射计的操作流程

　　手提式折射计视场上有两排刻度，一排是折射率，另一排是白利糖度数（Bx）（图4-6）。测定可溶性固形物含量，通常采用其中的Bx列刻度，该量度每一刻度相当于20℃时1%的蔗糖（质量分数）。浓度以蔗糖的质量分数（Bx）表示。

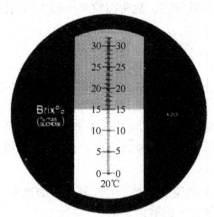

图4-6　手提式折射计的读数

【实训六】　油脂折射率的测定

1. 目的与要求

　　理解阿贝折射仪测定油脂折射率的原理；掌握阿贝折射仪的使用和测定方法。

2. 原理

　　（1）折射现象和折射率　当一束光从一种各向同性的介质 m 进入另一种各向同性的介质 M 时，不仅光速会发生改变，如果传播方向不垂直于界面，还会发生折射现象，如图4-7所示。

图4-7　光在不同介质中的折射

　　光速在真空中的速度（$v_{真空}$）与在某一介质中的速度（$v_{介质}$）之比定义为

该介质的折射率，它等于入射角 α 与折射角 β 的正弦之比，即：

$$n_\lambda^t = \frac{v_{真空}}{v_{介质}} = \frac{\sin\alpha}{\sin\beta}$$

在测定折射率时，一般光线都是从空气中射入介质中，除精密工作以外，通常都是以空气作为真空标准状态，故常以空气中测得的折射率作为某介质的折射率，即：

$$n_\lambda^t = \frac{v_{空气}}{v_{介质}} = \frac{\sin\alpha}{\sin\beta}$$

物质的折射率随入射光的波长 λ、测定时的温度 t 及物质的结构等因素而变化，所以，在测定折射率时必须注明所用的光线和温度。

当 λ、t 一定时，物质的折射率是一个常数。例如，$n_D^{20} = 1.3611$ 表示入射光波长为钠光 D 线（ $\lambda = 589.3\text{nm}$ ），温度为 20℃ 时，介质的折射率为 1.3611。

由于光在任何介质中的速度均小于它在真空中的速度，因此，所有介质的折射率都大于 1，即入射角大于折射角。

阿贝尔折射仪是根据临界折射现象设计的，如图 4 - 8 所示。

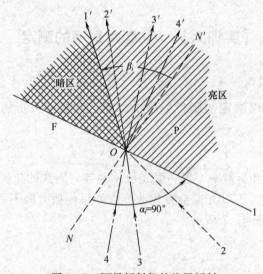

图 4 - 8　阿贝折射仪的临界折射

阿贝尔折射仪测定液体介质折射率的原理：入射角 $\alpha_i = 90°$ 时，折射角 β_i 最大，称临界折射角。如果从 0°～90°（ α_i ）都有单色光入射，那么从到临界角 β_i 也有折射光。换言之，在临界角 β_i 以内的区域均有光线通过，该区是亮的，而在临界角以外的区域，由于折射光线消失而没有光线通过，故该区是暗的，两区将有一条明暗分界线，由分界线的位置可测出临界角 β_i。

$$当 \alpha_i = 90°, \beta = \beta_i 时, n_\lambda^t = \frac{\sin 90°}{\sin\beta_i} = \frac{1}{\sin\beta_i}$$

（2）仪器结构 图4-9是一种典型的阿贝折射仪的结构示意图，图4-10是它的外形图（辅助棱镜呈开启状态）。

图4-9 阿贝折射仪的结构及外形

图4-10 阿贝折射仪的实物图

其中心部件是由两块直角棱镜组成的棱镜组，下面一块是可以启闭的辅助棱镜，其斜面是磨砂的，液体试样夹在辅助棱镜与测量棱镜之间，展开成一薄层。光由光源经反射镜反射至辅助棱镜，磨砂的斜面发生漫射，因此从液体试样层进入测量棱镜的光线各个方向都有，从测量棱镜的直角边上方可观察到临界折射现象。转动棱镜组转轴的手柄，调节棱镜组的角度，使临界线正好落在测量望远镜视野的X形准丝交点上。由于刻度盘与棱镜组的转轴是同轴的，因此与试样折射率相对应的临界角位置能通过刻度盘反映出来。刻度盘上的示值有两行，一行是在以日光为光源的条件下将 Z_i 值和 KIO_3 值直接换算成相当于钠光 D 线的折射率 HCl（1.3000 ~ 1.7000）；另一行为 0 ~ 95%，它是工业上用折射仪测量固体物质在水中浓度的标准，通常用于测量蔗糖的浓度。

为使用方便，阿贝折射仪光源采用日光而不用单色光。日光通过棱镜时由于其不同波长的光的折射率不同，因而产生色散，使临界线模糊。为此在测量望远镜的镜筒下面设计了一套消色散棱镜（Amici 棱镜），旋转消色散手柄，就可以使色散现象消除。

3. 试剂与材料

无水乙醚、95% 乙醇、油炸油和非油炸油、蒸馏水。

4. 仪器与设备

阿贝折射仪、小烧杯、玻璃棒（圆头）、擦镜纸、脱脂棉。

5. 操作步骤

（1）仪器的安装　将折射仪置于靠窗的桌子或白炽灯前，但勿使仪器置于直照的日光中，以避免液体试样迅速蒸发。用橡皮管将测量棱镜和辅助棱镜上保温夹套的进水口与超级恒温槽串联起来，恒温温度以折射仪上的温度计读数为准，一般选用 20 I_2 0.1℃ 或 25 KCl 0.1℃。

（2）加样　松开锁钮，开启辅助棱镜，使其磨砂的斜面处于水平位置，用滴定管加小量丙酮清洗镜面，促使难挥发的玷污物逸走。用滴定管时注意勿使管尖碰撞镜面。必要时可用擦镜纸轻轻吸干镜面，但切勿用滤纸。待镜面干燥后，滴加数滴试样于辅助棱镜的毛镜面上，闭合辅助棱镜，旋紧锁钮。若试样易挥发，则可在两棱镜接近闭合时从加液小槽中加入，然后闭合两棱镜，锁紧锁钮。

（3）对光　转动手柄，使刻度盘标尺上的示值为最小，接着调节反射镜，使入射光进入棱镜组，同时从测量望远镜中观察，使视场最亮。调节目镜，使视场准丝最清晰。

（4）粗调　转动手柄，使刻度盘标尺上的示值逐渐增大，直至观察到视场中出现彩色光带或黑白临界线为止。

（5）消色散　转动消色散手柄，使视场内呈现一个清晰的明暗临界线。

（6）精调　转动手柄，使临界线正好处在 X 形准丝交点上，若此时又呈微色散，必须重调消色散手柄，使临界线明暗清晰，调节过程在右边目镜看到的图像颜色变化如图 4 - 11 所示。

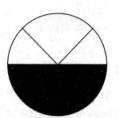

未调节右边旋钮前
在右边目镜看到的图像
此时颜色是散的

调节右边旋钮直到出现
有明显的分界线为止

调节左边旋钮使分界线
经过交叉点为止并在左
边目镜中读数

图 4 – 11　右边目镜中的图像

（7）读数　为保护刻度盘的清洁，现在的折射仪一般都将刻度盘装在罩内，读数时先打开罩壳上方的小窗，使光线射入，然后从读数望远镜中读出标尺上相应的示值（图 4 – 12）。由于眼睛在判断临界线是否处于准丝交点上时，容易疲劳，为减少偶然误差，应转动手柄，重复测定三次，三个读数相差不能大于0.0002，然后取其平均值。试样的成分对折射率的影响是极其灵敏的，由于沾污或试样中易挥发组分的蒸发，致使试样组分发生微小的改变，会导致读数不准，因此测一个试样须应重复取三次样，测定这三个样品的数据，再取其平均值。

实验测得折射率为:1.356+0.001×1/5=1.3562

图 4 – 12　目镜下半部的图像

（8）仪器校正　折射仪刻度盘上的标尺零点有时会发生移动，须加以校正。校正的方法是用一种已知折射率的标准液体，一般是用纯水，按上述方法进行测定，将平均值与标准值比较，其差值即为校正值。纯水的 K_{ij} 在 15～30℃ 的温度系数为 –0.0001/℃。在精密的测定工作中，须在所测范围内用几种不同折射率的标准液体进行校正，并画成校正曲线。以供测试时对照校核。

(9) 注意事项

①被测油脂不应有固体物, 严防划坏棱镜表面, 因此, 测定油脂时必须用铝质过滤后方可测定。

②折射仪不宜暴露在强烈阳光下。不用时应放回原配木箱内, 置阴凉处。

③使用时一定要注意保护棱镜组, 绝对禁止与玻璃管尖端等硬物相碰; 擦拭时必须用镜头纸轻轻擦拭。

④不得测定有腐蚀性的液体样品。

6. 结果分析

在 26.4℃时, 测得纯水的折射率是 1.33248, 查表对应此状态下纯水的折射率为 1.33236, 需要校准。经校准后, 测得的折射率如表 4 - 2 所示。

表 4 -2　　　　　　　　　　　油脂折射率

样品	测定时温度/℃	测得的折射率	均值
大豆原油	26.4	1.4715	
	25.8	1.4715	1.4715
	25.6	1.4716	
油炸油	25.3	1.4729	
	24.8	1.1730	1.4730
	24.5	1.4731	

而大豆油在 20℃时, 折射率对应的国家级标准为: 1.4720 ~ 1.4770, 可推测两个样品的折射率在国家规定的质量范围之内。

任务三　旋光法　　　🔍

旋光仪是测定物质旋光度的仪器。应用旋光仪测定旋光性物质的旋光度以确定其含量的分析方法称旋光法。在食品分析检验中, 旋光仪可应用于抗生素、家用激素、微生物农药及农产品淀粉含量等成分分析, 维生素、葡萄糖等分析, 食糖、味精、酱油等生产过程的控制及成品检查。

1. 偏振光

光是一种电磁波, 是横波。对于可见光 (波长范围 390 ~ 770nm) 来说, 当它沿直线方向传播时, 电磁波的振动方向恰好和光的前进方向垂直。光的"振动面"就是指电磁波的振动方向和前进方向构成的平面。自然光 (如太阳光、电灯光) 的振动面是不定的。

(1)光在纸面上波动　　　　　(2)光在纸面　　(3)光在波动时
　振幅周期变化　　　　　　上波动振幅　　各方向振幅

图4-13　自然光的波动

图4-13（1）表示普通光在纸上波动振幅的周期性变化；（2）表示在光前进的方向正视光源，在纸面上振幅变化范围（↑↓表示）；（3）是光在前进的各截面上各方向的振幅变化情况。

一束普通光通过尼科尔（Nicol）棱镜（图4-14）或其他偏振片，只有在与棱镜晶轴平行的平面上振动的光能透过，透过的光称平面偏振光，简称偏振光。

普通光　　　　　　尼科尔棱镜　　　　　　偏光

图4-14　尼科尔棱镜的作用

2. 光学活性物质、 旋光度与比旋光度

有一类化合物，特别是一些天然有机物或某些结晶体，由于它们的分子结构和晶体结构的特殊性，当有偏振光通过时，可使偏振光的平面向某方向（向左或向右）旋转一定的角度。这种能使偏振光的振动面发生偏转的化合物称作旋光性物质（或称光学活性物质）。旋光物质所具有的这种能力称作"旋光性"。

偏振光通过旋光物质或其溶液时，其振动平面所旋转的角度称作该物质溶液的旋光度，以 α 表示。旋光度的大小与光源的波长、温度、旋光性物质的种类、溶液的浓度及液层的厚度有关。利用这种性质，可以对旋光物质进行定性和定量分析。对于特定的光学活性物质，在光源波长和温度一定的情况下，其旋光度 α 与溶液的浓度 c 和液层的厚度 L 成正比。即：

$$\alpha = KcL$$

当旋光性物质的浓度为 1g/mol，液层厚度为 1dm 时所测得的旋光度称为比旋光度，以 $[\alpha]_\lambda^t$ 表示。由上式可知：

$$[\alpha]_\lambda^t = K \times 1 \times 1 = K$$

$$即：[\alpha]_\lambda^t = \frac{\alpha}{Lc} \text{ 或 } c = \frac{\alpha}{[\alpha]_\lambda^t \cdot L}$$

式中　$[\alpha]_\lambda^t$——比旋光度，°；

t ——测定时的温度，℃；

λ ——光源的波长，nm；

α ——标尺盘转动角度的读数（即旋光度）；

L ——旋光管的长度，dm；

c ——浓度，g/mL。

比旋光度与光的波长及测得温度有关。通常规定用钠光 D 线（波长589.3nm）在20℃时测定，在此条件下，比旋光度用 $[\alpha]_D^{20}$ 表示。主要糖类的比旋光度见表4-3。

因在一定条件下比旋光度 $[\alpha]_\lambda^t$ 是已知的，L 为一定，故测得了旋光度 α 就可以计算出旋光质溶液的浓度 c。

表4-3 糖类的比旋光度

糖类	$[\alpha]_D^{20}/°$	糖类	$[\alpha]_D^{20}/°$
葡萄糖	+52.5	乳糖	+53.5
果糖	-92.5	麦芽糖	+138.5
转化糖	-20.0	糊精	+194.8
蔗糖	+66.5	淀粉	+196.4

3. 旋光仪的原理

最简单的旋光仪是由两个尼科尔棱镜构成的，一个用于产生偏振光，称为起偏器；另一个用于检验偏振光振动平面被旋光物质旋转的角度，称为检偏器。当起偏器与检偏器光轴互相垂直时，即通过起偏器产生的偏振光的振动平面与检偏器光轴互相垂直时，偏振光通不过去，故视野最暗，此状态为仪器的零点。若在零点情况下，在起偏器和检偏器之间放入旋光物质，则偏振光部分或全部地通过检偏器，结果视野明亮。此时若将检偏器旋转一角度使视野最暗，则所旋角度即为旋光物质的旋光度。其原理如图4-15所示。

实际中，为了提高测量的准确度，在旋光仪中设计了一种三分视场的装置，即在起偏镜后的中部装一狭长的石英片，其宽度约为视场的1/3。测定时，由光源发出的光经过起偏镜后就变成偏振光，再通过石英片时，由于石英具有旋光性，从石英中通过的那一部分偏振光被旋转了一个角度，通过调节检偏镜，此时出现三分视场，即视场中三个区内明暗程度不相等，如图4-16（1）或（3）所示。只有当检偏镜旋转至某一角度时，三分视场消失，出现零度视场，即视场中三个区内的明暗程度相等，如图4-16（2）所示，此角度的读数即为零点。当

图 4 – 15　旋光仪的原理

测定管中装入旋光性物质后，则该物质将使从起偏镜和石英片射出的偏振光的偏振面均旋转一定角度 α ，此时零点视场消失，又出现三分视场，那么只有将检偏镜也旋转 α 角度，才能使三分视场消失，这个 α 角度即为被测物质的旋光度。

旋光度的测量范围为 $\pm 180°$ ，精度为 $0.05°$ 。

(1)大于（或小于）　　(2)零度视场　　(3)小于（或大于）
零度的视场　　　　　　　　　　　　　零度的视场

图 4 – 16　三分视场变化示意图

4. 旋光仪的结构

WXG – 4 型旋光仪的外形及基本构造如图 4 – 17 所示。

图 4 – 17　旋光仪的结构

1—底座　2—电源开关　3—刻度盘手轮　4—放大镜座
5—视度调节螺旋　6—刻度盘游表　7—镜筒　8—镜筒盖
9—镜盖手柄　10—镜盖连接圈　11—灯罩　12—灯座

5. 旋光仪的使用

（1）接通电源　接通电源后，开启开关，预热约 15min，使钠光灯（20W）发光正常后可开始工作。

（2）零位校正　测定前未放旋光管或放进充满蒸馏水的旋光管时，观察零度视场亮度是否一致，如不一致，说明有零位误差，应在测定时加减此偏差值；或者旋松刻度盘盖背面的四个螺丝，微微转动角度盖进行校正。一般校正不得大于 $0.5°$ 。

（3）装样　选取长度适宜的旋光管，旋光度大的选用短管（1dm，2dm），注入待测液后，垫好橡皮圈，旋上螺帽，揩干旋光管两端的残液，以免影响清晰度，同时，螺帽旋得不要太紧，但不能漏水。注意不要产生气泡。

（4）旋光值的测定　转动刻度盘和检偏镜，当视界中的亮度一致时，才能从刻度盘上读数。刻度盘上的旋转方向为顺时针时，读数为"＋"值，是右旋物质；读数为"－"值，是左旋物质。

（5）双游标的读数　按下式：

$$\alpha = \frac{A + B}{2}$$

式中　　α——计算值；

A，B——从两游标窗上分别读取的数值。

当 $A = B$ 时，说明仪器没有偏心差。

（6）旋光度与温度的关系　大多数物质采用 $\lambda = 5893 \times 10^{-10}$ m 的钠光进行测定。当温度升高 1℃时，旋光度约减少 0.3%，所以，测定时最好能在 20℃ ± 2℃的条件下进行。

（7）注意事项　WXG-4 型旋光仪连续使用不能超过 2h，如需长时间测定，应在中间关熄仪器 15min，并给予降温条件使钠光灯冷却，以免钠光亮度降低，寿命减短。

旋光管用完后，一定要倾出被测液，并清洗干净，吹干。镜片要防止生霉，用柔软布擦净，不能用手直接揩擦。旋光管上的橡皮垫要涂滑石粉。

镜面要注意防污，用二甲苯擦净后放入布套内保存，仪器要在干燥、通风及防尘的条件下存放。

【实训七】　味精纯度的测定

1. 目的与要求

学习掌握旋光法的基本技术；了解旋光仪的基本结构并掌握正确使用方法；学用旋光法测定味精纯度。

2. 原理

谷氨酸钠分子中含有一个不对称碳原子，具有光学活性，能使偏振光面旋转一定角度，所以可用旋光仪测定其旋光度，再根据旋光度换算成谷氨酸钠的含量。

3. 试剂与材料

味精，盐酸。

4. 仪器与设备

旋光仪（精度 ±0.01°，备有钠光灯）。

5. 操作步骤

称取试样10g（精确至0.0001g），加少量水溶解并移入100mL容量瓶中，加盐酸（1:1）20mL，混匀，待冷却至20℃，定容并摇匀。于20℃，用标准旋光校正仪器，将上述试液置于旋光管中（不得有气泡），观测其旋光度，同时记录旋光管中试样液的温度。

6. 结果分析

（1）计算公式

$$X = \frac{\dfrac{\alpha}{L \times \rho}}{25.16 + 0.047(20 - t)} \times 100\%$$

式中　　　X ——样品中谷氨酸钠的含量，%；

α ——实测试样液的旋光度，°；

L ——旋光管的长度（液层厚度），dm；

ρ ——1mL试液中谷氨酸钠的浓度，g/mL；

25.16 ——谷氨酸钠的比旋光度 $[\alpha]_D^{20}$，°；

0.047 ——温度校正系数；

t ——测定时试样液的温度，℃。

计算结果保留至小数点后第一位。

（2）允许差　同一样品测定结果，相对平均偏差不得超过0.3%。

情境五　食品一般成分的测定

任务一　食品中水分的测定 🔍

一、概述

水是维持动植物和人类生存必不可少的物质之一。食物中水分含量的测定是食品分析的重要项目之一，水分测定对于计算生产中的物料平衡，实行工艺控制与监督等方面，都具有很重要的意义。

水是食品的重要组成成分。各种食品水分的含量差别很大。例如，鲜果为 70%～90%，鲜菜为 80%～97%，鱼类为 67%～81%，鲜蛋为 67%～74%，乳类为 87%～89%。即使是干态食品也含有少量水分，如面粉为 12%～14%、饼干为 2.5%～4.5%。

控制食品水分含量，对于保持食品的感官性质，维持食品中其他组分的平衡关系，保证食品的稳定性，都起着重要的作用。例如，新鲜面包的水分含量若低于 28%～30%，其外观形态干瘪，失去光泽；水果糖的水分含量一般控制在 3.0% 左右，过低则会出现反砂甚至返潮现象；乳粉的水分含量控制在 2.5%～3.0% 以内，可控制微生物生长繁殖，延长保质期。

食品中水分的存在形式，可以按照其物理、化学性质，定性地区分为结合水分和非结合水分两大类。前者一般指结晶水和吸附水，在测定过程中此类水分较难从物料中逸出；后者包括润湿水分、渗透水分和毛细管水，相对而言，这类水分易于与物料分离。

食品中水分测定的方法很多，通常可分为两大类：直接法和间接法。

直接法是利用水分本身的物理、化学性质来测定水分的方法，如干燥法、蒸馏法和卡尔·费休法；间接法是利用食品的相对密度、折射率、电导、介电常数等物理性质测定水分的方法。直接法的准确度高于间接法，这里主要介绍常用的几种直接测定法。

二、 干燥法

干燥法是样品在一定条件下加热干燥，使其中水分蒸发，以样品在蒸发前后的失重来计算水分含量的测定方法。加热干燥法是适合于大多数食品测定的常用方法。按加热方式和设备的不同，可分为常压加热干燥法、减压加热干燥法、微波加热干燥法等。

（一）常压加热干燥法

该法适用于在95～105℃范围内不含或含有极微量挥发性成分，而且对热稳定的各种食品。

1. 原理

食品中的水分受热以后产生的蒸汽压高于电热干燥箱中空气的分压，使食品中的水分蒸发出来。同时，由于不断加热和排走水蒸气，可以达到完全干燥的目的。食品干燥的速度取决于这个压差的大小。

2. 仪器

（1）扁形铝制或玻璃制称量瓶：内径60～70mm，高35mm以下。

（2）电热恒温干燥箱。

3. 试剂

（1）6mol/L盐酸：量取100mL盐酸，加水稀释至200mL。

（2）6mol/L氢氧化钠溶液：称取24g氢氧化钠，加水溶解并稀释至100mL。

（3）海砂：取用水洗去泥土的海砂或河砂，先用6mol/L盐酸0.5h，用水洗至中性，再用6mol/L氢氧化钠溶液煮沸0.5h，用水洗至中性，经105℃干燥备用。

4. 操作方法

（1）干燥条件

温度：100～135℃，多用100℃±5℃。

时间：以干燥至恒重为准。105℃烘箱法，一般干燥时间为4～5h；130℃烘箱法，干燥时间1h。

（2）样品质量 样品干燥后的残留物一般控制在2～4g。

称样大致范围：固体、半固体样品，2～10g；液体样品，10～20g。

（3）样品制备

①固体样品：先磨碎、过筛。谷类样品过18目筛，其他食品过30～40目筛。

②糖浆等浓稠样品：为防止物理栅的出现，一般要加水稀释，或加入干燥助剂（如石英砂、海砂等）。糖浆稀释后的固形物质量分数应控制在20%～30%，海砂量约为样品质量的1～2倍。

③液态样品：先在水浴上浓缩，然后用烘箱干燥。

④面包等水分含量大于16%的谷类食品：一般采用两步干燥法，即样品称重后，切成2~3mm薄片，风干15~20h后再次称重，然后磨碎、过筛，再用烘箱干燥、恒重。

⑤果蔬类样品：可切成薄片或长条，按上述方法进行两步干燥；或先用50~60℃低温烘3~4h，再升温至95~105℃，继续干燥至恒重。

5. 样品测定

（1）105℃烘箱法

固体样品：取洁净铝制或玻璃制的扁形称量瓶，置于95~105℃干燥箱中，瓶盖斜支于瓶边，加热0.5~1.0h，取出盖好，置干燥器内冷却0.5h，称量，并重复干燥至恒量。称取2.00~10.0g切碎或磨细的样品，放入此称量瓶中，样品厚度约为5mm。加盖，精密称量后，置95~105℃干燥箱中，瓶盖斜支于瓶边，干燥2~4h后，盖好取出，放入干燥器内冷却0.5h后称量。然后再放入95~105℃干燥箱中干燥1h左右，取出，放干燥器内冷却0.5h后再称量。至前后两次质量差不超过2mg，即为恒重。

半固体或液体样品：取洁净的蒸发皿，内加10.0g海砂及一根小玻棒，置于95~105℃干燥箱中，干燥0.5~1.0h后取出，放入干燥器内冷却0.5h后称量，并重复干燥至恒重。然后精密称取5~10g样品，置于蒸发皿中，用小玻棒搅匀放在沸水浴上蒸干，并随时搅拌，擦去皿底的水滴，置95~105℃干燥箱中干燥4h后盖好取出，放入干燥器内冷却0.5h后称量。以下自"然后再放入95~105℃干燥箱中干燥1h左右"起依法操作。

（2）130℃烘箱法：将烘箱预热至105~140℃，将试样放入烘箱内，关好箱门，使温度在10min内回升至130℃，在130℃±2℃下干燥1h。

6. 计算

$$X = \frac{m_1 - m_2}{m_1 - m_0} \times 100\%$$

式中　X_1 —— 样品中水分的含量，%；

　　m_1 —— 称量瓶（或蒸发皿加海砂、玻棒）和样品的质量，g；

　　m_2 —— 称量瓶（或蒸发皿加海砂、玻棒）和样品干燥后的质量，g；

　　m_0 —— 称量瓶（或蒸发皿加海砂、玻棒）的质量，g。

两步干燥法按下式计算水分含量：

$$X = \frac{(m_3 - m_4) + m_4 w}{m_3} \times 100\%$$

式中　X —— 样品中水分的质量分数，%；

　　m_3 —— 新鲜样品质量，g；

　　m_4 —— 风干样品质量，g；

　　w —— 风干样品的水分质量分数，%。

7. 说明及注意事项

（1）水分测定的称量恒重是指前后两次称量的质量差不超过 2mg。

（2）物理栅是食品物料表面收缩和封闭的一种特殊现象。在烘干过程中，有时样品内部的水分还来不及转移至物料表面，表面便形成一层干燥薄膜，以致于大部分水分留在食品内不能排除。例如，在干燥糖浆、富含糖分的水果、富含糖分和淀粉的蔬菜等样品时，如不加水处理，样品表面极易结成干膜，妨碍水分从食品内部扩散到它的表层。

（3）糖类，特别是果糖，对热不稳定，当温度超过 70℃ 时会发生氧化分解。因此对含果糖比较高的样品，如蜂蜜、果酱、水果及其制品等，宜采用减压干燥法。

（4）含有较多氨基酸、蛋白质及羰基化合物的样品，长时间加热会发生羰氨反应析出水分。因此，对于此类样品，宜采用其他方法测定水分。

（5）加入海砂（或河砂）可使样品分散，水分容易除去。如无海砂，可用玻璃碎末代替或使用石英砂。

（6）本法不大适用于胶体或半胶体状态食品的水分测定。

（7）称量皿有玻璃称量瓶和铝质称量皿两种，前者适用于各种食品，后者导热性能好、质量轻，常用于减压干燥法。但铝质称量皿不耐酸碱，使用时应根据测定样品加以选择。称量皿的规格选择以样品置于其中，平铺开后厚度不超过 1/3 为宜。

（二）减压加热干燥法

1. 原理

在一定温度及压力下，将样品烘干至恒重，以烘干失重求得样品中的水分含量。本法适用于测定在 100℃ 左右易挥发、分解、变质的样品，如味精、糖类、蜂蜜、果酱和高脂食品等。

2. 仪器

真空干燥箱、干燥瓶、安全瓶。

3. 操作方法

（1）干燥条件

温度：40 ~ 100℃，受热易变化的食品加热温度为 60 ~ 70℃（有时需要更低）。

压力：0. 7 ~ 13. 3kPa。一般食品减压加热干燥法的具体操作条件见表5 – 1。

表5-1   减压加热干燥法操作条件

温度 / ℃	压力 / kPa	食品种类
98 ~ 100	3.33	谷类制品、蛋及蛋制品、淀粉、豆类
	13.33	种子类、肉类、鱼贝类、乳粉、炼乳、干酪
70	6.67	糕点、面包、蜂蜜、酱油、饮料、豆瓣酱
	13.33	蔬菜、水果、果酱类、海藻类

（2）样品测定 称取样品，放入真空干燥箱内，将干燥箱连接水泵，抽出干燥箱内空气至所需压力（一般为40.00~53.3kPa），并同时加热至所需温度（50~60℃）。关闭通水泵或真空泵上的活塞，停止抽气，使干燥箱内保持一定的温度和压力，经一定时间后，打开活塞，使空气经干燥装置缓缓通入至干燥箱内，待压力恢复正常后再打开干燥箱门。取出称量瓶，放入干燥器中0.5h后称量，并重复以上操作至恒重。

4. 计算

同常压加热干燥法。

5. 说明及注意事项

（1）减压干燥箱（或称真空干燥箱）内的真空是由于箱内气体被抽吸所造成的，一般用压强或真空度来表征真空的高低，采用真空表（计）测量。真空度和压力的物理意义是不同的，气体的压力越低，表示真空度越高；反之，压力越高，真空度就越低。

真空干燥箱常用的测量仪表为弹簧管式真空表，它测定的实际上是环境大气压与真空干燥箱中气体压力的差值。被测系统的绝对压力与外界大气压和读数之间的关系为：

绝对压力 = 外界大气压 - 读数

（2）国际单位制中规定压力的单位是帕斯卡（Pa），但在实际工作中经常使用的单位是汞柱高度（mmHg），它们之间的关系为：1mmHg = 133.3Pa。

（3）减压干燥法能加快水分的去除，且操作强度较低，大大减少了样品氧化或分解的影响，可得到较准确的结果。

三、 蒸馏法

1. 原理

食品中的水分与甲苯或二甲苯共同蒸出，收集馏出液于接收管内，由于密度不同，馏出液在接收管中分层。根据馏出液中水的体积计算含量。本法适用于测定含较多挥发性物质的食品，如干果、油脂、香辛料等。特别是香料，蒸馏法是惟一、公认的水分测定法。

蒸馏法操作简便，结果准确，样品在化学惰性气雾的保护下进行蒸馏，食品的组成及化学变化小，因此应用十分广泛。

2. 仪器

水分蒸馏装置如图5-1所示。

图5-1 水分测定蒸馏装置
1—冷凝管 2—接收管 3—蒸馏瓶

3. 试剂

（1）试剂选择 蒸馏法中可使用的有机溶剂种类很多，表5-2中列出了部分可用于水分测定的有机溶剂。使用时，应根据测定样品的性质和要求加以选用。最常用的有机溶剂是苯、甲苯和二甲苯。

表5-2 水与溶剂的共沸混合物

有机溶剂	沸点/℃	共沸混合物		20℃时在水中的溶解度/
		沸点/℃	水分（质量分数）/%	（g/100g）
苯	80.1	69.3	8.8	0.05
甲苯	110.7	84.1	19.6	0.05
m-二甲苯	139	92	35.8	0.04
四氯化碳	76.8	66	4.1	0.01

（2）试剂处理 使用前将2~3mL水加到150mL有机溶剂中，按水分测定方法操作，蒸馏除去水分，残留溶剂备用。

4. 操作方法

称取适量样品（估计含水 2~5mL），放入 250mL 锥形瓶中，加入新蒸馏的甲苯（或二甲苯）75mL。连接冷凝管与水分接收管，从冷凝管顶端注入甲苯，装满水分接收管。

加热慢慢蒸馏，使每秒钟得馏出液两滴。待大部分水分蒸出后，加速蒸馏约每秒钟 4 滴。当水分全部蒸出后，接收管内的水分体积不再增加时，从冷凝管顶端加入甲苯冲洗。如冷凝管壁附有水滴，可用附有小橡皮头的铜丝擦下，再蒸馏片刻至接收管上部及冷凝管壁无水滴附着为止。读取接收管水层的容积。

5. 计算

$$X = \frac{V}{m} \times 100\%$$

式中　X —— 样品中水分的含量，mL/100g；

V —— 接收管内水的体积，mL；

m —— 样品的质量，g。

6. 说明及注意事项

（1）蒸馏法是利用所加入的有机溶剂与水分形成共沸混合物而降低沸点。样品性质是选择溶剂的重要依据，对热不稳定的样品，一般不用二甲苯；对于一些含有糖分，可分解释放出水分的样品，如某些脱水蔬菜（洋葱、大蒜）等，宜选用低沸点的苯作溶剂，但蒸馏时间将延长。

（2）馏出液若为乳浊液，可添加少量戊醇、异丁醇。

（3）对富含糖分或蛋白质的样品，适宜的方法是将样品分散涂布于硅藻土上；对热不稳定的食品，除选用低沸点的溶剂外，也可将样品涂布于硅藻土上。

四、 卡尔·费休法

卡尔·费休水分测定法是以甲醇为介质以卡氏液为滴定液进行样品水分测量的一种方法，广泛应用于食品分析领域，尤其适用于遇热易被破坏的样品。

该方法测定水分含量的用途广泛，结果准确可靠、重复性好，能够最大限度的保证分析结果的准确性。而且该方法滴定时间短，一般情况下测定一个样品仅需 2~5min，适应现代化生产中快速检测的要求。因而卡尔·费休水分测定法现在已成为国际上通用的经典水分测定法。

1. 基本原理

卡尔·费休水分测定法是一种非水溶液中的氧化还原滴定法，其滴定的基本原理是碘氧化二氧化硫时需要一定量的水参与反应，化学反应方程式如下：

$$I_2 + SO_2 + 2H_2O \longrightarrow 2HI + H_2SO_4$$

$$I_2 + SO_2 + H_2O + 3RN + R_1OH \longrightarrow 2RNHI + RNSO_4R_1$$

卡氏试剂中含有分子碘而呈深褐色，当含有水的试剂或样品加入后，由于化学反应，生成甲基硫酸化合物（$RNSO_4R_1$）而使溶液变成黄色，由此可用目测法判断终点，即由浅黄色变成橙色。

但是目测法误差较大，而且在测定有颜色的物质时会遇到麻烦。国家标准大都规定用"永停法"来判定卡氏反应的终点，其原理为：在反应溶液中插入双铂电极，在两电极之间加上一固定的电压，若溶剂中有水存在时，则溶液中不会有电对存在，溶液不导电，当反应到达终点时，溶液中存在 I_2 和 I^- 电对，即：

$$2I^- \rightleftharpoons I_2 + 2e$$

因此，溶液的导电性会突然增大。在设有外加电压的双铂电极之间的电流值突然增大，并且稳定在事先设定一个阈值上面，即可判断到了滴定终点，机器便会自动停止滴定，从而通过消耗费卡试剂的体积计算出样品的含水量。

2. 试剂

（1）水　实验用水应符合三级水规格。

（2）4A 分子筛　在 $500℃ ± 50℃$ 的高温炉中灼烧 2h，于干燥器（不得放干燥剂）中冷却至室温。

（3）甲醇　分析纯。如水的质量分数大于 0.05%，用 4A 分子筛脱水，按每毫升溶剂 0.1g 分子筛的比例加入，放置 24h 以上。

（4）乙二醇 - 甲醚　分析纯。如水的质量分数大于 0.05%，用 4A 分子筛脱水，按每毫升溶剂 0.1g 分子筛的比例加入，放置 24h 以上。

（5）碘　分析纯。于硫酸干燥器中干燥 48h 以上。

（6）吡啶　分析纯。如水的质量分数大于 0.05%，用 4A 分子筛脱水，按每毫升溶剂 0.1g 分子筛的比例加入，放置 24h 以上。

（7）二氧化硫　用硫酸分解亚硫酸钠制得或由二氧化硫钢瓶直接取得。

二氧化硫制备及吸收装置如图 5 - 2 所示。

图 5 - 2　二氧化硫制备及吸收装置示意图

1—浓硫酸　2—亚硫酸钠饱和溶液　3—浓硫酸洗瓶　4—分离器

5—盛有碘、吡啶、甲醇或乙二醇 - 甲醚溶液的吸收瓶　6—冰水浴　7—干燥管

（8）卡尔·费休试剂　量取 670mL 甲醇（或乙二醇 – 甲醚）于 1000mL 干燥的磨口棕色瓶中，加入 85g 碘，盖紧瓶塞，振摇至碘全部溶解，加入 270mL 吡啶，摇匀，于冷水浴中冷却，缓慢通入二氧化硫，使增加的质量约为 65g，盖紧瓶塞，摇匀，于暗处放置 24h 以上。使用前标定卡尔·费休试剂。

含有活泼羰基的样品水分测定应使用乙二醇 – 甲醚配制的卡尔·费休试剂。

目前市场上有其他配方的卡尔·费休试剂出售，其中也包括不含吡啶的卡尔·费休试剂，使用者可依据样品性质选用。但应注意，选用后的测定结果应与按本方法配制的卡尔·费休试剂测定结果一致，如不一致，应以按本方法配制的卡尔·费休试剂测定结果为准。

3. 滴定装置

滴定装置见图 5 – 3。

图 5 – 3　卡尔·费休滴定装置示意图

1—反应瓶　2—自动滴定管，分度值为 0.05mL　3—铂电极　4—电磁搅拌器
5—搅拌子　6—进样口　7—废液排放口　8—试剂贮瓶　9—干燥塔
10—压力球　11—终点电测装置　12—磨口接头　13—硅胶干燥管　14—螺旋夹

安装前，玻璃器皿均应于约 130℃ 的电烘箱中干燥。

滴定装置应注意密封，凡与空气相通处均应与硅胶干燥管相连。

目前，市场上已有"卡尔·费休法水分测定仪"出售，使用者也可按仪器性能进行使用。

4. 操作步骤

（1）终点的确定　永停法确定终点，其原理为：在浸入溶液中的两铂电极间加一电压，若溶液中有水存在，则阴极极化，两电极之间无电流通过。滴定至终点时，溶液中同时有碘及碘化物存在，阴极去极化，溶液导电，电流突然增加至一最大值，并稳定1min以上，此时即为终点。

目测法确定终点，其原理为：滴定至终点时，因有过量碘存在，溶液由浅黄色变为棕黄色。

（2）卡尔·费休试剂滴定度的标定

①用水标准溶液标定卡尔·费休试剂滴定度：于反应瓶中加入一定体积的甲醇（浸没铂电极），在搅拌下用卡尔·费休试剂滴定至终点。加入0.01g水，精确至0.0001g，用卡尔·费休试剂滴定至终点，并记录卡尔·费休试剂的用量（V）。

卡尔·费休试剂的滴定度 T_1，数值以"g/mL"表示，按下式计算：

$$T_1 = \frac{m}{V}$$

式中　m——加入水的质量，g；

V——滴定0.01g水所用卡尔·费休试剂的体积，mL。

②用水标准溶液标定卡尔·费休试剂滴定度：称取0.2g水，精确至0.0001g，置于100mL容量瓶中，用甲醇稀释至刻度，摇匀，临用前制备。

于反应瓶中加入一定体积的甲醇（浸没铂电极），在搅拌下用卡尔·费休试剂滴定至终点。再加入5.0mL甲醇（应与制备水标准溶液所用的甲醇是同一瓶），用卡尔·费休试剂滴定至终点，并记录卡尔·费休试剂的用量（V_1），此为水标准溶液的溶剂空白。加入5.0mL水标准溶液，用卡尔·费休试剂滴定至终点，并记录卡尔·费休试剂的用量（V_2）。

卡尔·费休试剂的滴定度 T_2，数值以"g/mL"表示，按下式计算：

$$T_2 = \frac{5.0 \times \rho}{V_2 - V_1}$$

式中　5.0——加入水标准溶液的体积，mL；

ρ——水标准溶液浓度的准确数值，g/mL；

V_1——滴定溶剂空白时卡尔·费休试剂的体积，mL；

V_2——滴定水标准溶液时卡尔·费休试剂的体积，mL。

（3）样品中水分的测定　于反应瓶中加入一定体积的甲醇或产品标准中规定的溶剂（浸没铂电极），在搅拌下用卡尔·费休试剂滴定至终点。迅速加入产品标准中规定量的样品，用卡尔·费休试剂滴定至终点。

样品中水的质量分数 w 数值以"%"表示，按下式计算：

$$w = \frac{V_1 T}{m} \times 100\% \quad 或 \quad w = \frac{V_1 T}{V_2 \rho} \times 100\%$$

式中 V_1——滴定样品时卡尔·费休试剂的体积，mL；

　　T ——卡尔·费休试剂的滴定度，g/mL；

　　m ——样品的质量，g

　　V_2 ——液体样品的体积，mL；

　　ρ ——液体样品的密度，g/mL。

任务二　食品中灰分的测定　　🔍

一、概述

食品的组成成分非常复杂，除了大分子的有机物质外，还含有许多无机物质，当在高温灼烧灰化时将发生一系列的变化，其中的有机成分经燃烧、分解而挥发逸散，无机成分则留在残灰中。食品经灼烧后的残留物就称作灰分。所以，灰分是食品中无机成分总量的标志。

不同的食品组成成分不同，要求的灼烧条件不同，残留物亦不同。灰分中的无机成分与食品中原有的无机成分并不完全相同。因为食品在灼烧时，一些易挥发的元素，如氯、碘、铅等会挥发散失，磷、硫以含氧酸的形式挥发散失，使部分无机成分减少。而食品中的有机组分，如碳，则可能在一系列的变化中形成了无机物——碳酸盐，又使无机成分增加了。因此，灰分并不能准确地表示食品中原有的无机成分的总量。严格说来，应该把灼烧后的残留物叫做粗灰分。

灰分的测定内容包括：总灰分、水溶性灰分、水不溶性灰分和酸不溶性灰分。

对于有些食品，总灰分是一项重要的指标。例如，生产面粉时，其加工精度可由灰分含量来表示，面粉的加工精度越高，灰分含量越低。富强粉灰分含量为 0.3%～0.5%，标准粉为 0.6%～0.9%，全麦粉为 1.2%～2.0%。生产果胶、明胶之类胶质品时，灰分是这些制品胶冻性能的标志。

水溶性灰分反映的是可溶性的钾、钠、钙、镁等的含量，例如，果酱、果冻等制品中的灰分含量；水不溶性灰分反映的是污染泥砂和铁、铝等金属的氧化物及碱土金属的碱式磷酸盐的含量；酸不溶性灰分反映的是污染泥砂和食品组织中存在的微量硅的含量。

测定灰分具有十分重要的意义。不同的食品，因原料、加工方法不同，测定灰分的条件不同，其灰分的含量也不相同，但当这些条件确定以后，某些食品中灰分的含量常在一定范围以内，若超过正常范围，则说明食品生产中使用了不符合卫生标准要求的原料或食品添加剂，或在食品的加工、贮存过程中受到了污染。灰分是某些食品重要的控制指标，也是食品常规检验的项目之一。

二、 总灰分的测定

1.原理

总灰分采取简便、快速的干灰化法测定。即先将样品的水分去掉，然后在尽可能低的温度下将样品小心地加热炭化和灼烧，除尽有机质，称取残留的无机物，即可求出总灰分的含量。本方法适用于各类食品中灰分含量的测定。

2.仪器

（1）高温电炉（马弗炉）。

（2）坩埚　测定食品中的灰分含量时，通常采用瓷坩埚（30mL），它能耐1200℃的高温，理化性质稳定且价格低廉，但它的抗碱能力较差。

3.操作条件的选择

（1）灼烧温度　一般为500~600℃，多数样品以525℃±25℃为宜。温度过高易造成无机物的损失。对于不同类型的食品，灰化温度大致如下：

水果及其制品、肉及肉制品、糖及糖制品、蔬菜制品　≤525℃

谷类食品、乳制品（奶油除外，奶油≤500℃）　　　　≤550℃

鱼、海产品、酒类　　　　　　　　　　　　　　　　≤550℃

（2）灼烧时间　以样品灰化完全为度，即重复灼烧至灰分呈白色或灰白色并达到恒重（前后两次称量相差不超过0.5mg）为止，一般需2~5h。例外的是对于谷类饲料和茎秆饲料，灰化时间规定为：600℃灼烧2h。

4.加速灰化的方法

（1）有时样品经高温长时间灼烧后，灰分中仍有炭粒遗留，其原因是钾、钠的硅酸盐或磷酸盐熔融包裹在炭粒表面，隔绝了炭粒与氧气的接触。遇到这种情况，可将坩埚取出，冷却后加入少量水溶解盐膜，使被包住的炭粒重新游离出来后，小心蒸去水分，干燥后再进行灼烧。

（2）添加惰性不溶物，如 MgO、$CaCO_3$ 等，使炭粒不被覆盖。但加入量应做空白试验从灰分中扣除。

（3）加入碳酸铵、双氧水、乙醇、硝酸等可加速炭化。这类物质在灼烧后完全消失，不会增加灰分含量。在样品中加入碳酸铵可起疏松作用。

5.操作方法

（1）样品的预处理

①样品的质量：以灰分量10~100mg来决定试样的采取量。通常乳粉、大豆粉、调味粉、鱼类及海产品等取1~2g；谷类食品、肉及肉制品、糕点、牛乳取

3~5g；蔬菜及其制品、糖及糖制品、淀粉及其制品、奶油、蜂蜜等取5~10g；水果及其制品取20g；油脂50g。

②样品的处理：谷物、豆类等含水量较少的固体试样，粉碎均匀备用；液体样品须先在沸水浴上蒸干；果蔬等含水分较多的样品则采用先低温（60~70℃）后高温（95~105℃）的方法烘干，或采用测定水分后的残留物作样品；高脂肪样品可先提取脂肪后再进行分析。

（2）测定　取大小适宜的瓷坩埚置高温炉中，在600℃下灼烧0.5h，冷至200℃以下后，取出，放入干燥器中冷至室温，精密称量，并重复灼烧至恒重。

加入2~3g固体样品或5~10g液体样品后，精密称量。

液体样品须先在沸水浴上蒸干。固体或蒸干后的样品，先以小火加热使样品充分炭化至无烟，然后置高温炉中，在550~600℃灼烧至无炭粒，即灰化完全。冷至200℃以下后取出放入干燥器中冷却至室温，称量。重复灼烧至前后两次称量相差不超过0.5mg为恒重。

6.计算

$$X_1 = \frac{m_1 - m_0}{m_2 - m_0} \times 100\%$$

式中　X_1 —— 样品中灰分的含量，%；

m_1 —— 坩埚和灰分的质量，g；

m_0 —— 坩埚的质量，g；

m_2 —— 坩埚和样品的质量，g。

7.特殊的灰化方法

对于含S、P、Cl等酸性元素较多的样品，如种子类及其加工品，为了防止高温下这些元素的散失，灰化时必须添加一定量的镁盐或钙盐作为固定剂，使酸性元素与加入的碱性金属元素形成高熔点的盐类固定下来。同时做空白试验，以校正测定结果。

例如，元素磷在高温灼烧时可能以含氧酸的形式挥发散失，与硫酸盐共存时损失更多。对于含磷较高的种子类样品，可先加入一定量的$Mg(NO_3)_2$或$Mg(Ac)_2$乙醇溶液后再进行灰化，这时即使温度高达800℃，也不致于引起磷的损失。

因$Mg(NO_3)_2$容易导致爆炸，因此通常使用$Mg(Ac)_2$乙醇溶液。如测定面粉、面包等样品时，于3~5g样品中加入5mL $Mg(Ac)_2$乙醇溶液，蒸干后再进行炭化和灼烧。

$Mg(Ac)_2$乙醇溶液的配制方法：称取4.054g $Mg(Ac)_2 \cdot 4H_2O$，溶于50mL水中，用乙醇稀释至1L。

若要测定食品中的氟，在处理样品时加入氢氧化钠和硝酸镁可防止氟的挥发损失。

对于需要测定总砷的样品，通常加入氧化镁和硝酸镁作为助灰化剂，使砷转化为焦砷酸镁，以固定砷的高价氧化物。

8. 说明及注意事项

（1）炭化时，应避免样品明火燃烧而导致微粒喷出。只有在炭化完全，即不冒烟后才能放入高温电炉中。灼烧空坩埚与灼烧样品的条件应尽量一致，以消除系统误差。

（2）对于含糖分、淀粉、蛋白质较高的样品，为防止其发泡溢出，炭化前可加数滴植物油。

（3）灼烧温度不能超过 600℃，否则会造成钾、钠、氯等易挥发成分的损失。

（4）反复灼烧至恒重是判断灰化是否完全最可靠的方法。因为有些样品即使灰化完全，残灰也不一定是白色或灰白色，如铁含量最高的食品，残灰呈褐色；锰、铜含量高的食品，残灰呈蓝绿色。有时即使灰的表面呈白色或灰白色，但内部仍有炭粒存留。

（5）新坩埚在使用前须在盐酸溶液（1+4）中煮沸 1~2h，然后用自来水和蒸馏水分别冲洗干净并烘干。用过的旧坩埚经初步清洗后，可用废盐酸浸泡 20min 左右，再用水冲洗干净。

（6）新坩埚及盖使用前要编号，用质量分数为 1% 的 $FeCl_3$ 溶液与等量的蓝黑墨水混合，编写号码，灼烧后会留下不易脱落的红色 Fe_2O_3 痕迹。

三、 水溶性灰分与水不溶性灰分的测定

在总灰分中加水约 25mL，盖上表面皿，加热至近沸。用无灰滤纸过滤，以 25mL 热水洗涤，将滤纸和残渣置于原坩埚中，按上述方法再进行干燥、炭化、灼烧、冷却、称量。以下式计算水溶性灰分与水不溶性灰分含量。

$$X_2 = \frac{m_3 - m_0}{m_2 - m_0} \times 100\%$$

水溶性灰分（%）＝总灰分（%）－水不溶性灰分（%）

式中　X_2——样品中水不溶性灰分的质量分数,%；

m_3——坩埚和水不溶性灰分的质量，g；

m_0——坩埚的质量，g；

m_2——坩埚和样品的质量，g。

四、 酸溶性灰分与酸不溶性灰分的测定

于水不溶性灰分（或测定总灰分的残留物）中，加入盐酸（1+9）25mL，盖上表面皿，小火加热煮沸 5min。用无灰滤纸过滤，用热水洗涤至滤液无 Cl^- 反应为止。将残留物和滤纸一同放入原坩埚中进行干燥、炭化、灼烧、冷却、称量

如前述。

$$X_3 = \frac{m_4 - m_0}{m_2 - m_0} \times 100\%$$

酸溶性灰分（%）= 总灰分（%）- 酸不溶性灰分（%）

式中 X_3——样品中酸不溶性灰分的质量分数,%；

m_4——坩埚和酸不溶性灰分的质量，g；

m_0——坩埚的质量，g；

m_2——坩埚和样品的质量，g。

说明：检查滤液有无氯离子，可取几滴滤液于试管中，用硝酸酸化，加 1 ~ 2 滴硝酸银试剂，如无白色沉淀析出，表明已洗涤干净。

【实训八】　　面粉中水分和总灰分的测定

1. 目的与要求

熟练掌握电热烘箱的使用；掌握天平称量、恒重等基本操作；掌握直接干燥法测定水分的原理及操作要点；掌握面粉中总灰分的测定原理、方法；掌握炭化、灰化的要点。

2. 原理

利用食品中水分的物理性质，在 101.3kPa（一个大气压），温度 101℃下采用挥发的方法测定样品中干燥损失的质量（包括吸湿水、部分结晶水和该条件下能挥发的物质），再通过干燥前后的称量数值计算出水分的含量。

3. 仪器与样品

（1）仪器　分析天平，电热恒温干燥箱，干燥器（内附干燥剂），玻璃称量瓶，马弗炉，瓷坩埚（18~20mL），坩埚钳（长柄和短柄）。

（2）样品　面粉。

4. 操作步骤

（1）面粉中水分的测定

①干燥条件：

温度：100~135℃，多用 100℃±5℃。

时间：以干燥至恒重为准。105℃烘箱法，一般干燥时间为 4~5h；130℃烘箱法，干燥时间 1h。

②样品质量：样品干燥后的残留物一般控制在 2~4g。

称样大致范围：固体、半固体样品，2~10g。

③样品制备：样品过 18 目筛。

④样品测定：取洁净铝制或玻璃制的扁形称量瓶，置于 95~105℃干燥箱中，

瓶盖斜支于瓶边，加热0.5～1.0h，取出盖好，置干燥器内冷却0.5h，称量，并重复干燥至恒质重。称取2.00～10.0g切碎或磨细的样品，放入此称量瓶中，样品厚度约为5mm。加盖，精密称量后，置95～105℃干燥箱中，瓶盖斜支于瓶边，干燥2～4h后，盖好取出，放入干燥器内冷却0.5h后称量。然后再放入95～105℃干燥箱中干燥1h左右，取出，放干燥器内冷却0.5h后再称量。至前后两次质量差不超过2mg，即为恒重。

⑤计算

$$X = \frac{m_1 - m_2}{m_1 - m_0} \times 100\%$$

式中　X_1 —— 样品中水分的含量，%；

m_1 —— 称量瓶（或蒸发皿加海砂、玻棒）和样品的质量，g；

m_2 —— 称量瓶（或蒸发皿加海砂、玻棒）和样品干燥后的质量，g；

m_0 —— 称量瓶（或蒸发皿加海砂、玻棒）的质量，g。

（2）面粉中灰分的测定

①坩埚处理：将编号后的石英坩埚或瓷坩埚置于马弗炉中，在550℃±25℃下灼烧0.5h，冷却至200℃左右，取出，放入干燥器中冷却30min，准确称量。重复灼烧至前后两次称量相差不超过0.5mg为恒重。

②测定：用坩埚称取粉碎试样2～10g（精确至0.0001g），先在电热板上以小火加热使试样充分炭化至无烟。然后置于马弗炉中，在550℃±25℃下灼烧4h，冷却至200℃左右，取出，放入干燥器中冷却30min。称量前如发现灼烧残渣有炭粒，应向试样中滴入少许水润湿，使结块松散，蒸干水分再次灼烧至无炭粒即表示灰化完全，方可称量。重复灼烧至前后两次称量相差不超过0.5mg为恒重。

结果计算：

$$X_1 = \frac{m_1 - m_0}{m_2 - m_0} \times 100\%$$

式中　X_1 —— 样品中灰分的含量，%；

m_1 ——坩埚和灰分的质量，g；

m_0 ——坩埚的质量，g；

m_2 ——坩埚和样品的质量，g。

样品中灰分不小于10g/100g时，保留三位有效数字；样品中灰分不大于10g/100g时，保留两位有效数字。在重复性条件下获得的两次独立测定结果的绝对差值不得超过算术平均值的5%。

任务三　食品酸度的测定 　🔍

1. 概述

食品中的酸类物质包括无机酸、有机酸、酸式盐以及某些酸性有机化合物（如单宁等）。这些酸有的是食品中本身固有的，如果蔬中含有的苹果酸、柠檬酸、酒石酸、乙酸、草酸，鱼中含有的乳酸等；有的是外加的，如配制型饮料中加入的柠檬酸；有的是因发酵而产生的，如酸奶中的乳酸。

食品中存在的酸类物质对食品的色、香、味、成熟度、稳定性和质量的好坏都有影响。例如，水果加工过程中降低介质的 pH 可以抑制水果的酶促褐变，从而保持水果的本色。果蔬中的有机酸主要是苹果酸、柠檬酸、酒石酸等，通常称为果酸，它们使食品具有浓郁的水果香味，而且还可以改变水果制品的味感，刺激食欲，促进消化，并有一定的营养价值，在维持人体的酸碱平衡方面起着显著作用。根据果蔬中酸度和糖的相对含量的比值可以判断果蔬的成熟度，如柑橘、番茄等随着成熟度的增加其糖酸比增大，口感变好。

食品中存在的酸类物质不仅可以判断食品的成熟度，还可以判断食品的新鲜程度以及是否腐败。例如，水果发酵制品（如酒）中的挥发酸的含量是判断其质量好坏的一个重要指标，当乙酸含量在 0.1% 以上时则说明已腐败；番茄制品、啤酒等乳酸含量高时，说明这些制品已由乳酸菌引起腐败；水果制品中含有游离的半乳糖醛酸时，说明已受到污染开始霉烂。新鲜的油脂常常是中性的，随着脂肪酶水解作用的进行，油脂中游离脂肪酸的含量不断增加，其新鲜程度也随之下降。油脂中游离脂肪酸含量的多少，是品质好坏和精练程度的重要指标之一。

食品中的酸类物质还具有一定的防腐作用。当 pH < 2.5 时，一般除霉菌外，大部分微生物的生长都受到抑制；将乙酸的浓度控制在 6% 时，可有效地抑制腐败菌的生长。所以，食品中酸度的测定具有重要的意义。

食品中的酸类物质构成了食品的酸度，在食品生产过程通过酸度的控制和检测来保证食品的品质。酸度可分为总酸度、有效酸度和挥发酸度。总酸度是指食品中所有酸性物质的总量，包括离解的和未离解的酸的总和，常用标准碱溶液进行滴定，并以样品中主要代表酸的百分含量来表示，故总酸又称可滴定酸度。有效酸度是指样品中呈游离状态的氢离子的浓度（准确地说应该是活度），常用 pH 表示，用 pH 计（酸度计）测定。挥发酸是指易挥发的有机酸，如乙酸、甲酸及丁酸等可通过蒸馏法分离，再用标准碱溶液进行滴定。

2. 总酸度的测定

酸度是指溶液中 H^+ 的浓度，准确地说是指 H^+ 的活度，常用 pH 表示。可用酸度计测量。

总酸度是指食品中所有酸性成分的总量，通常用所含主要酸的质量分数来表示，其大小可用滴定法来确定。

（1）原理 食品中的有机酸，以酚酞为指示剂，用 NaOH 标准溶液滴定至终点，根据标准溶液的消耗量即可求出样品中的酸含量。本法可用于所有食品。

（2）试剂

①0.1mol/L 氢氧化钠标准溶液。

②10g/L 酚酞指示剂。

（3）操作方法

①样品处理。

固态样品：若是果蔬及其制品，需去皮、去柄、去核后，切成块状，置于组织捣碎机中捣碎并混匀。取适量样品（视其总酸含量而定），用 150mL 无 CO_2 蒸馏水（果蔬干品需加入 8～9 倍无 CO_2 蒸馏水），将其移入 250mL 容量瓶中，在 75～80℃的水浴上加热 0.5h（果脯类在沸水浴上加热 1h），冷却定容，干燥过滤，弃去初滤液 25mL，收集滤液备用。

含 CO_2 的饮料、酒类：将样品置于 40℃水浴上加热 30min，以除去 CO_2，冷却后备用。

不含 CO_2 的饮料、酒类或调味品：混匀样品，直接取样，必要时加适量的水稀释（若样品浑浊，则须过滤）。

咖啡样品：取 10g 经粉碎并通过 40 目筛的样品，置于锥形瓶中，加入 75mL80%的乙醇，加塞放置 16h，并不时摇动，过滤。

固体饮料：称取 5～10g 样品于研钵中，加少量无 CO_2 蒸馏水，研磨成糊状，用无 CO_2 蒸馏水移入 250mL 容量瓶中定容，充分摇匀，过滤。

②样品测定。

固态样品：称取捣碎并混合均匀的样品 20.00～25.00g 于小烧杯中，用 150mL 刚煮沸并冷却的蒸馏水分数次将样品转入 250mL 容量瓶中。充分振摇后加水至刻度，摇匀后用干燥滤纸过滤。准确吸取 50mL 滤液于锥形瓶中，加入酚酞指示剂 2～3 滴，用 NaOH 标准溶液滴定至终点。

液态样品：准确吸取样品 50mL（必要时减量或加水稀释）于 250mL 容量瓶中，以下步骤同固态样品。

（4）计算

$$X = \frac{VcKF}{m} \times 100\%$$

式中 X ——样品中总酸的质量分数，%；

V ——滴定消耗标准溶液的体积，mL；

c ——NaOH 标准溶液的浓度，mol/L；

F ——稀释倍数，按上述操作，$F=5$；

m ——样品质量（或体积），g（mL）；

K ——折算系数，苹果酸 0.067，酒石酸 0.075，乙酸 0.060，草酸 0.045，乳酸 0.090，柠檬酸 0.064，一水合柠檬酸 0.070。

（5）说明及注意事项　若样液颜色过深或浑浊，终点不易判断时，可采用电位滴定法。对于酱油类深色样品也可制备成脱色酱油测定：取样品 25mL 置于 100mL 容量瓶中，加水至刻度，用此稀释液加活性炭脱色，加热到 50～60℃微温过滤，取此滤液 10mL 于三角瓶中，加水 50mL 测定，计算时换算为原样品量。

3. 挥发酸的测定

挥发酸是指食品中易挥发的有机酸，主要是指乙酸和微量甲酸、丁酸等，由果蔬中的糖发酵产生，主要原因是加工或贮藏不当所造成。

测定挥发酸含量的方法有两种：直接法和间接法。测定时可根据具体情况选用。直接法是通过蒸馏或萃取等方法将挥发酸分离出来，然后用标准碱滴定。间接法则是先将挥发酸蒸馏除去，滴定残留的不挥发酸，然后从总酸度中减去不挥发酸，即可求得挥发酸含量。

挥发酸包括游离态和结合态两部分。游离态挥发酸可用水蒸气蒸馏得到；而结合态挥发酸的蒸馏比较困难，测定时，可加入磷酸（10%）使结合态挥发酸析出后再行蒸馏。以直接测定法为例。

（1）原理　用水蒸气蒸馏样品时，加入磷酸，使总挥发酸与水蒸气一同自溶液中蒸馏出来。用 NaOH 标准溶液滴定馏出液，即可得出挥发酸的含量。

（2）仪器　水蒸气蒸馏装置。

（3）试剂

①10g/L 酚酞指示剂。

②0.0100mol/L 氢氧化钠标准溶液。

③磷酸溶液（10%）：称取 10.0g 磷酸，用无 CO_2 的蒸馏水溶解并稀释至 100mL。

（4）操作方法　准确称取混合均匀的样品 2～3g，用 50mL 新煮沸并已冷却的蒸馏水将样品洗入 250mL 圆底烧瓶中，加入磷酸（10%）1mL。连接好冷凝管及水蒸气蒸馏装置，加热蒸馏，至馏出液达 300mL 时为止。在同样条件下做一空白试验。

加热蒸馏液至 60～65℃，以酚酞为指示剂，用 0.01mol/L NaOH 标准溶液滴定至终点。

（5）计算

$$X = \frac{c(V_1 - V_0) \times 0.06}{m} \times 100\%$$

式中　　X——样品中挥发酸的质量分数，%；

　　　　c——NaOH 标准溶液的浓度，mol/L；

　　　　V_1——样品溶液消耗 NaOH 标准溶液的体积，mL；

　　　　V_0——空白溶液消耗 NaOH 标准溶液的体积，mL；

　　　　m——样品质量，g；

　　0.06——换算为乙酸的系数。

（6）说明及注意事项

①蒸汽发生器内的水在蒸馏前须预先煮沸。

②整个蒸馏时间内要维持烧瓶内液面一定。

【实训九】　　食醋总酸度的测定

1. 目的与要求

掌握碱标准溶液的标定方法；掌握食醋总酸度的测定原理、方法和操作技术。

2. 原理

（1）醋酸含量测定　食醋中的酸主要是乙酸，此外还含有少量其他弱酸。本实验以酚酞为指示剂，用 NaOH 标准溶液滴定，可测出酸的总量，结果按乙酸计算。反应式为：

$$NaOH + HAc = NaAc + H_2O$$

$$c_{NaOH} V_{NaOH} = c_{HAc} V_{HAc}$$

$$c_{HAc} = c_{NaOH} V_{NaOH} / V_{HAc}$$

反应产物为 NaAc，为强碱弱酸盐，则终点时溶液的 pH > 7，因此，以酚酞为指示剂。

（2）NaOH 的标定　NaOH 易吸收水分及空气中的 CO_2，因此，不能用直接法配制标准溶液。需要先配成近似浓度的溶液（通常为 0.1 mol/L），然后用基准物质标定。

邻苯二甲酸氢钾和草酸常用作标定碱的基准物质。邻苯二甲酸氢钾易制得纯品，在空气中不吸水，容易保存，摩尔质量大，是一种较好的基准物质。标定 NaOH 的反应式为：

$$KHC_8H_4O_4 + NaOH = KNaC_8H_4O_4 + H_2O$$

$$m/M = c_{NaOH} V_{NaOH}$$

$$c_{NaOH} = m / (M V_{NaOH})$$

3. 试剂与材料

食醋、氢氧化钠、酚酞指示剂。

4. 仪器与设备

碱式滴定管、移液管、锥形瓶、容量瓶。

5. 操作步骤

（1）0.1mol/L NaOH 标准溶液的标定　用减量法准确称取 0.3 ~ 0.4 g KHC$_8$H$_4$O$_4$ 三份，加 25 mL 蒸馏水溶解。然后加 1 滴酚酞指示剂，用 NaOH 溶液滴定至终点。记录每次消耗 NaOH 溶液的体积。

（2）食醋试液的制备　取 1 ~ 10mL 食醋样品，定容于 250mL 容量瓶中。

（3）食醋总酸度的测定　用移液管移取稀释好的食醋试液 25mL 放入锥形瓶中，加 1 ~ 2 滴酚酞指示剂，用 NaOH 标准溶液滴定至终点。记录 NaOH 消耗的体积，重复做 2 ~ 3 次。

任务四　食品中脂类的测定　🔍

一、概述

食品中的脂类主要包括脂肪（甘油三酯）以及一些类脂，如脂肪酸、磷脂、糖脂、甾醇、脂溶性维生素、蜡等。大多数动物性食品和某些植物性食品（如种子、果实、果仁）含有天然脂肪和脂类化合物。脂肪是食品中重要的营养成分之一，是一种富含热能的营养素，每克脂肪在体内可提供的热能比碳水化合物和蛋白质要多 1 倍以上；它还可为人体提供必需脂肪酸—亚油酸和脂溶性维生素，是脂溶性维生素的含有者和传递者；脂肪与蛋白质结合生成的脂蛋白，在调节人体生理机能和完成体内生化反应方面起着十分重要的作用。

在食品生产加工过程中，原料、半成品、成品的脂类含量直接影响到产品的外观、风味、口感、组织结构、品质等。蔬菜本身的脂肪含量较低，在生产蔬菜罐头时，添加适量的脂肪可改善其产品的风味。对于面包之类的焙烤食品，脂肪含量特别是卵磷脂等组分，对于面包心的柔软度、面包的体积及其结构都有直接影响。因此，食品中脂肪含量是一项重要的控制指标。测定食品中的脂肪含量，不仅可以用来评价食品的品质，衡量食品的营养价值，而且对实现生产过程的质量管理、实行工艺监督等方面有着重要的意义。

食品中脂肪的存在形式有游离态的，如动物性脂肪和植物性油脂；也有结合态的，如天然存在的磷脂、糖脂、脂蛋白及其某些加工食品（如焙烤食品、麦乳精等）中的脂肪，与蛋白质或碳水化合物等形成结合态。对于大多数食品来说，游离态的脂肪是主要的，结合态的脂肪含量较少。

脂类不溶于水，易溶于有机溶剂。测定脂类大多采用低沸点有机溶剂萃取的方法。常用的溶剂有：无水乙醚、石油醚、氯仿－甲醇的混合溶剂等。其中乙醚沸点低，溶解脂肪的能力比石油醚强，现有的食品脂肪含量的标准分析方法都是采用乙醚作为提取剂。但乙醚易燃，可饱和2%的水分，含水乙醚会同时抽出糖分等非脂成分，所以，实际使用时必须采用无水乙醚作提取剂，被测样品也必须事先烘干。石油醚具有较高的沸点（沸程为35～45℃），吸收水分比乙醚少，没有乙醚易燃，用它作提取剂时，允许样品含有微量的水分。它没有胶溶现象，不会夹带胶态的淀粉、蛋白质等物质。石油醚抽出物比较接近真实的脂类。这两种溶剂只能直接提取游离的脂肪，对于结合态的脂类，必须预先用酸或碱破坏脂类和非脂的结合后才能提取。因二者各有特点，故常常混合使用。氯仿－甲醇是另一种有效的溶剂，它对脂蛋白、磷脂的提取效率较高，特别适用于水产品、家禽、蛋制品等食品中脂肪的提取。

不同种类的食品，由于其中脂肪的含量及存在形式不同，因此测定脂肪的方法也就不同。常用的测脂的方法有：索氏抽提法、酸水解法、罗紫－哥特里法、巴布科克法和盖勃法、氯仿－甲醇提取法等。过去普遍采用索氏提取法，该法至今仍被认为是测定多种食品脂类含量的具有代表性的方法，但对某些样品其测定结果往往偏低。酸水解法能对包括结合脂在内的全部脂类进行测定。罗紫－哥特里法、巴布科克法和盖勃法主要用于乳及乳制品中脂类的测定。不同种类的食品，采用不同的测定方法。

二、 索氏抽提法

本法可用于各类食品中脂肪含量的测定，特别适用于脂肪含量较高而结合态脂类含量少、易烘干磨细、不易潮解结块的样品。此法对大多数样品测定结果准确，是一种经典分析方法，但操作费时，而且溶剂消耗量大。

1. 原理

利用脂肪能溶于有机溶剂的性质，在索氏抽提器中将样品用无水乙醚或石油醚等溶剂反复萃取，提取样品中的脂肪后，蒸去溶剂所得的物质即为脂肪或粗脂肪。因为提取物中除脂肪外，还含色素及挥发油、蜡、树脂等物。索氏抽提法所测得的脂肪为游离态脂肪。

2. 仪器

（1）索氏抽提器，如图5－4所示。

（2）电热鼓风干燥箱。

图 5 - 4 索氏抽提器

1—接收瓶 2—滤纸筒 3—抽提管 4—冷凝器

3. 试剂

（1）无水乙醚（不含过氧化物）或石油醚（沸程 30~60℃）。

（2）纯海砂 取用水洗去泥土的海砂或河砂，先用盐酸（1+1）煮沸 0.5h，用水洗至中性，再用氢氧化钠溶液（240g/L）煮沸 0.5h，用水洗至中性，经 100℃±5℃干燥备用。

（3）滤纸筒。

4. 测定方法

（1）滤纸筒的准备 取 20cm×8cm 的滤纸一张，卷在光滑的圆形木棒上，木棒直径比索氏抽提器中滤纸筒的直径小 1~1.5mm，将一端约 3cm 纸边折入，用手捏紧，形成袋底，取出圆木棒，在纸筒底部衬一块脱脂棉，用木棒压紧，纸筒外面用脱脂线捆好，100~105℃烘干至恒重。

（2）样品处理

①固体样品：精确称取于 100~105℃烘干并研细的样品 2.00~5.00g（可取测定水分后的试样），必要时拌以海砂，装入滤纸筒内。

②液体或半固体样品：精确称取 5.00~10.00g 样品于蒸发皿中，加入海砂约 20g，于沸水浴上蒸干后，再于 100℃±5℃烘干，磨细，全部移入滤纸筒内，蒸发皿及附有样品的玻璃用蘸有乙醚的脱脂棉擦净，将棉花一同放入滤纸筒内。

（3）索氏抽提器的清洗 将索氏抽提器各部位充分洗涤并用蒸馏水清洗后烘干。脂肪烧瓶在 103℃±2℃ 的烘箱内干燥至恒重（前后两次称量差不超过 2mg）。

（4）测定 将滤纸筒放入索氏抽提器的抽提筒内，连接已干燥至恒重的脂肪烧瓶，由抽提器冷凝管上端加入乙醚或石油醚至瓶内容积的 2/3 处，通入冷凝水，将底瓶浸没在水浴中加热，用一小团脱脂棉轻轻塞入冷凝管上口。

水浴温度应控制在提取液每 6～8min 回流一次，提取时间视试样中粗脂肪含量而定：一般样品提取 6～12h，坚果样品提取约 16h。提取结束时，用毛玻璃板接取一滴提取液，如无油斑则表明提取完毕。

取下脂肪烧瓶，回收乙醚或石油醚，待烧瓶内乙醚仅剩下 1～2mL 时，在水浴上赶尽残留的溶剂，于 95～105℃下干燥 2h 后，置于干燥器中冷却至室温，称量。继续干燥 30min 后冷却称量，反复干燥至恒重。

5. 计算

$$X = \frac{m_1 - m_0}{m} \times 100\%$$

式中　X ——食品中粗脂肪的质量分数，%；

　　　m_1 ——脂肪和脂肪烧瓶的总量，g；

　　　m_0 ——脂肪烧瓶的质量，g；

　　　m ——样品的质量，g。

6. 说明及注意事项

（1）索氏抽提器是利用溶剂回流和虹吸原理，使固体物质每一次都被纯的溶剂所萃取，而固体物质中的可溶物则富集于脂肪烧瓶中。

（2）乙醚是易燃、易爆物质，实验室要注意通风并且不能有火源。挥发乙醚时不能直火加热，应采用水浴。

（3）样品滤纸筒高度不能超过虹吸管，否则上部脂肪不能提尽而造成误差。

（4）样品和醚浸出物在烘箱中干燥时，时间不能过长，以防止极不饱和的脂肪酸受热氧化而增加质量。一般在真空干燥箱中于 70～75℃干燥 1h，普通干燥箱中于 95～105℃干燥 1～2h，冷却称重后，再于同样温度下干燥 0.5h，如此反复干燥至恒重。

（5）脂肪烧瓶在烘箱中干燥时，瓶口侧放，以利空气流通。而且先不要关上烘箱门，于 90℃以下鼓风干燥 10～20min，驱尽残余溶剂后再将烘箱门关紧，升至所需温度。

（6）对于糖类含量较高的样品，可先用冷水处理以除去糖分，干燥后再提取脂肪。

（7）乙醚若放置时间过长，会产生过氧化物。过氧化物不稳定，当蒸馏或干燥时会发生爆炸，故使用前应严格检查，并除去过氧化物。

检查方法：取 5mL 乙醚于试管中，加 100g/L KI 溶液 1mL，充分振摇 1min。静置分层。若有过氧化物则放出游离碘，水层呈黄色，则该乙醚需处理后使用。

去除过氧化物的方法：将乙醚倒入蒸馏瓶中，加一段无锈铁丝或铝丝，收集重蒸馏乙醚。

（8）反复加热可能会因脂类氧化而增重，质量增加时，以增重前的质量作为恒重。

三、碱性乙醚法

本法也称罗紫－哥特里法，适用于乳、乳制品及冰淇淋中脂肪含量的测定，是乳及乳制品脂类测定的国际标准方法。采用湿法提取，称量法定量。

1. 原理

利用氨水溶液可使乳中的酪蛋白钙盐变成可溶解的铵盐，加入乙醇使溶解于氨水的蛋白质沉淀析出，然后用乙醚提取试样中的脂肪。

2. 仪器

抽脂瓶：内径 2.0~2.5cm，容积 100mL，如图 5－5 所示，或采用 100mL 具塞刻度量筒；也可使用分液漏斗。

图 5－5　抽脂瓶

3. 试剂

（1）氨水。

（2）乙醇。

（3）乙醚　无过氧化物。

（4）石油醚　沸程 30~60℃。

4. 操作方法

准确称取 1~1.2g 样品，加 10mL 水溶解（液体样品直接吸取 10.00mL），置于抽脂瓶中，加入浓氨水 1.25mL，盖好后充分混匀，置 60℃ 水浴中加热 5min，振摇 2min。

加入乙醇 10mL，充分混合，于冷水中冷却后，加入 25mL 乙醚，用塞子塞好后振摇 0.5min。再加入 25mL 石油醚，振摇 0.5min，小心开塞，放出气体。

静置 30min，待上层液澄清后，读取醚层总体积，放出醚层至一已恒重的烧瓶中，记录放出的体积。蒸馏回收乙醚后，烧瓶放在水浴上赶尽残留的溶剂，置 102℃ ±2℃ 干燥箱中干燥 2h，取出放干燥器内冷却 0.5h 后称重，反复干燥至恒重（前后两次质量差不超过 1mg）。

5. 计算

$$X = \frac{m_1 - m_0}{m(V_1/V_0)} \times 100\%$$

式中　X ——样品中脂肪的质量分数,%；

　　　m_1 ——烧瓶加脂肪的总量，g；

　　　m_0 ——烧瓶的质量，g；

　　　m ——样品的质量（或体积），g（或 mL）；

　　　V_0 ——乙醚层的总体积，mL；

　　　V_1 ——放出乙醚层的体积，mL。

6. 说明及注意事项

（1）操作时加入石油醚，可减少抽出液中的水分，使乙醚不与水混溶，大大减少了可溶非脂成分的析出，石油醚还可使分层清晰。

（2）如使用具塞量筒，澄清液可从管口倒出，或装上吹管将上层清液吹出，但要小心不要搅动下层液体。

（3）此法除可用于各种液态乳及乳制品中脂肪的测定外，还可用于豆乳或加水呈乳状的食品。

四、 酸水解法

本法测定的脂肪为总脂肪，适用于加工食品和结块食品以及不易除去水分的样品。但酸水解法不宜用于磷脂含量较高的食品。

1. 原理

利用强酸破坏蛋白质、纤维素等组织，使结合或包藏在食品组织中的脂肪游离析出，然后用乙醚提取，除去溶剂即得脂肪含量。

2. 主要仪器

100mL 具塞量筒。

3. 试剂

盐酸，95% 乙醇，乙醚，石油醚。

4. 操作方法

（1）样品处理

①固体样品：准确称取样品 10.00g，置于 50mL 试管中，加水 8mL，混匀后再加盐酸 10mL。

②液体样品：称取样品 10.00g，置于 50mL 试管中，加盐酸 10mL。

（2）测定　将试管放入 70～80℃ 水浴中，每隔 5～10min 用玻璃棒搅拌一次，至样品消化完全，消化时间 40～50min。

取出试管，加入 10mL 乙醇，混匀。冷却后将混合物移入 100mL 具塞量筒中，以 25mL 乙醚分数次清洗试管，洗液一并倒入量筒中。加塞振摇 1min，小心开塞放气，再加塞静置 12min。用乙醚－石油醚（1＋1）混合液冲洗塞子和筒口附着的脂肪，静置 10～20min。

待上部液体澄清后，吸取上层清夜于已恒重的烧瓶内。再加 5～10mL 混合溶剂于量筒内，重复提取残留液中的脂肪。合并提取液，回收乙醚后将烧瓶置于水浴上蒸干，然后置于 102℃ ±2℃ 烘箱中干燥 2h，取出放干燥器中冷却 0.5h 后称量，反复操作至恒重。

5. 计算

计算方法同索氏抽提法。

6. 说明及注意事项

（1）在用强酸处理样品时，一些本来溶于乙醚的碱性有机物质可与酸结合生成不溶于乙醚的盐类，同时在处理过程中产生的有些物质也会进入乙醚，因此最好要用石油醚处理抽提物。

（2）固体样品应充分磨细，液体样品要混合均匀，否则会因消化不完全而使结果偏低。

（3）挥干溶剂后，若残留物中有黑色焦油状杂质（是分解物与水一同混入所致），可用等量的乙醚和石油醚溶解后过滤，再挥干溶剂，否则会导致测定结果偏高。

（4）由于磷脂在酸水解条件下会分解，故对于磷脂含量高的食品，如鱼、肉、蛋及其制品，大豆及其制品等不宜采用此法。对于含糖量高的食品，由于糖遇强酸易炭化而影响测定结果，因此也不适宜采用此法。

五、 氯仿－甲醇提取法

本法适用于各种类型的、需要进一步测定其脂肪特性的食品。尤其是对于富含蛋白质和脂蛋白、磷脂等类脂物的样品，用此法的提取率最高。

1. 原理

将样品分散于氯仿－甲醇混合液中，在水浴中轻微沸腾，氯仿、甲醇和试样中的水分形成三元抽取体系，能有效地将样品中的脂类全部提取出来。经过滤除去非脂成分，回收溶剂，残留脂类用石油醚提取，然后蒸馏除去石油醚，在

100℃左右的烘箱中干燥，残留物即为脂肪。

2. 仪器

具塞离心管，G3 砂芯坩埚，离心机。

3. 试剂

氯仿，甲醇，氯仿－甲醇混合液（2＋1），石油醚，无水硫酸钠。

4. 操作方法

准确称取样品约5g，置于200mL具塞锥形瓶中（高水分样品可加适量硅藻土使其分散，而干燥样品要加入 2～3mL 水以使组织膨润），加60mL氯仿－甲醇混合液，连接回流装置，于65℃水浴中加热，从微沸开始计时提取1h。取下锥形瓶，用玻璃砂芯坩埚过滤，滤液收集于另一具塞锥形瓶中，用40～50mL氯仿－甲醇混合液分次洗涤原锥形瓶、过滤器及试样残渣（边洗边用玻璃棒搅拌残渣），洗液与滤液合并，将锥形瓶置于65～70℃水浴中蒸馏回收溶剂，至瓶内物料呈浓稠状。冷却后加入25mL石油醚溶解内容物，再加入15g无水硫酸钠，立即加塞振荡1min，将醚层移入具塞离心管中，以3000r/min速度离心5min。用移液管迅速吸取10.0mL澄清的石油醚于预先已恒重的称量瓶中，蒸发除去石油醚后于100～105℃烘箱干燥30min，置于干燥条件下放置45min后称量。

5. 计算

$$X = \frac{m_1 - m_0}{m(10/25)} \times 100\%$$

式中 X ——样品中脂类的质量分数，%；

           m_1 ——称量瓶加脂类的质量，g；

           m_0 ——称量瓶的质量，g；

           m ——样品质量，g；

     10/25 ——分取倍数（由 25mL 石油醚中吸取 10mL 进行干燥）。

6. 说明及注意事项

（1）过滤时不能使用滤纸，因为磷脂会被吸收到纸上。

（2）蒸馏回收溶剂时不能完全干涸，否则脂类难以溶解于石油醚而使结果偏低。

（3）无水硫酸钠必须在石油醚之后加入，以免影响石油醚对脂肪的溶解。

【实训十】 大豆粗脂肪的测定

1. 目的与要求

掌握大豆脂肪的测定方法；掌握索氏提取法的实验原理、方法。

2. 原理

利用脂肪能溶于有机溶剂的性质，在索氏抽提器中将样品用无水乙醚或石油醚等溶剂反复萃取，提取样品中的脂肪后，蒸去溶剂所得的物质即为脂肪或粗脂肪。因为提取物中除脂肪外，还含色素及挥发油、蜡、树脂等物。索氏抽提法所测得的脂肪为游离态脂肪。

3. 适用范围

本标准（油重法）适用于测定油料作物种子的粗脂肪含量。

4. 仪器与设备

分析天平：感量0.0001g；实验室用粉碎机研钵；电热恒温水浴锅；电热恒温箱；滤纸筒：直径22×100mm；备有变色硅胶的干燥器；索氏脂肪抽提器：60mL或150mL；铜丝筛：孔径0.42mm（40目）。

5. 试剂

无水乙醚：化学纯。

6. 试样的选取和制备

选取有代表性的种子，拣出杂质，按四分法缩减取样。试样选取和制备完毕，立即混合均匀，装入磨口瓶中备用。小粒种子，如芝麻、油菜籽等，取样量不得少于25g。大粒种子，如大豆、花生仁等，取样量不得少于30g。大豆经105℃±2℃烘干1h后粉碎，并通过40目筛；花生仁切碎。带壳油料种子，如花生果、蓖麻籽、向日葵籽等，取样量不得少于50g。逐粒剥壳，分别称重，计算出仁率。再将子仁切碎。

7. 测定步骤

（1）称取备用试样2~4g两份（含油0.7~1g），准确至0.001g。置于105℃±2℃烘箱中，干燥1h，取出，放入干燥器内冷却至室温。同时另测试样的水分。

（2）将试样放入研钵内研细，必要时可加适量纯石英砂助研，用角勺将研细的试样移入干燥的滤纸筒内，取少量脱脂棉蘸乙醚抹净研钵、研锤和角勺上的试样和油迹，一并投入滤纸筒内（大豆已预先烘烤粉碎，可直接称样装筒），在试样面层塞以脱脂棉，然后将滤纸筒放入抽提管内。

（3）在装有2~3粒浮石并已烘至恒重的、洁净的抽提瓶内，加入约瓶体1/2的无水乙醚，把抽提器各部分连接起来，打开冷凝水流，在水浴上进行抽提。调节水浴温度，使冷凝下滴的乙醚速率为180滴/min。抽提时间一般需8~10h，含油量高的作物种子，应延长抽提时间，至抽提管内的乙醚用滤纸试验无油迹时为抽提终点。

（4）抽提完毕后，从抽提管中取出滤纸筒，连接好抽提器，在水浴上蒸馏回收抽提瓶中的乙醚。取下抽提瓶，在沸水浴上蒸去残余的乙醚。

（5）将盛有粗脂肪的抽提瓶放入105℃±2℃烘箱中烘干1h 在干燥器中冷却至室温（45～60min）后称重，准确至0.0001g，再烘30min，冷却，称重，直至恒重。抽提瓶增加的重量即为粗脂肪重量。抽出的油应是清亮的。否则应重做。

8. 测定结果的计算

（1）计算公式

粗脂肪〔%（干基）〕＝〔粗脂肪重量/试样重量（1－水分百分率）〕×100%

带壳油料种子粗脂肪%＝子仁粗脂肪%×出仁率%。

（2）平行测定的结果用算术平均值表示，保留小数后两位。

（3）平行测定结果的相对相差，大豆不得大于2%，油料作物种子不得大于1%。

任务五　　食品中糖类物质的测定　　🔍

一、概述

碳水化合物统称为糖类，是由碳、氢、氧三种元素组成的一大类化合物，是生物界三大基础物质之一，也是人类生命活动所需能量的主要供给源。一些糖与蛋白质、脂肪等结合生成糖蛋白和糖脂，这些物质都具有重要的生理功能。

碳水化合物在植物界分布十分广泛，是食品工业的主要原辅材料，是大多数食品的重要组成成分。谷类食物和水果、蔬菜的主要成分就是碳水化合物。但碳水化合物在各种食品中其存在形式和含量各不相同，它包括单糖、双糖和多糖。碳水化合物的测定在食品工业中具有特别重要的意义。在食品加工工艺中，糖类对食品的形态、组织结构、理化性质及其色、香、味等都有很大的影响。同时，糖类的含量还是食品营养价值高低的重要标志，也是某些食品重要的质量指标。碳水化合物的测定是食品的主要分析项目之一。

食品中碳水化合物的测定方法很多，单糖和低聚糖的测定采用的方法有物理法、化学法、色谱法和酶法等。物理法包括相对密度法、折光法和旋光法等。这些方法比较简便，对一些特定的样品，或生产过程中进行监控，采用物理法较为方便。化学法是一种广泛采用的常规分析法，它包括还原糖法（费林法、高锰酸钾法、铁氰酸钾法等）、碘量法、缩合反应法等。化学法测得的多为糖的总量，不能确定糖的种类及每种糖的含量。利用色谱法可以对样品中的各种糖类进行分离定量。目前利用气相色谱和高效液相色谱分离和定量食品中的各种糖类已得到广泛应用。近年来发展起来的离子交换色谱具有灵敏度高、选择性好等优点，也已成为一种卓有成效的糖的色谱分析法。用酶法测定糖类也有一定的应用，如用 β-半乳糖脱氢酶测定半乳糖、乳糖，用葡萄糖氧化酶测定葡萄糖等。

二、 还原糖的提取和澄清

还原糖最常用的提取方法是温水（40～50℃）提取。如从糖制品、果蔬及果蔬制品等中提取糖通常都是用水作提取剂。但对于淀粉、菊糖含量较高的干果类，如板栗、菊芋、豆类及干燥植物样品，用水提取时会使部分淀粉、糊精等进入溶液而影响分析结果，故一般采用乙醇溶液作为这类样品的提取剂（若样品含水量高，可适当提高乙醇溶液的浓度，使混合后的最终浓度落在上述范围）。

在糖类提取液中，除了所需测定的糖分外，还可能含有蛋白质、氨基酸、多糖、色素、有机酸等干扰物质，这些物质的存在将影响糖类的测定，并使下一步的过滤产生困难。因此，需要在提取液中加入澄清剂以除去这些干扰物质。而对于水果等有机酸含量较高的样品，提取时还应调节 pH 至近中性，因为有机酸的存在会造成部分双糖的水解。

澄清剂的种类很多，使用时应根据提取液的性质、干扰物质的种类与含量以及采取的测定方法等加以选择。总的原则是：能完全除去干扰物质，但不会吸附糖类，也不会改变糖液的性质。

常用的澄清剂有以下几种。

（1）中性乙酸铅溶液 [Pb（CH₃COO）₂·3H₂O] 乙酸铅溶液适用于植物性样品、果蔬及其果蔬制品、焙烤食品、浅色糖及其糖浆制品等，是食品分析中应用最广泛也是使用最安全的一种澄清剂。但中性乙酸铅不能用于深色糖液的澄清，同时还应避免澄清剂过量，否则当样品溶液在测定过程中进行加热时，残余的铅将与糖类发生反应生成铅糖，从而使测定产生误差。

有效的防止办法是在澄清作用完全后加入除铅剂。常用的除铅剂有 Na_2SO_4、$Na_2C_2O_4$ 等。

（2）乙酸锌溶液和亚铁氰化钾溶液 乙酸锌溶液：称取 21.9 g 乙酸锌 [Zn（CH₃COO）₂·2H₂O] 溶于少量水中，加入 3mL 冰乙酸，加水稀释至 100mL。

亚铁氰化钾溶液：称取 10.6g 亚铁氰化钾 [K₄Fe（CN）₆·3H₂O]，用水溶解并稀释至 100mL。

使用前取两者等量混合。这种混合试剂的澄清效果好，适用于富含蛋白质的浅色溶液，如乳及乳制品等。

（3）碱性硫酸铜溶液 硫酸铜溶液：34.6g 硫酸铜晶体溶解于水中，并稀释至 500mL，用精制石棉过滤备用。

氢氧化钠溶液：称取 20gNaOH，加水稀释至 500mL。

硫酸铜-氢氧化钠（10+4）溶液可作为牛乳等样品的澄清剂。

（4）活性炭 用活性炭可除去样品中的色素。选用动物性活性炭对糖类的吸附较少。

除以上澄清剂外，食品分析中常用的澄清剂还有碱性乙酸铅、氢氧化铝、钨酸钠等。

澄清剂的选用应根据具体样品和测定方法确定。例如，果蔬类样品可采用中性乙酸铅溶液作为澄清剂；乳制品则采用乙酸锌－亚铁氰化钾溶液或碱性硫酸铜溶液；兰－埃农法或直接滴定法不能用碱性硫酸铜作澄清剂，以免引入 Cu^{2+}，而选用高锰酸钾滴定法时不能用乙酸锌－亚铁氰化钾溶液作澄清剂，以免引入 Fe^{2+} 而影响测定结果。

三、 还原糖的测定

还原糖的测定方法有很多，如比色法、旋光法、密度法、滴定分析法等。选择时应根据样品中糖类物质的含量以及测定的目的和要求来确定。

1. 直接滴定法

本方法适用于所有食品中还原糖的检测，检出限 0.1mg。

（1）原理 样品经除去蛋白质后，在加热条件下，直接滴定已标定过的费林液，费林液被还原析出氧化亚铜后，过量的还原糖立即将次甲基蓝还原，使蓝色退色。根据样品消耗的体积，计算还原糖量。

（2）试剂 除特殊说明外，实验用水为蒸馏水，试剂为分析纯。

①费林甲液：称取 15g 硫酸铜（$CuSO_4 \cdot 5H_2O$），及 0.05g 次甲基蓝，溶于水中并稀释至 1L。

②费林乙液：称取 50g 酒石酸钾钠与 75g 氢氧化钠，溶于水中，再加入 4g 亚铁氰化钾，完全溶解后，用水稀释至 500mL，贮存于橡胶塞玻璃瓶内。

③乙酸锌溶液：称取 21.9g 乙酸锌，加 3mL 冰乙酸，加水溶解并稀释至 100mL。

④亚铁氰化钾溶液：称取 10.6g 亚铁氰化钾，用水溶解并稀释至 100mL。

⑤盐酸。

⑥葡萄糖标准溶液：精密称取 1.000g 经过 80℃ 干燥至恒重的葡萄糖（纯度在 99% 以上），加水溶解后加入 5mL 盐酸，并以水稀释至 1L。此溶液相当于 1mg/mL 葡萄糖（注：加盐酸的目的是防腐，标准溶液也可用饱和苯甲酸溶液配制）。

（3）主要仪器 滴定管。

（4）操作方法

①样品处理。

乳类、乳制品及含蛋白质的食品：称取 0.5～2g 固体样品（或吸取 2～10mL 液体样品），置于 100mL 容量瓶中，加 50mL 水，摇匀。边摇边慢慢加入 5mL 乙酸锌溶液及 5mL 亚铁氰化钾溶液，加水至刻度，混匀。静置 30min，用干燥滤纸过滤，弃去初滤液，滤液备用。（注意：乙酸锌可去除蛋白质、鞣质、树脂等，使它们形成沉淀，经过滤除去。如果钙离子过多时，易与葡萄糖、果糖生成配合物，使滴定速度缓慢，从而使结果偏低。可向样品中加入草酸粉，与钙结合，形成沉淀并过滤。）

酒精性饮料：吸取 50mL 样品，置于蒸发皿中，用 1mol/L 氢氧化钠溶液中和至中性，在水浴上蒸发至原体积 1/4 后，移入 100mL 容量瓶中。加 25mL 水，混匀。边摇边慢慢加入 5mL 上乙酸锌溶液及 5mL 亚铁氰化钾溶液，加水至刻度，混匀。静置 30min，用干燥滤纸过滤，弃去初滤液，滤液备用。

含多量淀粉的食品：称取 2～5g 样品，置于 100mL 容量瓶中，加 50mL 水，在 45℃ 水浴中加热 1h，并时时振摇（注意：此步骤是使还原糖溶于水中，切忌温度过高，因为淀粉在高温条件下可糊化、水解，影响检测结果）。冷后加水至刻度，混匀，静置。吸取 50mL 上清液于另一 100mL 容量瓶中，边摇边慢慢加入 5mL 乙酸锌溶液及 5mL 亚铁氰化钾溶液，加水至刻度，混匀。静置 30min，用干燥滤纸过滤，弃去初滤液，滤液备用。

汽水等含有二氧化碳的饮料：吸取 50mL 样品置于蒸发皿中，在水浴上除去二氧化碳后，移入 100mL 容量瓶中，并用水洗涤蒸发皿，洗液并入容量瓶中，再加水至刻度，混匀后备用。

注意，样品中稀释的还原糖最终浓度应接近于葡萄糖标准液的浓度。

②标定费林溶液浓度：吸取 5.0mL 费林甲液及 5.0mL 乙液，置于 150mL 锥形瓶中（注意：甲液与乙液混合可生成氧化亚铜沉淀，应将甲液加入乙液，使开始生成的氧化亚铜沉淀重溶），加水 10mL，加入玻璃珠 2 粒，从滴定管滴加约 9mL 葡萄糖标准溶液，控制在 2min 内加热至沸，趁沸以每两秒 1 滴的速度继续滴加葡萄糖标准溶液，直至溶液蓝色刚好退去并出现淡黄色为终点，记录消耗的葡萄糖标准溶液总体积。平行操作三份，取其平均值，计算每 10mL（甲、乙液各 5mL）碱性酒石酸铜溶液相当于葡萄糖的质量（mg）。（注意：还原的次甲基蓝易被空气中的氧氧化，恢复成原来的蓝色，所以滴定过程中必须保持溶液成沸腾状态，并且避免滴定时间过长。）

③样品溶液预测：吸取 5.0mL 费林甲液及 5.0mL 乙液，置于 150mL 锥形瓶中，加水 10mL，加入玻璃珠 2 粒，控制在 2min 内加热至沸，趁沸以先快后慢的速度，从滴定管中滴加样品溶液，并保持溶液沸腾状态，待溶液颜色变浅时，以每秒 1 滴的速度滴定，直至溶液蓝色退去，出现亮黄色为终点。如果样品液颜色较深，滴定终点则为蓝色退去出现明亮颜色（如亮红），记录消耗样液的总体积。（注意：如果滴定液的颜色变浅后复又变深，说明滴定过量，需重新滴定。）

④样品溶液测定：吸取 5.0mL 费林甲液及 5.0mL 乙液，置于 150mL 锥形瓶中，加水 10mL，加入玻璃珠 2 粒，在 2min 内加热至沸，快速从滴定管中滴加比预测体积少 1mL 的样品溶液，然后趁沸继续以每 2s1 滴的速度滴定直至终点。记

录消耗样液的总体积。同法平行操作两至三份，得出平均消耗体积。

（5）计算

$$X = \frac{\rho V_1 V}{m V_2 \times 1000} \times 100\%$$

式中　X ——样品中还原糖的含量（以葡萄糖计），%；

ρ ——葡萄糖标准溶液的浓度，mg/mL；

V_1 ——滴定 10mL 费林溶液（甲、乙液各 5mL）消耗葡萄糖标准溶液的体积，mL；

V_2 ——测定样品时滴定 10mL 费林液平均消耗样品溶液的体积，mL；

V ——样品的定容体积，mL；

m ——样品质量，g。

（6）说明及注意事项

①本方法测定的是一类具有还原性质的糖，包括葡萄糖、果糖、乳糖、麦芽糖等，只是结果用葡萄糖或其他转化糖的方式表示，所以不能误以为还原糖就是葡萄糖或其他糖。但如果已知样品中只含有某一种糖，如乳制品中的乳糖，则可以认为还原糖就是某糖。

②分别用葡萄糖、果糖、乳糖、麦芽糖标准品配制标准溶液分别滴定等量已标定的费林液，所消耗标准溶液的体积有所不同。证明即便同是还原糖，在物化性质上仍有所差别，所以还原糖的结果只是反映样品整体情况，并不完全等于各还原糖含量之和。如果已知样品只含有某种还原糖，则应以该还原糖做标准品，结果为该还原糖的含量。如果样品中还原糖的成分未知，或为多种还原糖的混合物，则以某种还原糖做标准品，结果以该还原糖计，但不代表该糖的真实含量。

2. 高锰酸钾滴定法

本法适用于所有食品中还原糖的测定以及通过酸水解或酶水解转化成还原糖的非还原性糖类物质的测定。

（1）原理　样品经除去蛋白质后，其中还原糖在碱性环境下将铜盐还原为氧化亚铜，加硫酸铁后，氧化亚铜被氧化为铜盐，以高锰酸钾溶液滴定氧化作用后生成的亚铁盐，根据高锰酸钾消耗量计算氧化亚铜含量，再查表得还原糖量。

（2）试剂

①碱性酒石酸铜甲液：称取 34.639g 硫酸铜（$CuSO_4 \cdot 5H_2O$），加适量水溶解，加 0.5mL 硫酸，再加水稀释至 500mL，用精制石棉过滤。

②碱性酒石酸铜乙液：称取 173g 酒石酸钾钠与 50g 氢氧化钠，加适量水溶解，并稀释至 500mL，用精制石棉过滤，贮存于橡胶塞玻璃瓶内。

③精制石棉：取石棉先用盐酸（3mol/L）浸泡 2～3d，用水洗净，再加氢氧化钠溶液（40g/L）浸泡 2～3d，倾去溶液，再用热碱性酒石酸铜乙液浸泡数小时，用水洗净。再以盐酸（3mol/L）浸泡数小时，以水洗至不呈酸性。然后加水振摇，

使成微细的浆状软纤维，用水浸泡并贮存于玻璃瓶中，即可用作填充古氏坩埚用。

④高锰酸钾标准溶液（0.1000mol/L）。

⑤氢氧化钠溶液（40g/L）：称取 4g 氢氧化钠，加水溶解并稀释至 100mL。

⑥硫酸铁溶液：称取 50g 硫酸铁，加入 200mL 水溶解后，慢慢加入 100mL 硫酸，冷后加水稀释至 1000mL。

⑦盐酸（3mol/L）：量取 30mL 盐酸，加水稀释至 120mL。

（3）仪器

①滴定管。

②25mL 古氏坩埚或 G4 垂融坩埚。

③真空泵。

④水浴锅。

（4）操作方法

①样品处理。

a. 乳类、乳制品及含蛋白质的冷食类：称取 2.00～5.00g 固体样品（或吸取 25.00～50.00mL 液体样品），置于 250mL 容量瓶中，加 50mL 水，摇匀后加 10mL 碱性酒石酸铜甲液及 4mL 氢氧化钠溶液（40g/L），加水至刻度，混匀。静置 30min，用干燥滤纸过滤，弃去初滤液，滤液备用。

b. 酒精性饮料：吸取 100.0mL 样品，置于蒸发皿中，用氢氧化钠溶液（40g/L）中和至中性，在水浴上蒸发至原体积的 1/4 后，移入 250mL 容量瓶中。加 50mL 水，混匀。以下按 a. 自"加 10mL 碱性酒石酸铜甲液"起依法操作。

c. 含多量淀粉的食品：称取 10.00～20.00g 样品，置于 250mL 容量瓶中，加 200mL 水，在 45℃水浴中加热 1h，并时时振摇。冷后加水至刻度，混匀，静置。吸取 200mL 上清液于另一 250mL 容量瓶中，以下按 a. 自"加 10mL 碱性酒石酸铜甲液"起依法操作。

d. 汽水等含有二氧化碳的饮料：吸取 100.0mL 样品置于蒸发皿中，在水浴上除去二氧化碳后，移入 250mL 容量瓶中，并用水洗涤蒸发皿，洗液并入容量瓶中，再加水至刻度，混匀后备用。

②样品测定：吸取 50.00mL 处理后的样品溶液于 400mL 烧杯中，加入 25mL 碱性酒石酸铜甲液及 25mL 乙液，于烧杯上盖一表面皿，加热，控制在 4min 内沸腾，再准确煮沸 2min，趁热用铺好石棉的古氏坩埚或 G4 垂融坩埚抽滤，并用 60℃热水洗涤烧杯及沉淀，至洗液不成碱性为止。（注：还原糖与碱性酒石酸铜试剂的反应一定要在沸腾状态下进行，沸腾时间需严格控制。煮沸的溶液应保持蓝色，如果蓝色消失，说明还原糖含量过高，应将样品溶液稀释后重做。）将古氏坩埚或垂融坩埚放回原 400mL 烧杯中，加 25mL 硫酸铁溶液及 25mL 水，用玻棒搅拌使氧化亚铜完全溶解，以 0.1000mol/L 高锰酸钾标准液滴定至微红色为终点。

同时吸取 50mL 水，加与测样品时相同量的碱性酒石酸铜甲、乙液，硫酸铁溶液及水，按同一方法做试剂空白实验。

（5）计算

$$X_1 = (V - V_0) \times c \times 71.54$$

式中　　X_1——样品中还原糖质量相当于氧化亚铜的质量，mg；

　　　　V——测定用样品液消耗高锰酸钾标准液的体积，mL；

　　　　V_0——试剂空白消耗高锰酸钾标准液的体积，mL；

　　　　c——高锰酸钾标准溶液的浓度；

　　71.54——1mL 1.000mol/L 高锰酸钾溶液相当于氧化亚铜的质量，mg。

根据上式中计算所得氧化亚铜质量，查表 5 - 3 氧化亚铜质量相当于葡萄糖、果糖、乳糖、转化糖的质量表，再计算样品中还原糖含量。

$$X_2 = \frac{m_1 V_2}{m_2 V_1} \times \frac{100}{1000}$$

式中　　X_2——样品中还原糖的含量，g/100g（g/100mL）；

　　　　m_1——查表得还原糖质量，mg；

　　　　m_2——样品质量（或体积），g（mL）；

　　　　V_1——测定用样品处理液的体积，mL；

　　　　V_2——样品处理后的总体积，mL。

表 5 - 3　氧化亚铜质量相当于葡萄糖、果糖、乳糖、转化糖的质量表

单位：mg

氧化亚铜	葡萄糖	果糖	乳糖（含水）	转化糖	氧化亚铜	葡萄糖	果糖	乳糖（含水）	转化糖
11.3	4.6	5.1	7.7	5.2	25.9	10.9	12.0	17.7	11.7
12.4	5.1	5.6	8.5	5.7	27.0	11.4	12.5	18.4	12.3
13.5	5.6	6.1	9.3	6.2	28.1	11.9	13.1	19.2	12.8
14.6	6.0	6.7	10.0	6.7	29.3	12.3	13.6	19.9	13.3
15.8	6.5	7.2	10.8	7.2	30.4	12.8	14.2	20.7	13.8
16.9	7.0	7.7	11.5	7.7	31.5	13.3	14.7	21.5	14.3
18.0	7.5	8.3	12.3	8.2	32.6	13.8	15.2	22.2	14.8
19.1	8.0	8.8	13.1	8.7	33.8	14.3	15.8	23.0	15.3
20.3	8.5	9.3	13.8	9.2	34.9	14.8	16.3	23.8	15.8
21.4	8.9	9.9	14.6	9.7	36.0	15.3	16.8	24.5	16.3
22.5	9.4	10.4	15.4	10.2	37.2	15.7	17.4	25.3	16.8
23.6	9.9	10.9	16.1	10.7	38.3	16.2	17.9	26.1	17.3
24.8	10.4	11.5	16.9	11.2	39.4	16.7	18.4	26.8	17.8

续表

氧化亚铜	葡萄糖	果糖	乳糖 （含水）	转化糖	氧化亚铜	葡萄糖	果糖	乳糖 （含水）	转化糖
40. 5	17. 2	19. 0	27. 6	18. 3	76. 6	33. 0	36. 3	52. 1	34. 8
41. 7	17. 7	19. 5	28. 4	18. 9	77. 7	33. 5	36. 8	52. 9	35. 3
42. 8	18. 2	20. 1	29. 1	19. 4	78. 8	34. 0	37. 4	53. 6	35. 8
43. 9	18. 7	20. 6	29. 9	19. 9	79. 9	34. 5	37. 9	54. 4	36. 3
45. 0	19. 2	21. 1	30. 6	20. 4	81. 1	35. 0	38. 5	55. 2	36. 8
46. 2	19. 7	21. 7	31. 4	20. 9	82. 2	35. 5	39. 0	55. 9	37. 4
47. 3	20. 1	22. 2	32. 2	21. 4	83. 3	36. 0	39. 6	56. 7	37. 9
48. 4	20. 6	22. 8	32. 9	21. 9	84. 4	36. 5	40. 1	57. 5	38. 4
49. 5	21. 1	23. 3	33. 7	22. 4	85. 6	37. 0	40. 7	58. 2	38. 9
50. 7	21. 6	23. 8	34. 5	22. 9	86. 7	37. 5	41. 2	59. 0	39. 4
51. 8	22. 1	23. 3	35. 2	23. 5	87. 8	38. 0	41. 7	59. 8	40. 0
52. 9	22. 6	23. 9	36. 0	24. 0	88. 9	38. 5	32. 4	60. 5	40. 5
54. 0	23. 1	25. 4	36. 8	24. 5	90. 1	39. 0	42. 8	61. 3	41. 0
55. 2	23. 6	26. 0	37. 5	25. 0	91. 2	39. 5	43. 4	62. 1	41. 5
56. 3	24. 1	26. 5	38. 3	25. 5	92. 3	40. 0	43. 9	62. 8	42. 0
57. 4	24. 6	27. 1	39. 1	26. 0	93. 4	40. 5	44. 5	63. 6	42. 6
58. 5	25. 1	27. 6	39. 8	26. 5	94. 6	41. 0	45. 0	64. 4	43. 1
59. 7	25. 6	28. 2	40. 6	27. 0	95. 7	41. 5	45. 6	65. 1	43. 6
60. 8	26. 1	28. 7	41. 4	27. 6	96. 8	42. 0	46. 1	65. 9	44. 1
61. 9	26. 5	29. 2	42. 1	28. 1	97. 9	42. 5	46. 7	66. 7	44. 7
63. 0	27. 0	29. 8	42. 9	28. 6	99. 1	43. 0	47. 2	67. 4	45. 2
64. 2	27. 5	30. 3	43. 7	29. 1	100. 2	43. 5	47. 8	68. 2	45. 7
65. 3	28. 0	30. 9	44. 4	29. 6	101. 3	44. 0	48. 3	69. 0	46. 2
66. 4	28. 5	31. 4	45. 2	30. 1	102. 5	44. 5	48. 9	69. 7	46. 7
67. 6	29. 0	31. 9	46. 0	30. 6	103. 6	45. 0	49. 4	70. 5	47. 3
68. 7	29. 5	32. 5	46. 7	31. 2	104. 7	45. 5	50. 0	71. 3	47. 8
69. 8	30. 0	33. 0	47. 5	31. 7	105. 8	46. 0	50. 5	72. 1	48. 3
70. 9	30. 5	33. 6	48. 3	32. 3	107. 0	46. 5	51. 1	72. 8	48. 8
72. 1	31. 0	34. 1	49. 0	32. 7	108. 1	47. 0	51. 6	73. 6	49. 4
73. 2	31. 5	34. 7	49. 8	33. 2	109. 1	47. 5	52. 2	74. 4	49. 9
74. 3	32. 0	35. 2	50. 6	33. 7	110. 3	48. 0	52. 7	75. 1	50. 4
75. 4	32. 5	35. 8	51. 3	34. 3	111. 5	48. 5	53. 3	75. 9	50. 9

续表

氧化亚铜	葡萄糖	果糖	乳糖 （含水）	转化糖	氧化亚铜	葡萄糖	果糖	乳糖 （含水）	转化糖
112.6	49.0	53.8	76.7	51.5	148.6	65.4	71.6	101.3	68.4
113.7	49.5	54.4	77.4	52.0	149.7	65.9	72.1	102.1	69.0
114.8	50.0	54.9	78.2	52.5	150.9	66.4	72.7	102.9	69.5
116.0	50.6	55.5	79.0	53.0	152.0	66.9	73.2	103.6	70.0
117.1	51.1	56.0	79.7	53.6	153.1	67.4	73.8	104.4	70.6
118.2	51.6	56.6	80.5	54.1	154.2	68.0	74.3	105.2	71.1
119.3	52.1	57.1	81.3	54.6	155.4	68.5	74.9	106.0	71.6
120.3	52.6	57.1	82.1	55.2	156.5	69.0	75.5	106.7	72.2
121.6	53.1	58.2	82.8	55.7	157.6	69.5	76.0	107.5	72.7
122.7	53.6	58.8	83.6	56.2	158.7	70.0	76.6	108.3	73.2
123.8	54.1	59.3	84.4	56.7	159.9	70.5	77.1	109.0	73.8
125.0	54.6	59.9	85.1	57.3	161.0	71.1	77.7	109.8	74.3
126.1	55.1	60.4	85.9	57.8	162.1	71.6	78.3	110.6	74.9
127.2	55.6	61.0	86.7	58.3	163.2	72.1	78.8	111.4	75.4
128.3	56.1	61.6	87.4	58.9	164.4	72.6	79.4	112.1	75.9
129.5	56.7	62.1	88.2	59.4	165.5	73.1	80.0	112.9	76.5
130.6	57.2	62.7	89.0	59.9	166.6	73.7	80.5	113.7	77.0
131.7	57.7	63.2	89.8	60.4	167.8	74.2	81.1	114.4	77.6
132.8	58.2	63.8	90.5	61.0	168.9	74.7	81.6	115.2	78.1
134.0	58.7	64.3	91.3	61.5	170.0	75.2	82.2	116.0	78.6
135.1	59.2	64.9	92.1	62.0	171.1	75.7	82.8	116.8	79.2
136.2	59.7	65.4	92.8	62.6	172.3	76.3	83.3	117.5	79.7
137.4	60.2	66.0	93.6	63.1	173.4	76.8	83.9	118.3	80.3
138.5	60.7	66.5	94.4	63.6	174.5	77.3	84.4	119.1	80.8
139.6	61.3	67.1	95.2	64.2	175.6	77.8	85.0	120.6	81.3
140.7	61.8	67.7	95.9	64.7	176.8	78.3	85.6	121.4	81.9
141.9	62.3	68.2	96.7	65.2	177.9	78.9	86.1	122.2	82.4
143.0	62.8	68.8	97.5	65.8	179.0	79.4	86.7	122.9	83.0
144.1	63.3	69.3	98.2	66.3	180.1	79.9	87.3	123.7	83.5
145.2	63.8	69.9	99.0	66.8	181.3	80.4	87.8	124.5	84.0
146.4	64.3	70.4	99.8	67.4	182.4	81.0	88.4	125.3	84.6
147.5	64.9	71.0	100.6	67.9	183.5	81.5	89.0	126.0	95.1

续表

氧化亚铜	葡萄糖	果糖	乳糖 （含水）	转化糖	氧化亚铜	葡萄糖	果糖	乳糖 （含水）	转化糖
184. 5	82. 0	89. 5	126. 8	85. 7	220. 7	98. 9	107. 7	150. 8	103. 2
185. 8	82. 5	90. 1	127. 6	86. 2	221. 8	99. 5	108. 3	151. 6	103. 7
186. 9	83. 1	90. 6	128. 4	86. 8	222. 9	100. 0	108. 8	152. 4	104. 3
188. 0	83. 6	91. 2	129. 1	87. 3	224. 0	100. 5	109. 4	153. 2	104. 8
189. 1	84. 1	91. 8	129. 9	87. 8	225. 2	101. 1	110. 0	153. 9	105. 4
190. 3	84. 6	92. 3	130. 7	88. 4	226. 3	101. 6	110. 6	154. 7	106. 0
191. 4	85. 2	92. 9	131. 5	88. 9	227. 4	102. 2	111. 1	155. 5	106. 5
192. 5	85. 7	93. 5	132. 2	89. 5	228. 5	102. 7	111. 7	156. 3	107. 1
193. 6	86. 2	94. 0	133. 0	90. 0	229. 7	103. 2	112. 3	157. 0	107. 6
194. 8	86. 7	94. 6	133. 8	90. 6	230. 8	103. 8	112. 9	157. 8	108. 2
195. 9	87. 3	95. 2	134. 6	91. 1	231. 9	104. 3	113. 4	158. 6	108. 7
197. 0	87. 8	95. 7	135. 3	91. 7	233. 1	104. 8	114. 0	159. 4	109. 3
198. 1	88. 3	96. 3	136. 1	92. 2	234. 2	105. 4	114. 6	160. 2	109. 8
199. 3	88. 9	96. 9	136. 9	92. 8	235. 3	105. 9	115. 2	160. 9	110. 4
200. 4	89. 4	97. 4	137. 7	93. 3	236. 4	106. 5	115. 7	161. 7	110. 9
201. 5	89. 9	98. 0	138. 4	93. 8	237. 6	107. 0	116. 3	162. 5	111. 5
202. 7	90. 4	98. 6	139. 2	94. 4	238. 7	107. 5	116. 9	163. 3	112. 1
203. 8	91. 0	99. 2	140. 0	94. 9	239. 8	108. 1	117. 5	164. 0	112. 6
204. 9	91. 5	99. 7	140. 8	95. 5	240. 9	108. 6	118. 0	164. 8	113. 2
206. 0	92. 0	100. 3	141. 5	96. 0	242. 1	109. 2	118. 6	165. 6	113. 7
207. 2	92. 6	100. 9	142. 3	96. 6	243. 1	109. 7	119. 2	166. 4	114. 3
208. 3	93. 1	101. 4	143. 1	97. 1	244. 3	110. 2	119. 8	167. 1	114. 9
209. 4	93. 6	102. 0	143. 9	97. 7	245. 4	110. 8	120. 3	169. 9	115. 4
210. 5	94. 2	102. 6	144. 6	98. 2	246. 6	111. 3	120. 9	168. 7	116. 0
211. 7	94. 7	103. 1	145. 4	98. 8	247. 7	111. 9	121. 5	169. 5	116. 5
212. 8	95. 2	103. 7	146. 2	99. 3	248. 8	112. 4	122. 1	170. 3	117. 1
213. 9	95. 7	104. 3	146. 2	99. 9	249. 9	112. 9	122. 6	171. 0	117. 6
215. 0	96. 3	104. 8	147. 0	100. 4	251. 1	113. 5	123. 2	171. 8	118. 2
216. 2	96. 8	105. 4	147. 7	101. 0	252. 2	114. 0	123. 8	172. 6	118. 8
217. 3	97. 3	106. 0	148. 5	101. 5	253. 3	114. 6	124. 4	173. 6	119. 3
218. 4	97. 9	106. 6	149. 3	102. 1	254. 4	115. 1	125. 0	174. 2	119. 9
219. 5	98. 4	107. 1	150. 1	102. 6	255. 6	115. 7	125. 5	174. 9	120. 4

续表

氧化亚铜	葡萄糖	果糖	乳糖 （含水）	转化糖	氧化亚铜	葡萄糖	果糖	乳糖 （含水）	转化糖
256.7	116.2	126.1	175.7	121.0	308.5	141.6	153.0	211.6	147.1
257.8	116.7	126.7	176.5	121.6	309.6	142.1	153.6	212.4	147.7
258.9	117.3	127.3	177.3	122.1	310.7	142.7	154.2	213.2	148.3
260.1	117.8	127.9	178.1	122.7	311.9	143.2	154.8	214.0	148.9
261.2	118.4	128.4	178.8	123.3	313.0	143.8	155.4	214.7	149.4
262.3	118.9	129.0	179.6	123.8	314.1	144.4	156.0	215.5	150.0
263.4	119.5	129.6	180.4	124.4	315.2	144.9	156.5	216.3	150.6
264.6	120.0	130.2	181.2	124.9	316.4	145.5	157.1	217.1	151.2
265.7	120.6	130.8	181.9	125.5	317.5	146.0	157.7	217.9	151.8
266.8	121.1	131.3	182.7	126.1	318.6	146.6	158.3	218.7	152.3
268.0	121.7	131.9	183.5	126.6	319.7	147.2	158.9	219.4	152.9
269.1	122.2	132.5	184.3	127.2	320.9	147.7	159.5	220.2	153.5
270.2	122.2	132.5	184.3	127.2	322.0	148.3	160.1	221.0	154.1
271.3	122.7	133.1	185.1	127.8	323.1	148.8	160.7	221.8	154.6
272.5	123.3	133.7	185.8	128.3	324.2	149.4	161.3	222.6	155.2
273.6	123.8	134.2	186.6	128.9	325.4	150.0	161.9	223.3	155.8
274.7	124.4	134.8	187.4	129.5	326.5	150.5	162.5	224.1	156.4
275.8	124.9	135.4	188.2	130.0	327.6	151.1	163.1	224.9	157.0
277.0	125.5	136.0	189.0	130.6	328.7	151.7	163.7	225.7	157.5
278.1	126.0	136.2	189.7	131.2	329.9	152.2	164.3	226.5	158.1
279.2	126.6	137.2	190.5	131.7	331.0	152.8	164.9	227.3	158.7
280.3	127.1	137.7	191.3	132.3	332.1	153.4	165.4	228.0	159.3
281.5	127.7	138.3	192.1	132.9	333.3	153.9	166.0	228.8	159.9
282.6	128.2	138.9	192.9	133.4	334.4	154.5	166.6	229.6	160.5
283.7	128.8	139.5	193.6	134.0	335.5	155.1	167.2	230.4	161.0
284.8	129.3	140.1	194.4	134.6	336.6	155.6	167.8	231.2	161.6
286.0	129.9	140.7	195.2	135.1	337.8	156.2	168.3	232.0	162.2
287.1	130.4	141.3	196.0	135.7	338.9	156.8	169.0	232.7	162.8
288.2	131.0	131.8	196.8	136.3	340.0	157.3	169.6	233.5	163.4
289.3	131.6	142.4	197.5	136.8	341.1	157.9	190.2	234.3	164.0
290.5	132.1	143.0	198.3	137.4	342.3	158.5	170.8	235.1	164.5
291.6	132.7	143.6	199.1	138.0	343.4	159.0	171.4	235.9	165.1
292.7	133.2	144.2	199.9	138.6	344.5	159.6	172.0	236.7	165.7
293.8	133.8	144.8	200.7	139.1	345.6	160.2	172.6	237.4	166.3
295.0	134.3	145.4	201.4	139.7	346.8	160.7	173.2	238.2	166.9
296.1	134.9	145.9	202.2	140.3	347.9	161.3	173.8	239.0	167.5
297.2	135.4	146.5	203.0	140.8	349.0	161.9	174.4	239.8	168.0
298.3	136.0	147.1	203.8	141.4	350.1	162.5	175.0	240.6	168.6
299.5	136.5	147.7	204.6	142.0	351.3	163.0	175.6	241.4	169.2
300.6	137.1	148.3	205.3	142.6	352.4	163.6	176.2	242.2	169.8
301.7	137.7	148.9	206.1	143.1	353.5	164.2	176.8	243.0	170.4
301.7	138.2	149.5	206.9	143.7	354.6	164.7	177.4	243.7	171.0
302.9	138.8	150.1	207.7	144.3	355.8	165.3	178.0	244.5	171.6
304.0	139.3	150.6	208.5	144.8	356.9	165.9	178.6	245.3	172.2
305.1	139.9	151.2	209.2	145.4	358.0	166.5	179.2	246.1	172.8
306.2	140.4	151.8	210.0	146.0	359.1	167.0	179.8	246.9	173.3
307.4	141.0	152.4	210.8	146.6	360.3	167.6	180.4	247.7	173.9

续表

氧化亚铜	葡萄糖	果糖	乳糖（含水）	转化糖	氧化亚铜	葡萄糖	果糖	乳糖（含水）	转化糖
361.4	168.2	181.0	248.5	174.5	413.2	195.0	209.0	284.8	202.0
362.5	168.8	181.6	249.2	175.1	414.3	195.6	209.6	285.6	202.6
363.6	169.3	182.2	250.0	175.7	415.4	196.2	210.2	286.3	203.2
364.8	169.9	182.8	250.8	176.3	416.6	196.8	210.8	287.1	203.8
365.9	170.5	183.4	251.6	176.9	417.7	197.4	211.4	287.9	204.4
367.0	171.1	184.0	253.2	177.5	418.8	198.0	212.0	288.7	205.0
368.2	171.6	184.6	253.2	178.1	419.9	198.5	212.6	289.5	205.7
369.3	172.2	185.2	253.9	178.7	421.1	199.1	213.3	290.3	206.3
370.4	172.8	185.8	254.7	179.2	422.2	199.7	213.9	291.1	206.9
371.5	173.4	186.4	255.5	179.8	423.3	200.3	214.5	291.9	207.5
372.7	173.9	187.0	256.3	180.4	424.4	200.9	215.1	292.7	208.1
373.8	174.5	187.6	257.1	181.0	425.6	201.5	215.7	293.5	208.7
374.9	175.1	188.2	257.9	181.6	426.7	202.1	216.3	294.3	209.3
376.0	175.7	188.8	258.7	182.2	427.8	202.7	217.0	295.0	209.9
377.2	176.3	189.4	259.4	182.8	428.9	203.3	217.6	295.8	210.5
378.3	176.8	190.1	260.2	183.4	430.1	203.9	218.2	296.6	211.1
379.4	177.4	190.7	261.0	184.0	431.1	204.5	218.8	297.4	211.8
380.5	178.0	191.3	261.8	184.6	432.3	205.1	219.5	298.2	212.4
381.7	178.6	191.9	262.6	185.2	433.5	205.1	220.1	299.0	213.0
382.8	179.2	192.5	263.4	185.8	434.6	206.3	220.7	299.8	213.6
383.9	179.7	193.1	264.2	186.4	435.7	206.9	221.3	300.6	214.2
385.0	180.3	193.7	265.0	187.0	436.8	207.5	221.9	301.4	214.8
386.2	180.9	194.3	265.8	187.6	438.0	208.1	222.6	302.2	215.4
387.3	181.5	194.9	266.6	188.2	439.1	208.7	232.2	303.0	216.0
388.4	182.1	195.5	267.4	188.8	440.2	209.3	223.8	303.8	216.7
389.5	182.7	196.1	268.1	189.4	441.3	209.9	224.4	304.6	217.3
390.7	183.2	196.7	268.9	190.0	442.5	210.5	225.1	305.4	217.9
391.8	183.8	197.3	269.7	190.6	443.6	211.1	225.7	306.2	218.5
392.9	184.4	197.9	270.5	191.2	444.7	211.7	226.3	307.0	219.1
394.0	185.0	198.5	271.3	191.8	445.8	212.3	226.9	308.6	219.8
395.2	185.6	199.2	272.1	192.4	447.0	212.9	227.6	309.4	220.4
396.3	186.2	199.8	272.9	193.0	448.1	213.5	228.2	310.2	221.0
397.4	186.8	200.4	273.7	193.6	449.2	214.1	228.8	311.0	221.6
398.5	187.3	201.0	274.4	194.2	450.3	214.7	229.4	311.8	222.2
399.7	187.9	201.6	275.2	194.8	451.5	215.3	230.1	312.6	222.9
400.8	188.5	202.2	276.0	195.4	452.6	215.9	230.7	313.4	223.5
401.9	189.1	202.8	276.8	196.0	453.7	216.5	231.3	314.2	224.1
403.1	189.7	203.4	277.6	196.6	454.8	217.1	232.0	315.0	224.7
404.2	190.3	204.0	278.4	197.2	456.0	217.8	232.6	315.9	225.4
405.3	190.9	204.7	279.2	197.8	457.1	218.4	233.2	316.7	226.0
406.4	191.5	205.3	280.0	198.4	458.2	219.0	233.9	317.5	226.6
407.6	192.0	205.9	280.8	199.0	459.3	219.6	234.5	318.3	227.2
408.7	192.6	206.5	281.6	199.6	460.5	220.2	235.1	319.1	227.9
409.8	193.2	207.1	282.4	200.2	461.6	220.8	235.8	319.9	319.1
410.9	193.8	207.7	283.2	200.8	462.7	221.4	236.4	320.7	319.9
412.1	194.4	208.3	284.0	201.4	463.8	222.0	237.1	320.7	320.7

续表

氧化亚铜	葡萄糖	果糖	乳糖（含水）	转化糖	氧化亚铜	葡萄糖	果糖	乳糖（含水）	转化糖
465.0	222.6	237.7	321.6	230.4	478.5	230.1	245.6	331.8	238.1
466.1	223.3	238.4	322.4	231.0	479.6	230.7	246.3	332.6	238.8
467.2	223.9	239.0	323.2	231.7	480.7	231.4	247.0	333.5	239.5
468.4	224.5	239.7	324.0	232.3	481.9	232.0	247.8	334.4	240.2
469.5	225.1	240.3	324.9	232.9	483.0	232.7	248.5	335.3	240.8
470.6	225.7	241.0	325.7	233.6	484.1	233.3	249.2	336.3	241.5
471.7	226.3	241.6	326.5	234.2	485.2	234.0	250.0	337.3	242.3
472.9	227.0	242.2	327.4	234.8	486.4	234.7	250.8	338.3	243.0
474.0	227.6	242.9	328.2	235.5	487.5	235.3	251.6	339.3	243.8
475.1	228.2	243.6	329.1	236.1	488.6	236.1	252.7	340.7	244.7
476.2	228.8	244.3	329.9	236.8	489.7	236.9	253.7	342.0	245.8
477.4	229.5	244.9	330.8	237.5					

（6）说明及注意事项　本法用碱性酒石酸铜溶液作为氧化剂。由于硫酸铜与氢氧化钠反应可生成氢氧化铜沉淀，氢氧化铜沉淀可被酒石酸钾钠缓慢还原，析出少量氧化亚铜沉淀，使氧化亚铜计量发生误差，所以甲、乙试剂要分别配制及贮藏，用时等量混合。

四、淀粉的测定

1. 酶水解法

（1）原理　样品经除去脂肪及可溶性糖分后，其中的淀粉用淀粉酶水解为双糖，再用盐酸将双糖水解成单糖，最后按还原糖进行测定，并折算成淀粉。

水解反应如下：

$$(C_5H_{10}O_5)_n + nH_2O \xrightarrow{酸，酶} n C_6H_{12}O_6$$

（2）试剂

①淀粉酶溶液（5g/L）：称取淀粉酶0.5g，加100mL水溶解，加入数滴甲苯或氯仿防止霉变，贮于冰箱中。

②碘溶液：称取3.6g碘化钾溶于20mL水中，再加入1.3g碘，溶解后加水稀释至100mL。

③乙醚。

④85%乙醇。

（3）操作方法

①样品处理：准确称取干燥样品 2～5g，置于放有折叠滤纸的漏斗中，先用50mL 乙醚分 5 次洗去脂肪，再用 85% 乙醇约 100mL 分 3～4 次洗去可溶性糖分。将残留物移入 250mL 烧杯内，用 50mL 水分数次洗涤滤纸和漏斗，洗液并入烧杯中。将烧杯置沸水浴上加热 15min，使淀粉糊化。放冷至 60℃，加淀粉酶溶液20mL，在 55～60℃下保温 1h，并不时搅拌。取 1 滴试液加 1 滴碘溶液检查应不显蓝色。若呈蓝色，再加热糊化并加淀粉酶溶液 20mL，继续保温，直至加碘不显蓝色为止。

取出小火加热至沸，冷却后洗入 250mL 容量瓶中，加水至刻度。摇匀，过滤（弃去初滤液）。取 50mL 滤液，置于 250mL 锥形瓶中，加盐酸（1+1）5mL，装上回流冷凝管，在沸水浴中回流 1h。冷却后加 2 滴甲基红指示剂，用 NaOH 溶液中和至近中性后转入 100mL 容量瓶中，洗涤锥形瓶，洗液并入容量瓶中。用水定容至刻度，摇匀备用。

②测定：按还原糖测定方法进行定量。同时量取 50mL 水及样品处理时等量的淀粉酶溶液，按同一方法做试剂空白试验。

（4）计算

$$X = \frac{(m_1 - m_2) \times 0.9}{m(V/500) \times 1000} \times 100\%$$

式中　　X——样品中淀粉的质量分数,%；

　　　　m_1——所测定样品中还原糖的质量（以葡萄糖计），mg；

　　　　m_2——试剂空白中还原糖的质量（以葡萄糖计），mg；

　　　　m——样品质量，g；

　　　　0.9——还原糖（以葡萄糖计）换算成淀粉的换算系数，即 162/180；

　　　　V——测定用样品处理液的体积，mL；

　　　　500——样品稀释液的总体积，mL。

（5）说明及注意事项

①常用的淀粉酶是麦芽淀粉酶，它是 α - 淀粉酶和 β - 淀粉酶的混合物。淀粉酶使淀粉水解为麦芽糖，具有专一性，所得结果比较准确。市售淀粉酶可按说明书使用，通常糖化能力为 1:25 或 1:50，当有酸碱存在时或温度超过 85℃ 时将失去活性，长期贮存活性可降低，配制成酶溶液后活性降低更快。因此，应在临用前配制，并贮于冰箱内保存。使用前还应对其糖化能力进行测定，以确定酶的用量。

检验方法：用已知量的可溶性淀粉，加不同量的淀粉酶溶液，置 55～60℃ 水浴中保温 1h，用碘液检查是否存在淀粉，以确定酶的活力及水解样品时需加入的酶量。

②采用麦芽淀粉酶处理样品时，水解产物主要是麦芽糖，因此还要用酸将其水解为单糖。与蔗糖相比，麦芽糖水解所需温度更高，时间更长。

③当样品中含有蔗糖等可溶性糖分时，经酸长时间水解后，蔗糖转化，果糖迅速分解，可给测定造成误差。因此，一般样品要求事先除去可溶性糖分。

④除可溶性糖分时，为防止糊精也一同被洗掉，样品加入乙醇后，混合液中乙醇的体积分数应在 80% 以上，但如果要求测定结果中不包含糊精，则可用 10% 乙醇洗涤。

⑤由于脂类的存在会妨碍酶对淀粉粒的作用，因此采用酶水解法测定淀粉时，应预先用乙醚或石油醚脱脂。若样品脂肪含量较少则可省略此步骤。

⑥淀粉粒具有晶体结构，淀粉酶难以作用，需先加热使淀粉糊化，以破坏淀粉粒的晶体结构，使其易于被淀粉酶作用。

2. 酸水解法

（1）原理 样品经除去脂肪和可溶性糖类后，其中的淀粉用酸水解成具有还原性的单糖，然后按还原糖测定，并折算成淀粉。

（2）试剂

①乙醚。

②85% 乙醇溶液。

③HCl 溶液（1 + 1）。

④NaOH 溶液：配制的质量浓度分别为 100g/L 和 400g/L。

⑤甲基红指示剂（2g/L）。

⑥$Pb(Ac)_2$ 溶液（100g/L）。

⑦Na_2SO_4 溶液（100g/L）。

⑧精密 pH 试纸。

（3）仪器

①水浴锅。

②高速组织捣碎机：1200r/min。

③皂化装置，并附 250mL 锥形瓶。

（4）操作方法

①样品处理：

a. 粮食、豆类、糕点、饼干等较干燥的样品：准确称取 2 ~ 5g 磨碎、过 40 目筛的样品，置于放有慢速滤纸的漏斗中，用 30mL 乙醚分三次洗去样品中的脂肪，弃去上层乙醚。再用 85% 乙醇溶液约 150mL 分数次洗涤残渣，以除去可溶性糖类。滤干乙醇溶液后用 100mL 水将残渣转入 250mL 锥形瓶中，加入盐酸（1 + 1）30mL，连接好冷凝管，置沸水浴中回流 2h。

回流完毕后，立即置流动冷水中冷却至室温，加入 2 滴甲基红指示剂，将水解液调至近中性 [先用 40% NaOH 溶液调至黄色，再用盐酸（1 + 1）校正至水解液刚变红色为宜；若水解液颜色深，可用精密 pH 试纸测试，调至 pH 约为 7]。加中性 Pb（Ac）$_2$ 溶液（200g/L）20mL，摇匀。放置 10min，使蛋白质等干扰物质沉淀完全，再加等量的 Na_2SO_4 溶液（100 g/L），以除去多余的铅盐。摇匀后将全部溶液及残渣转入 500mL 容量瓶中，用水洗涤锥形瓶，洗液合并于容量瓶中。用水定容至刻度，混匀，过滤（初滤液弃去）。

b. 蔬菜、水果、各种粮豆、含水熟食制品：将干净样品（果蔬取可食部分），按 1∶1 加水，在组织捣碎机中捣成匀浆。称取匀浆 5.00～10.00g（液体样品直接量取），置于 250mL 锥形瓶中，加 30mL 乙醚振荡提取脂肪，用滤纸过滤除去乙醚，再用 30mL 乙醚淋洗两次，弃去乙醚。以下按（4）①a 自"再用85%乙醇溶液约 150mL"起操作。

②测定：按还原糖的测定方法操作。

（5）计算　同酶水解法。

（6）说明及注意事项

①酸水解法简便易行，能一次将淀粉水解成葡萄糖，免去了使用淀粉酶的繁杂操作，且盐酸价廉易得，容易保存，因此使用十分广泛。但盐酸水解淀粉的专一性不如淀物酶，它不仅能水解淀粉，也能水解半纤维素（水解产物为具有还原性的物质：木糖、糖醛等），使测定结果偏高。因而，对于半纤维素较高的样品，如麸皮、高粱糖等，或含壳皮较高的食物，不宜采用此法。

②若样品为液体，则采用分液漏斗振荡后，静置分层，弃去乙醚层。

③因水解时间较长，应采用回流装置，以免水解过程中由于水分蒸发而使盐酸浓度发生较大改变。

五、 粗纤维的测定

1. 原理

在硫酸作用下，样品中的糖、淀粉、果胶质和半纤维素经水解除去后，再用碱处理，除去蛋白质及脂肪酸，遗留的残渣为粗纤维。如其中含有不溶于酸碱的杂质，可灰化后除去。

2. 试剂

（1）25%硫酸。

（2）1.25%氢氧化钾溶液。

（3）石棉　加5%氢氧化钠溶液浸泡石棉，在水浴上回流 8h 以上，再用热水充分洗涤。然后用20%盐酸在沸水浴上回流 8h 以上，再用热水充分洗涤，干燥。在 600～700℃ 中灼烧后，加水使成混悬物，贮存于具塞玻璃瓶中。

3. 操作方法

（1）称取 20～30g 捣碎的样品（或 5.0g 干样品），移入 500mL 锥形瓶中，加入 200mL 煮沸的 1.25% 硫酸，加热使微沸，保持体积恒定，维持 30min，每隔5min 摇动锥形瓶一次，以充分混合瓶内的物质。

（2）取下锥形瓶，立即用亚麻布过滤后，用沸水洗涤至洗液不呈酸性。

（3）再用200mL煮沸的1.25%氢氧化钾溶液，将亚麻布上的存留物洗入原锥形瓶内加热微沸30min后，取下锥形瓶，立即以亚麻布过滤，以沸水洗涤2~3次后，移入已干燥称量的G2垂融坩埚或同型号的垂融漏斗中，抽滤，用热水充分洗涤后，抽干。再依次用乙醇和乙醚洗涤一次。将坩埚和内容物在105℃烘箱中烘干后称量，重复操作，直至恒重。

如样品中含有较多的不溶性杂质，则可将样品移入石棉坩埚，烘干称量后，再移入550℃高温炉中灰化，使含碳的物质全部灰化，置于干燥器内，冷却至室温称量，所损失的量即为粗纤维量。

4. 计算

$$X = \frac{m_2}{m_1} \times 100\%$$

式中　X ——样品中粗纤维的含量，% ；

　　　m_2 ——残余物的质量（或经高温炉损失的质量），g；

　　　m_1 ——样品的质量，g。

六、 不溶性膳食纤维的测定

本方法适用于各类植物性食物和含有植物性食物的混合食物中不溶性膳食纤维的测定。其最小检出限为0.1mg。

1. 原理

在中性洗涤剂的消化作用下，样品中的糖、淀粉、蛋白质、果胶等物质被溶解除去，不能消化的残渣为不溶性膳食纤维，主要包括纤维素、半纤维素、木质素、角质和二氧化硅等，并包括不溶性灰分。

2. 仪器

（1）烘箱　110~130℃。

（2）恒温箱　37℃±2℃。

（3）纤维测定仪　如没有纤维测定仪，可由下列部件组成。

①电热板：带控温装置。

②高型无嘴烧杯：600mL。

③坩埚式耐酸玻璃滤器：容量60mL，孔径40~60μm。

④回流冷凝装置。

⑤抽滤装置：由抽滤瓶、抽滤垫及水泵组成。

3. 试剂

实验用水为蒸馏水。试剂不加说明为分析纯试剂。

（1）无水亚硫酸钠。

（2）石油醚　沸程 30～60℃。

（3）丙酮。

（4）甲苯。

（5）中性洗涤剂溶液　将 18.61g EDTA 二钠盐和 6.81g 四硼酸钠（含 10H$_2$O）置于烧杯中，加水约 150mL，加热使之溶解。将 30g 月桂基硫酸钠（化学纯）和 10mL 乙二醇独乙醚（化学纯）溶于约 700mL 热水中。合并上述两种溶液，再将 4.56g 无水磷酸氢二钠溶于 150mL 热水中，再并入上述溶液中，用磷酸调节上述混合液至 pH6.9～7.1，最后加水至 1000mL。

（6）磷酸盐缓冲液　由 38.7mL 0.1mol/L 磷酸氢二钠和 61.3mL 0.1mol/L 磷酸二氢钠混合而成，pH 为 7。

（7）2.5% α - 淀粉酶溶液　称取 2.5g α - 淀粉酶（美国 Sigma 公司，VI - A 型，产品号 6880）溶于 100mL、pH7 的磷酸盐缓冲溶液中，离心、过滤，滤过的酶液备用。

（8）耐热玻璃棉　耐热 130℃，美国 Corning 玻璃厂出品，PYREX 牌。其他牌号也可，只需耐热并不易折断的玻璃棉。

4. 样品的采集和处理

（1）粮食　样品用水洗 3 次，置 60℃烘箱中烘干，磨粉，过 20～30 目筛（1mm），贮于塑料瓶内，放一小包樟脑精，盖紧瓶塞保存，备用。

（2）蔬菜及其他植物性食物　取其可食部，用水冲洗 3 次后，用纱布吸去水滴，切碎，取混合均匀的样品于 60℃烘干，称重，磨粉；过 20～30 目筛，备用。

5. 测定步骤

取样 1.00g，置高型无嘴烧杯中。如样品脂肪含量超过 10%，需先去除脂肪，即样品 1.00g，用石油醚（30～60℃）提取 3 次，每次 10mL。加 100mL 中性洗涤剂溶液，再加 0.5g 无水亚硫酸钠。电炉加热，5～10min 内使其煮沸，移至电热板上，保持微沸 1h。于耐酸玻璃滤器中，铺 1～3g 玻璃棉，移至烘箱内，110℃ 4h，取出置干燥器中，冷至室温，称量，得 m_1（准确至小数点后 4 位）。

将煮沸后的样品趁热倒入滤器，用水泵抽滤。用 500mL 热水（90～100℃）分数次洗烧杯及滤器，抽滤至干。洗净滤器下部的液体和泡沫，塞上橡皮塞。于滤器中加酶液，液面需覆盖纤维，用细针挤压掉其中汽泡，加数滴甲苯，上盖表面皿，37℃恒温箱中过夜。取出滤器，除去底部塞子，抽去酶液，并用 300mL 热水分数次洗去残留酶液，用碘液检查是否有淀粉残留，如有残留，继续加酶水解，如淀粉已除尽，抽干，再以丙酮洗 2 次。将滤器置烘箱中，110℃ 4h，取出，置干燥器中，冷至室温，称量，得 m_2（准确至小数点后 4 位）。

6. 计算

$$X = \frac{m_2 - m_1}{m} \times 100\%$$

式中 X ——样品中不溶性膳食纤维的含量，%；

$\quad\quad m_1$ ——滤器加玻璃棉的质量，g；

$\quad\quad m_2$ ——滤器加玻璃棉及样品中纤维的质量，g；

$\quad\quad m$ ——样品质量，g。

【实训十一】 糖果中还原糖的测定

一、 目的与要求

通过本任务的学习训练，使学生掌握还原糖含量及测定的意义，掌握还原糖测定（直接滴定法）的原理，掌握酸碱滴定的操作方法。

二、 实验原理

新制的酒石酸钾钠铜能被还原糖还原。当用还原糖溶液滴定酒石酸钾钠铜溶液时，加入亚甲基蓝，达到终点时，稍微过量的还原糖将蓝色的亚甲基蓝还原为无色，而显示出氧化亚铜的鲜红色。

改良快速法在酒石酸钾钠铜溶液中加入了亚铁氰化钾，使红色的终点变为无色的终点而更易于判断。

三、 实验仪器与试剂

台秤，电炉，酸式滴定管，锥形瓶，移液管，量筒，洗瓶，容量瓶，手套。

费林氏 A 液：溶解 $CuSO_4 \cdot 5H_2O$ 35g 及亚甲基蓝 0.05g，加水溶解，定容至 1000mL，摇匀。

费林氏 B 液：称取 117g 酒石酸钾钠，126.4g 氢氧化钠，9.4g 亚铁氰化钾溶解后，定容至 1000mL，摇匀。

0.1% 标准葡萄糖溶液：取分析纯葡萄糖，在 150℃ 下烘干至恒重，准确称取 1.000g 无水葡萄糖，加水溶解后定容至 1000mL。

四、 操作方法

1. 费林氏液的标定 （空白滴定）

（1）预备滴定 准确吸取费林氏 A、B 液各 5mL 于锥形瓶中，加水 10mL，摇匀。在电炉上加热 2 分钟内至沸腾，沸腾后立即由滴定管滴入标准葡萄糖溶液至终点（由蓝色变为淡黄色），记下消耗的体积。

（2）正式滴定 准确吸取费林氏 A、B 液各 5mL 于锥形瓶中，加水 10mL，预加比预备滴定少 0.5 – 1mL 的标准葡萄糖溶液，摇匀。在电炉上加热 2 分钟内至沸腾，沸腾后立即由滴定管以逐滴的速度滴入标准葡萄糖溶液至终点，记下消耗的体积。

2. 样品的测定

（1）样品制备　将硬糖粉碎后，精确称取 1.2～1.5g 于 50mL 小烧杯内，溶解后，加水定容于 250mL 的容量瓶中。

（2）预备滴定　准确吸取费林氏 A、B 液各 5mL 于锥形瓶中，加水 10mL，加样品液 10.00mL，摇匀。在电炉上加热 2min 内至沸腾，沸腾后立即由滴定管滴入标准葡萄糖溶液至终点，记下消耗的体积。

（3）正式滴定　准确吸取费林氏 A、B 液各 5mL 于锥形瓶中，加水 10mL，加样品液 10mL，预加比预备滴定少 0.5～1mL 的标准葡萄糖溶液，摇匀。在电炉上加热 2 分钟内至沸腾，沸腾后立即由滴定管滴入标准葡萄糖溶液至终点，记下消耗的体积。

五、 计算

$$还原糖 \% = \frac{(V_0 - V) \times 0.1\%}{m \times V_2/V_1} \times 100\%$$

式中　V_0——空白正式滴定消耗的标准葡萄糖溶液，mL；

　　　V——样品正式滴定消耗的标准葡萄糖溶液，mL；

　　　V_2——测定时吸取的样液体积，mL；

　　　V_1——样品液总体积，mL；

　　　m——硬糖的质量，g。

任务六　食品中蛋白质和氨基酸的测定　🔍

一、 概述

蛋白质是生命的物质基础，是构成生物体细胞组织的重要成分，一切有生命的东西都含有不同类型的蛋白质。人及动物从食品得到蛋白质及其分解产物来构成自身的蛋白质。蛋白质是人体重要的营养物质，也是食品中重要的营养指标。各种不同的食品中蛋白质的含量各不相同，一般说来，动物性食品的蛋白质含量高于植物性食品。测定食品中蛋白质的含量，对于评价食品的营养价值，合理开发利用食品资源，指导生产，优化食品配方，提高产品质量具有重要的意义。

蛋白质是复杂的含氮有机化合物，分子质量很大，主要化学元素为 C、H、O、N，在某些蛋白质中还含有 P、S、Cu、Fe、I 等元素。由于食物中另外两种重要的营养素——糖类、脂肪中只含有 C、H、O，不含有氮，所以含氮是蛋白质区别于其他有机化合物的主要标志。不同的蛋白质中氨基酸的构成比例及方式不同，故不同的蛋白质含氮量不同。一般蛋白质含氮量为16%，即1份氮相当于6.25份蛋白质，此数值称为蛋白质系数。不同种类食品的蛋白质系数有所不同，如玉米、荞麦、青豆、鸡蛋等为6.25，花生为5.46，大米为5.95，大豆及其制品为5.71，小麦粉为5.70，牛乳及其制品为6.38。蛋白质可以被酶、酸或碱水解，水解的中间产物为肽等，最终产物为氨基酸。氨基酸是构成蛋白质的最基本物质。测定蛋白质的方法可分为两大类：一类是利用蛋白质的共性，即含氮量、肽键和折射率等测定蛋白质含量；另一类是利用蛋白质中特定氨基酸残基、酸性和碱性基团以及芳香基团等测定蛋白质含量。蛋白质测定最常用的方法是凯氏定氮法，它是测定总有机氮的最准确和操作较简便的方法之一，在国内外应用普遍。此外，双缩脲分光光度比色法、染料结合分光光度比色法、酚试剂法等也常用于蛋白质含量测定，由于方法简便快速，多用于生产单位质量控制分析。近年来，国外采用红外检测仪对蛋白质进行快速定量分析。

鉴于食品中氨基酸成分的复杂性，在一般的常规检验中对食品中氨基酸含量的测定多测定其总量，通常采用酸碱滴定法来完成。近年世界上已出现了多种氨基酸分析仪、近红外反射分析仪，可以快速、准确地测出各种氨基酸含量。

二、 蛋白质含量测定

1. 微量凯氏定氮法

（1）原理　样品与浓硫酸和催化剂共同加热消化，使蛋白质分解，其中碳和氢被氧化为二氧化碳和水逸出，而样品中的有机氮转化为氨，产生的氨与硫酸结合生成硫酸铵，留在消化液中，然后加碱蒸馏使氨游离，用硼酸吸收后，再用盐酸标准溶液滴定，根据酸的消耗量来乘以蛋白质换算系数，即得蛋白质含量。

反应过程分为三个阶段，用反应式表示如下。

①消化

$$2NH_2(CH_2)_2COOH + 13H_2SO_4 \longrightarrow (NH_4)_2SO_4 + 6CO_2 + 12SO_2 + 16H_2O$$

②蒸馏和吸收

$$(NH_4)_2SO_4 + 2NaOH \longrightarrow 2NH_3 \uparrow + Na_2SO_4 + 2H_2O$$

$$2NH_3 + 4H_3BO_3 \longrightarrow (NH_4)_2B_4O_7 + 5H_2O$$

③滴定

$$(NH_4)_2B_4O_7 + 2HCl + 5H_2O \longrightarrow 2NH_4Cl + 4H_3BO_3$$

（2）仪器　微量定氮蒸馏装置，如图5-6所示。

图 5-6 微量凯氏定氮装置
1—电炉 2—水蒸气发生器（2L 平底烧瓶） 3—螺旋夹 a
4—小漏斗及棒状玻璃塞（样品入口处） 5—反应室 6—反应室外层
7—橡皮管及螺旋夹 b 8—冷凝管 9—蒸馏液接收瓶

（3）试剂
①硫酸铜（$CuSO_4 \cdot 5H_2O$）；
②硫酸钾；
③硫酸（密度为 1.8419g/L）；
④硼酸溶液（20g/L）；
⑤氢氧化钠溶液（400g/L）；
⑥ 0.01mol/L 盐酸标准滴定溶液；
⑦混合指示试剂：0.1% 甲基红乙醇溶液 1 份，与 0.1% 溴甲酚绿乙醇溶液 5 份，临用时混合。

（4）实验步骤
①样品消化：准确称取 0.2~2g 固体样品或 2~5g 半固体样品，或称取 10~20mL 液体样品（相当于含氮 30~40mg），移入干燥的 500mL 凯氏烧瓶中，加入 0.2g 硫酸铜、3g 硫酸钾，稍摇匀后瓶口放一小漏斗，加入 20mL 浓硫酸，将瓶以 45°角斜支于有小孔的石棉网上，使用万用电炉，在通风橱中加热消化。开始时用低温加热，待内容物全部炭化，泡沫停止后，再升高温度保持微沸，消化至液体呈蓝绿色澄清透明后，继续加热 0.5h，取下放冷。小心加 20mL 水，放冷后，无损地转移到 100mL 容量瓶中，加水定容至刻度，混匀备用，即为消化液。

试剂空白实验：取与样品消化相同的硫酸铜、硫酸钾、浓硫酸，按以上同样方法进行消化，冷却，加水定容至 100mL，得试剂空白消化液。

②定氮装置的检查与洗涤：检查微量定氮装置是否装好。在蒸气发生瓶内装

水约三分之二,加甲基红指示剂数滴及数毫升硫酸,以保持水呈酸性,加入数粒玻璃珠(或沸石)以防止暴沸。

测定前定氮装置如下法洗涤2~3次:从样品进口处加水适量(约占反应管三分之一体积)通入蒸汽煮沸,产生的蒸汽冲洗冷凝管,数分钟后关闭夹子a,使反应管中的废液倒吸流到反应室外层,打开夹子b由橡皮管排出。如此数次,即可使用。

③碱化蒸馏:量取硼酸试剂10mL于三角瓶中,加入混合指示剂1~2滴,并使冷凝管的下端插入硼酸液面下,在螺旋夹a关闭、螺旋夹b开启的状态下,准确吸取10.0mL样品消化液,由小漏斗流入反应室,并以10mL蒸馏水洗涤进样口流入反应室,棒状玻璃塞塞紧。将10mL氢氧化钠溶液倒入小玻璃杯,提起玻璃塞使其缓缓流入反应室,用少量水冲洗并立即将玻璃塞盖紧,并加水于小玻璃杯以防漏气。开启螺旋夹a,关闭螺旋夹b,开始蒸馏。通入蒸汽蒸腾10min后,移动接收瓶,液面离开冷凝管下端,再蒸馏2min。然后用少量水冲洗冷凝管下端外部,取下三角瓶,准备滴定。

同时吸取10.0mL试剂空白消化液按上法蒸馏操作。

④样品滴定:馏出液立即用0.01mol/L盐酸标准溶液滴定至灰色或紫红色为终点。

(5)结果计算

$$X = \frac{(V_1 - V_2) \times c \times 0.0140}{\frac{m}{100} \times 10} \times F \times 100\%$$

式中　　　X——样品蛋白质含量,g/100g;

V_1——样品滴定消耗盐酸标准溶液体积,mL;

V_2——空白滴定消耗盐酸标准溶液体积,mL;

c——盐酸标准溶液浓度,mol/L;

0.0140——1.0mL盐酸($c_{HCl} = 1.000$mol/L)标准滴定溶液相当的氮的质量,g;

m——样品的质量,g;

F——氮换算为蛋白质的系数,一般食物为6.25,乳制品为6.38,面粉为5.70,高粱为6.24,花生为5.46,米为5.95,大豆及其制品为5.71,肉与肉制品为6.25,大麦、小米、燕麦、裸麦为5.83,芝麻、向日葵为5.30。

计算结果保留三位有效数字。

(6)注意事项及说明

①本法也适用于半固体试样以及液体样品的检测。半固体试样一般取样范围为2.00~5.00g;液体样品取样10.0~25.0mL(相当于氮30~40mg)。若检测液体样品,结果以g/100mL表示。

②消化时，若样品含糖高或含脂较多时，注意控制加热温度，以免大量泡沫喷出凯氏烧瓶，造成样品损失。可加入少量辛醇或液体石蜡，或硅消泡剂减少泡沫产生。

③消化时应注意旋转凯氏烧瓶，将附在瓶壁上的炭粒冲下，对样品彻底消化。若样品不易消化至澄清透明，可将凯氏烧瓶中的溶液冷却，加入数滴过氧化氢后，再继续加热消化至完全。

④硼酸吸收液的温度不应超过40℃，否则氨吸收减弱，造成检测结果偏低。可把接收瓶置于冷水浴中。

⑤在重复性条件下获得两次独立测定结果的绝对差值不得超过算术平均值的10%。

2. 蛋白质的快速测定法——双缩脲分光光度法

（1）原理　双缩脲（$NH_3CONHCONH_3$）是两分子脲经180℃左右加热，放出一分子氨后得到的产物。在强碱性溶液中，双缩脲与$CuSO_4$形成紫色配合物，称为双缩脲反应。凡具有两个酰氨基或两个直接连接的肽键，或由一个中间碳原子相连的肽键，这类化合物都可以发生双缩脲反应。

紫色配合物颜色的深浅与蛋白质浓度成正比，而与蛋白质的分子质量及氨基酸成分无关，故可用来测定蛋白质含量。该配合物的最大吸收波长为560nm。

本法灵敏度较低，但操作简单快速，故在生物化学领域中测定蛋白质含量时常用此法。本法也适用于豆类、油料、米谷等作物种子及肉类等样品测定。

（2）仪器　可见分光光度计，离心机（4000r/min）。

（3）试剂

①碱性硫酸铜溶液：将10mol/L KOH 溶液 10mL 和 20mL 250g/L 酒石酸钾钠溶液加到930mL 蒸馏水中，剧烈搅拌，同时慢慢加入 40mL 40g/L 的硫酸铜溶液，混匀，备用。

②四氯化碳。

（4）操作

①标准曲线的绘制：以预先用凯氏定氮法测出其蛋白质含量的样品作为蛋白质标样，根据其纯度，按蛋白质含量 40mg，50mg，60mg，70mg，80mg，90mg，100mg，110mg 分别称取混合均匀的标样于8 支 50mL 纳氏比色管中，各加入 1mL四氯化碳，用碱性硫酸铜溶液定容，振荡 10min 后静置 1h。取上层清液离心5min，离心分离后的透明液移入比色皿中，在 560nm 波长下，以蒸馏水作参比，测定吸光度。

以蛋白质含量为横坐标，吸光度为纵坐标绘制标准曲线。

②样品测定：准确称取适量样品（蛋白质含量 40～110mg）于 50mL 纳氏比色管中，按上述步骤显色后测定其吸光度。由标准曲线查得样品的蛋白质质量（mg）。

（5）计算

$$蛋白质含量 = \frac{m_0 \times 100}{m} \, (\text{mg}/100\text{g})$$

式中　m_0——由标准曲线查得的蛋白质质量，mg；

　　　m——样品质量，g。

（6）说明及注意事项

①有大量脂类物质共存时，会产生浑浊的反应混合物，可用乙醚或石油醚脱脂后测定。

②在配制试剂中加入硫酸铜溶液时必须剧烈搅拌，否则会生成氢氧化铜沉淀。

③蛋白质种类不同，对显色影响不大。

④当样品中含有脯氨酸时，若有大量糖类共存，则显色不好，测定结果偏低。

三、 氨基酸态氮的测定

氨基酸含量一直是某些发酵产品如调味品的质量指标，也是目前许多保健品的质量指标之一。其含氮量可直接测定，不同于蛋白质的氮，故称氨基酸态氮。双指示剂甲醛滴定法适用于以粮和豆饼、麸皮为原料发酵生成的酱和酱油的测定。

1. 原理

氨基酸含有酸性的—COOH 和碱性的—NH$_2$，它们互相作用使氨基酸成为中性的内盐。当加入甲醛溶液时，氨基与甲醛作用其碱性消失，使羧基显示出酸性。用 NaOH 标准溶液滴定，以酸度计测定终点。—COOH 被完全中和时，pH 为 8.5～9.5。

2. 仪器

（1）酸度计：直接读数，测量范围 pH0～14，精度 ±0.1。

（2）磁力搅拌器。

（3）玻璃电极和甘汞电极。

（4）10mL 微量滴定管。

3. 试剂

（1）0.1mol/L 氢氧化钠标准溶液。

（2）0.05mol/L 氢氧化钠标准滴定溶液：用 0.1mol/L 的氢氧化钠标准溶液当天稀释。

（3）中性甲醛溶液：量取 200mL 甲醛溶液于 400mL 烧杯中，置于电磁搅拌器上，边搅拌边用 0.05mol/L 氢氧化钠溶液调至 pH8.1。

（4）30% 过氧化氢。

（5）pH6.8 缓冲溶液。

4. 操作方法

固体样品：准确称取均匀样品 0.5g，加水 50mL，充分搅拌，移入 100mL 容量瓶中，加水至刻度，摇匀。用干滤纸过滤，弃去初滤液。

液体样品：准确吸取 5.0mL，置于 100mL 容量瓶中，加水至刻度，混匀。

吸取 20.0mL 上述样品稀释于 200mL 烧杯中，加水 60mL，开动磁力搅拌器，用 0.05mol/L NaOH 标准溶液滴定至酸度计指示 pH = 8.2（记下消耗氢氧化钠的毫升数，可用于计算总酸含量）。

加入 10.0mL 甲醛溶液，混匀。再用 0.05mol/L NaOH 标准溶液继续滴定至 pH = 9.2，记录消耗标准溶液的体积（V_1）。

取 80mL 水，在同样条件下做试剂空白试验，记录消耗标准溶液的体积（V_0）。

5. 计算

$$X = \frac{(V_1 - V_0) \times 0.014}{5 \times (V/100)} \times 100\%$$

式中　X——样品中氨基酸态氮的质量分数,%；

　　　V——测定时吸取样品稀释液体积，mL；

　　　V_0——空白试验消耗标准溶液的体积，mL；

　　　V_1——滴定样品时消耗标准溶液的体积，mL；

　　　c——氢氧化钠标准溶液浓度，mol/L。

6. 说明及注意事项

(1) 加入甲醛后应立即滴定，不宜放置时间过长，以免甲醛缩合，影响测定结果。

(2) 样品中若含有铵盐，由于铵离子也能与甲醛作用，可使测定结果偏高。

四、 挥发性盐基氮的测定

挥发性盐基氮是指动物性食品由于酶和细菌的作用，在腐败过程中，因蛋白质分解而产生的氨及胺类等碱性含氮物质。挥发性盐基氮是评价肉及肉制品、水产品等鲜度的主要卫生指标。挥发性盐基氮可采用半微量定氮法测定。

1. 原理

挥发性盐基氮在测定时遇弱碱氧化镁即被游离而蒸馏出来，馏出的氨被硼酸吸收后生成硼酸铵，使吸收液变为碱性，混合指示剂由紫色变为绿色。

$$2NH_3 + 4H_3BO_3 \longrightarrow (NH_4)_2B_4O_7 + 5H_2O$$
$$\text{紫色} \qquad\qquad \text{绿色}$$

然后用盐酸标准溶液滴定，溶液再由绿色返至紫色即为终点。根据标准溶液的消耗量即可计算出样品中挥发性盐基氮的含量。

2. 仪器

（1）微量凯氏定氮蒸馏装置。

（2）微量滴定管。

3. 试剂

（1）MgO 混悬液（10g/L）：称取 1.0g MgO，加 100mL 水，振荡成混悬液。

（2）硼酸吸收液（20g/L）。

（3）混合指示剂：临用前将 2g/L 甲基红乙醇溶液和 1g/L 次甲基蓝水溶液等量混合。

（4）0.01mol/L 盐酸标准溶液。

4. 操作方法

将除去脂肪、骨、腱后的样品切碎搅匀，称取 10g 置于锥形瓶中，加 100mL 水，不时振摇，浸渍 30min。过滤，滤液置于冰箱中备用。

将盛有 10mL 硼酸吸收液并加有 5～6 滴混合指示剂的锥形瓶置于冷凝管下端，并使其下端插入吸收液的液面下，吸取 5.0mL 上述样品滤液于蒸馏器的反应室内，加 MgO 悬浊液 5mL，迅速盖塞，并加水以防漏气。通入蒸汽进行蒸馏，由冷凝管出现冷凝水时开始计时，蒸馏 5min。

取下吸收瓶，用少量水冲洗冷凝管下端，吸收液用 0.01mol/L HCl 标准溶液滴定，同时做试剂空白试验。

5. 计算

$$X = \frac{(V_1 - V_0)c \times 0.014}{m \times (5/100)} \times 100\%$$

式中　X ——样品中挥发性盐基氮的含量，mg/100g；

　　　V_1 ——测定样品溶液消耗盐酸标准溶液的体积，mL；

　　　V_0 ——试剂空白消耗盐酸标准溶液的体积，mL；

　　　c ——盐酸标准溶液的浓度，mol/L；

　　　m ——样品质量，g。

6. 说明及注意事项

（1）滴定终点的观察，应注意空白试验与样品色调一致。

（2）每个样品测定之间要用蒸馏水洗涤仪器 2～3 次。

（3）空白试验稳定后才能正式测定样品。

【实训十二】　乳粉中蛋白质的测定

1. 目的与要求

以凯氏定氮法测定氮含量换算蛋白质的方法，是国际上通用的标准方法，操作简单，测定结果重复性和重现性都很好，广泛用于各种食品、谷物、饲料等样品的蛋白质含量测定。凯氏定氮法整个测定过 程分为消解、蒸馏、滴定三步。要使测定结果有更好的正确度、准确度和精准度，认真细致掌握测定的每个步骤、各个细节及相应的注意事项，就显得尤为重要。

2. 原理

乳粉中的蛋白质是一类含氮有机化合物，在催化加热条件下这类含氮有机化合物被分解产生氨，氨与硫酸结合生成硫酸铵。碱化蒸馏使氨游离，用硼酸吸收后以硫酸或盐酸标准滴定溶液滴定，根据酸的消耗量乘以换算系数，即为蛋白质的含量。

乙醇，用95%乙醇稀释至100mL。

3. 试剂、 材料与设备

实验所需试剂、材料及设备参考本任务中微量凯氏定氮法。

4. 仪器与设备

（1）天平　感量为1mg。

（2）定氮蒸馏装置　如图5 -6 所示。

（3）自动凯氏定氮仪。

5. 操作步骤

（1）凯氏定氮法

①试样处理：称取充分混匀的乳粉试样0.2 ~2g，精确至0.001g，移入干燥的100mL、250mL或500mL定氮瓶中，加入0.2g硫酸铜、6g硫酸钾及20mL硫酸，轻摇后于瓶口放一小漏斗，将瓶以45°角斜支于有小孔的石棉网上。小心加热，待内容物全部炭化，泡沫完全停止后，加强火力，并保持瓶内液体微沸，至液体呈蓝绿色并澄清透明后，再继续加热0.5 ~1h。取下放冷，小心加入20mL水。放冷后，移入100mL容量瓶中，并用少量水洗定氮瓶，洗液并入容量瓶中，再加水至刻度，混匀备用。同时做试剂空白试验。

②测定：按图5 -6 装好定氮蒸馏装置，向水蒸气发生器内装水至2/3 处，加入数粒玻璃珠，加甲基红乙醇溶液数滴及数毫升硫酸，以保持水呈酸性，加热煮沸水蒸气发生器内的水并保持沸腾。

③向接收瓶内加入10.0mL硼酸溶液及1 ~2 滴混合指示液，并使冷凝管的下端插入液面下，根据试样中氮含量，准确吸取2.0 ~10.0mL试样处理液由小玻璃杯注入反应室，以10mL水洗涤小玻杯并使之流入反应室内，随后塞紧棒状玻璃塞。将10.0mL氢氧化钠溶液倒入小玻璃杯，提起玻璃塞使其缓缓流入反应室，立即将玻璃塞盖紧，并加水于小玻璃杯以防漏气。夹紧螺旋夹，开始蒸馏。蒸馏10min后移动蒸馏液接收瓶，液面离开冷凝管下端，再蒸馏1min。然后用少量水冲洗冷凝管下端外部，取下蒸馏液接收瓶。以硫酸或盐酸标准滴定溶液滴定

至终点，其中 2 份甲基红乙醇溶液与 1 份亚甲基蓝乙醇溶液指示剂，颜色由紫红色变成灰色，pH 5.4；1 份甲基红乙醇溶液与 5 份溴甲酚绿乙醇溶液指示剂，颜色由酒红色变成绿色，pH 5.1。同时作试剂空白。

（2）自动凯氏定氮仪法 称取固体试样 0.2 ~ 2g、半固体试样 2 ~ 5g 或液体试样 10 ~ 25mL（相当于 30 ~ 40mg 氮），精确至 0.001g。按照仪器说明书的要求进行检测。

6. 结果分析

试样中蛋白质的含量按下式进行计算。

$$X = \frac{(V_1 - V_2) \times c \times 0.0140}{m \times V_3/100} \times F \times 100\%$$

式中　　X——试样中蛋白质的含量，g/100 g；

　　　　V_1——试液消耗硫酸或盐酸标准滴定液的体积，mL；

　　　　V_2——试剂空白消耗硫酸或盐酸标准滴定液的体积，mL；

　　　　V_3——吸取消化液的体积，mL；

　　　　c——硫酸或盐酸标准滴定溶液的浓度，mol/L；

0.0140——1.0 mL 硫酸（$c_{1/2H_2SO_4} = 1.000mol/L$）或盐酸（$c_{HCl} = 1.000mol/L$）标准滴定溶液相当的氮的质量，g；

　　　　m——试样的质量，g；

　　　　F——氮换算为蛋白质的系数，一般食物为 6.25，纯乳与纯乳制品为 6.38，面粉为 5.70，玉米、高粱为 6.24，花生为 5.46，大米为 5.95，大豆及其粗加工制品为 5.71，大豆蛋白制品为 6.25，肉与肉制品为 6.25，大麦、小米、燕麦、裸麦为 5.83，芝麻、向日葵为 5.30，复合配方食品为 6.25。

以重复性条件下获得的两次独立测定结果的算术平均值表示，蛋白质含量不低于 1 g/100 g 时，结果保留三位有效数字；蛋白质含量小于 1 g/100 g 时，结果保留两位有效数字。

7. 精密度

在重复性条件下获得的两次独立测定结果的绝对差值不得超过算术平均值的 10 %。

【实训十三】 酱油中氨基酸态氮的测定

1. 目的与要求

酱油中氨基酸态氮的含量决定酱油的品质，是决定酱油营养价值最重要的指标。氨基酸态氮是指以氨基酸形式存在的氮，它的含量与氨基酸含量成正比。因此，氨基酸态氮的多少也反应了氨基酸的含量。在工业分析上，常把氨基酸态氮的测定称作氨基酸的测定。

2. 原理

氨基酸含有酸性的—COOH，也含有碱性的—NH_2。它们互相作用使氨基酸成为中性的内盐。加入甲醛溶液时，—NH_2 与甲醛结合，其碱性消失。这样就可以用碱来滴定—COOH，并用间接的方法测定氨基酸的含量。将酸度计的玻璃电极及甘汞电极（或复合电极）插入被测液中构成电池，用碱液滴定，根据酸度计指示的 pH 判断和控制滴定终点。

3. 试剂与材料

（1）甲醛溶液（36%）　不含聚合物。

（2）0.05mol/L 氢氧化钠标准溶液。

（3）pH = 6.18 标准缓冲溶液。

4. 仪器与设备

酸度计，复合玻璃电极，磁力搅拌器，烧杯（200mL），微量滴定管（10mL）。

5. 操作步骤

（1）仪器校正　开启酸度计电源，预热 30min，连接复合电极。选择适当 pH 的缓冲溶液，测量缓冲溶液的温度，调节温度补偿旋钮至实际温度。将电极浸入缓冲溶液中，调节定位旋钮，使酸度计显示的 pH 与缓冲溶液的 pH 相符。校正完后定位调节旋钮不可再旋动，否则必须重新校正。

（2）样品处理　准确称取约 5.0g 酱油试样，置于 100mL 容量瓶中，加水至刻度，混匀后吸取 20.0mL，置于 200mL 烧杯中，加 60mL 水，开动磁力搅拌器，用氢氧化钠标准溶液（c_{NaOH} = 0.050 mol/L）滴定至酸度计指示 pH8.2，记下消耗氢氧化钠标准滴定溶液（0.05 mol/L）的体积，可计算总酸含量。

（3）氨基酸滴定　在上述滴定至 pH8.2 的溶液中加入 10.0mL 甲醛溶液，混匀。再用氢氧化钠标准滴定溶液（0.05mol/L）继续滴定至 pH9.2，记下消耗氢氧化钠标准滴定溶液（0.05mol/L）的体积（V_1）。

（4）空白实验　同时取 80mL 蒸馏水置于另一 200mL 烧杯中，先用 0.05mol/L 氢氧化钠标准溶液滴至 pH8.2（此时不记碱消耗量）。再加入 10.0mL 中性甲醛溶液，混匀。用 0.05mol/L 的氢氧化钠标准溶液继续滴定至 pH9.2，记录消耗氢氧化钠标准溶液的体积（V_2）。此为试剂空白实验。

6. 结果分析

$$X = \frac{c \times \dfrac{(V_1 - V_2)}{1000} \times 14}{5 \times \dfrac{20}{100}} \times 100\%$$

式中 X ——样品中氨基酸态氮的含量，%；

    c ——氢氧化钠标准溶液的浓度，mol/L；

    V_1 ——测定用样品加入甲醛稀释后消耗氢氧化钠标准溶液的体积，mL；

    V_2 ——试剂空白实验加入甲醛后消耗氧化钠标准溶液的体积，mL；

    20 ——滴定使用样品稀释液的量，mL；

    5 ——测定用样品体积，mL；

    14 ——氮原子的摩尔质量，g/mol。

计算结果保留两位有效数字。

7. 精密度

在重复性条件下获得的两次独立测定结果的绝对差值不得超过算术平均值的 10 %。

任务七 | 食品中维生素的测定   🔍

一、 概述

维生素是维持人体正常生理功能所必需的一类天然有机化合物，其种类很多，目前已经确认的有 30 多种，其中被认为对维持人体健康和促进发育至关重要的有 20 余种。维生素对人体的主要功用是通过作为辅酶的成分调节代谢，需要量极少，但绝对不可缺少。维生素一般在体内不能合成或合成数量较少，不能充分满足机体需要，必须经常由食物来供给。

维生素可分为脂溶性维生素和水溶性维生素。脂溶性维生素有维生素 A、维生素 D、维生素 E、维生素 K 等；水溶性维生素有 B 族维生素和维生素 C。

维生素检验的方法主要有化学分析法及仪器分析法。仪器分析法中紫外、荧光法是多种维生素的标准分析方法，它们灵敏、快速，有较好的选择性。另外，各种色谱法以其独特的高分离效能，在维生素分析方面占有越来越重要的地位。化学分析法中的比色法、滴定法，具有简便、快速、不需特殊仪器等优点，正为广大基层实验室所普遍采用。

二、 维生素 A 的测定

维生素 A 是由 β – 紫外酮环与不饱和一元醇所组成的一类化合物及其衍生物的总称，包括维生素 A_1 和维生素 A_2。维生素 A_1 即视黄醇，它有多种异构体；维生素 A_2 即 3 – 脱氢视黄醇，是视黄醇衍生物之一，它也有多种异构体。其化学结构式如下：

维生素 A₁(视黄醇)

维生素 A₂(3-脱氢视黄醇)

维生素 A_1 还有许多衍生物，包括视黄醛（维生素 A_1 末端的—CH_2OH 氧化成—CHO）、视黄酸（—CHO 进一步被氧化成—COOH）、3 - 脱氢视黄醛、3 - 脱氢视黄酸及其各类异构体，它们也都具有维生素 A 的作用，总称为类视黄醇。

维生素 A 的测定方法有三氯化锑光度法、紫外分光光度法、荧光法、气相色谱法和高效液相色谱法等。这里主要介绍三氯化锑光度法。

1. 原理

在氯仿溶液中，维生素 A 可与三氯化锑生成不稳定的蓝色可溶性配合物。蓝色溶液在 620nm 处有一吸收高峰。蓝色的深浅与维生素 A 的含量成正比。利用比色法可测知样品维生素 A 含量。由于所生成的蓝色物质不稳定，因而必须在 6s 内比色完毕。

三氯化锑遇微量水分即可形成氯氧化锑（SbOCl），不再与维生素 A 起反应，因此本实验中所使用的仪器及试剂必须绝对干燥。为了吸收可能混入反应液中的微量水分，可向反应液中加 1~2 滴乙酸酐。

2. 仪器

（1）分光光度计；

（2）索氏抽提器；

（3）恒温水浴；

（4）匀浆器；

（5）球形冷凝器（磨口，300mm）；

（6）分液漏斗（250mm）。

3. 试剂

（1）无水乙醇（AR）：需经脱醛处理。方法是，2g $AgNO_3$ 溶于少量蒸馏水中，4g NaOH 溶于温乙醇中，将二者倾入 1000mL 乙醇中，摇匀，静置 1~2 天，取上层乙醇蒸馏。最初 50mL 馏分弃去。收集的馏分应做含醛检查：取 2mL 氧化银氨溶液（加浓氨水于 50% $AgNO_3$ 中，直至沉淀全部溶解；加数滴 10% NaOH，如又有沉淀，应再加氨水使其溶解），加几滴蒸出的乙醇，摇匀，加少量 10% NaOH，加热，如没有银沉淀表示没有醛，否则将发生银镜反应。

（2）乙醚（AR）：不得含有过氧化物，以免维生素 A 被破坏。过氧化物检验方法，取 5mL 乙醚，加 1mL 50% KI，振荡 1min，如水层呈黄色或加 1 滴淀粉后显蓝色，则证明乙醚中含过氧化物，必须重新蒸馏，直至无过氧化物。

（3）氯仿（AR）：氯仿分解产物可破坏维生素 A。检查的方法是，在试管中加少量氯仿和水，振荡，加几滴 $AgNO_3$ 溶液，如水层出现白色沉淀，说明氯仿中有分解产物。这时，可在分液漏斗中加水洗涤氯仿数次，再加无水硫酸钠脱水蒸馏。

（4）250g/L 三氯化锑 – 氯仿溶液：用氯仿配制 250g/L 三氯化锑溶液，贮于棕色瓶中（注意勿使吸收水分）。

（5）维生素 A 标准液：取维生素 A 乙酸酯 0.115g，溶于 100mL 氯仿中。此液为 1mg/mL 维生素 A 贮备液，使用时将其稀释为 1μg/mL 维生素 A 的操作液。

（6）酚酞指示剂（10g/L）。

（7）KOH 溶液（1＋1）：50g KOH 溶于 50mL 水中。

（8）浓氨水（25% ～28%，AR）。

（9）无水硫酸钠（AR）。

4. 操作方法

（1）样品处理：根据样品性质，可采用皂化法或研磨法。

①皂化法：适用于维生素 A 含量不高的样品，可减少脂溶性物质的干扰。但全部试验过程费时，且易导致维生素 A 损失。

皂化：根据样品中维生素 A 含量的不同，称取 0.5～5g 样品于锥形瓶中，加入 20～40mL 无水乙醇及 10mL 氢氧化钾，于电热板上回流 30min 至皂化完全为止。

提取：将皂化瓶内的混合物移至分液漏斗中，以 30mL 水洗皂化瓶，洗液并入分液漏斗。如有渣子，可用脱脂棉漏斗滤入分液漏斗内。用 50mL 乙醚分两次洗皂化瓶，洗液并入分液漏斗中。振摇并注意放气，静置分层后，水层放入第二个分液漏斗内。皂化瓶再用约 30mL 乙醚分两次冲洗，洗液倾入第二个分液漏斗中。振摇后，静置分层，水层放入三角瓶中，醚层与第一个分液漏斗合并。重复至水液中无维生素 A 为止。

洗涤：用约 30mL 水加入第一个分液漏斗中，轻轻振摇，静置片刻后，放去水层。加 15 ～20mL 0.5mol/L 氢氧化钾液于分液漏斗中，轻轻振摇后，弃去下层碱液，除去醚溶性酸皂。继续用水洗涤，每次用水约 30mL，直至洗涤液与酚酞指示剂呈无色为止（大约洗涤 3 次）。醚层液静置 10～20min，小心放出析出的水。

浓缩：将醚层液经过无水硫酸钠滤入三角瓶中，再用约 25mL 乙醚冲洗分液漏斗和硫酸钠两次，洗液并入三角瓶内。置水浴上蒸馏，回收乙醚。待瓶中剩约 5mL 乙醚时取下，用减压抽气法至干，立即加入一定量的氯仿使溶液中维生素 A 的含量在适宜浓度范围内。

②研磨法：适用于每克样品维生素 A 含量大于 5 ~ 10μg 样品的测定，如肝样品的分析。步骤简单，省时，结果准确。

研磨：精确称 2 ~ 5g 样品，放入盛有 3 ~ 5 倍样品质量的无水硫酸钠研钵中，研磨至样品中水分完全被吸收，并均质化。

提取：小心地将全部均质化的样品移入带盖的三角瓶内，准确加入 50 ~ 100mL 乙醚。紧压盖子，用力振摇 2min，使样品中维生素 A 溶于乙醚中。使其自行澄清（需 1 ~ 2h），或离心澄清（因乙醚易挥发，气温高时应在冷水浴中操作。装乙醚的试剂瓶也应事先置于冷水浴中）。

浓缩：取澄清提取乙醚液 2 ~ 5mL，放入比色管中，在 70 ~ 80℃水浴上抽气蒸干。立即加入 1mL 氯仿溶解残渣。

（2）测定

①标准曲线的绘制：准确取一定量的维生素 A 标准液于 4 ~ 5 个容量瓶中，以氯仿配制标准系列。再取相同数量比色管顺次取 1mL 氯仿和标准系列使用液 1mL，各管加入醋酸酐 1 滴，制成标准比色列。于 620nm 波长处，以氯仿调节吸光度至零点，将其标准比色列按顺序移入光路前，迅速加入 9mL 三氯化锑 - 氯仿溶液。于 6s 内测定吸光度，以吸光度为纵坐标，以维生素 A 含量为横坐标绘制标准曲线图。

②样品测定：于一比色管中加入 10mL 氯仿，加入一滴醋酸酐为空白液。另一比色管中加入 1mL 氯仿，其余比色管中分别加入 1mL 样品溶液及 1 滴醋酸酐。其余步骤同标准曲线的绘制。

5. 计算

$$X = \frac{\rho}{m} \times V \frac{100}{1000}$$

式中　　X——样品中含维生素 A 的量，mg/100g（如按国际单位，每 1 国际单位 = 0.3μg 维生素 A）；

　　　　c——由标准曲线上查得样品中含维生素 A 的含量，μg/mL；

　　　　m——样品质量，g；

　　　　V——提取后加氯仿定量之体积，mL；

　　　　100——以每百克样品计。

6. 说明及注意事项

（1）本法为国家标准方法，适用于食品维生素 A 的测定。

（2）乙醚为溶剂的萃取体系，易发生乳化现象。在提取前，洗涤操作中，不要用力过猛，若发生乳化，可加几滴乙醇消除乳化。

（3）由于三氯化锑与维生素 A 所产生的蓝色物质很不稳定，通常 6 s 后便开始退色，因此要求反应在比色皿中进行，产生蓝色后立即读取吸光度值。

（4）如果样品中含 β – 胡萝卜素干扰测定，可将浓缩蒸干的样品用正己烷溶解，以氧化铝为吸附剂，丙酮 – 己烷混合液为洗脱剂进行柱层析。

（5）三氯化锑腐蚀性强，不能沾在手上，三氯化锑遇水生成白色沉淀，因此用过的仪器要先用稀盐酸浸泡后再进行清洗。

三、 维生素 D 的测定

维生素 D 为固醇类衍生物，具抗佝偻病作用，又称抗佝偻病维生素。维生素 D 中最重要的是 D_2 和 D_3。维生素 D 均为不同的维生素 D 原经紫外照射后的衍生物。植物不含维生素 D，但维生素 D 原在动、植物体内都存在。植物中的麦角醇为维生素 D_2 原，经紫外照射后可转变为维生素 D_2，又名麦角钙化醇；人和动物皮下含的 7 – 脱氢胆固醇为维生素 D_3 原，在紫外照射后转变成维生素 D_3，又名胆钙化醇。

维生素 D 的主要功能是调节体内钙、磷代谢，维持血钙和血磷的水平，从而维持牙齿和骨骼的正常生长和发育。儿童缺乏维生素 D，易发生佝偻病，过多服用维生素 D 将引起急性中毒。

本方法适用于婴幼儿配方食品和乳粉中维生素 D 的测定；也适用于食品或强化食品及饲料中的维生素 D 含量的测定。

1. 原理

样品中的脂溶性维生素在皂化过程中与脂肪分离，以石油醚萃取后，用正相色谱柱提取富集，用反相色谱柱、紫外检测器定量测定。

2. 主要仪器

（1）高压液相色谱仪 具有可变波长的紫外检测器、数据处理系统或记录仪。

（2）旋转蒸发器。

（3）平底烧瓶：250mL。

（4）分液漏斗：500mL。

3. 试剂

所有试剂，如未注明规格，均指分析纯，实验用水均指蒸馏水。

（1）异丙醇：色谱纯。

（2）2%焦性没食子酸乙醇溶液：取 2g 焦性没食子酸溶液于 100mL 无水乙醇中。

（3）75%氢氧化钾溶液：取 75g 氢氧化钾溶于 100mL 水中。

（4）石油醚：沸程 30 ~ 60℃。

（5）甲醇：色谱纯。

（6）正己烷：色谱纯。

（7）环己烷：色谱纯。

（8）维生素 D 标准溶液

①维生素 D_2 标准贮备液：含维生素 D_2 100mg/mL 的甲醇溶液。称取 10mg 的维生素 D_2，用甲醇定容于 100mL 容量瓶中。

②维生素 D_3 标准贮备液：含维生素 D_3 100mg/mL 的甲醇溶液。称取 10mg 的维生素 D_3，用甲醇定容于 100mL 容量瓶中。

4. 操作步骤

（1）样品处理　准确称取 10g 样品于 250mL 平底烧瓶中，加 30mL 蒸馏水。

（2）测定液的制备　于上述样品溶液中加入 100mL 的 20% 没食子酸乙醇溶液，充分混匀后加 50mL 75% 氢氧化钾溶液，在蒸汽浴上连续回流 30min 后，立刻冷却到室温。

将皂化液转入 500mL 分液漏斗中，用 100mL 水分几次冲平底烧瓶。洗涤液并入分液漏斗中。

于上述分液漏斗中，加入 100mL 石油醚，盖好瓶塞，倒置分液漏斗并剧烈振摇 1 min。在振摇过程中，注意释放瓶内压力。静置分层，将水相放入另一 500mL 分液漏斗中，重复上述萃取过程 2 次，合并醚液到第一个分液漏斗中。用蒸馏水洗该醚液至中性，通过无水硫酸钠过滤干燥，在 40℃ 和氮气流下，于旋转蒸发器上蒸至近干（绝不允许蒸干）后，用石油醚转移至 10mL 容量瓶中，定容。

从上述容量瓶中取 7mL 放入试管中，用氮气将石油醚吹干，于试管中加 1mL 正己烷。

（3）测定条件

①仪器条件：

色谱柱：30cm × 40cm，硅胶柱。

流动相：正己烷与环己烷按体积比 1∶1 混合，并按体积分数 0.8% 加入异丙醇。

流速：1mL/min。

波长：265nm。

柱温：20℃。

灵敏度：0.005AU/MV。

注射体积：200mL。

②注射 50mL 维生素 D 标样和 200mL 样品溶液，根据维生素 D 标样保留时间收集维生素 D 于试管中，将试管用氮气吹干，准确加入 0.2mL 甲醇溶解。

（4）测定步骤

①仪器条件

色谱柱：4.6mm×25cm，C_{18} 或具同等性能的色谱柱。

流动相：甲醇。

流速：1mL/min。

波长：265nm。

柱温：20℃。

灵敏度：0.005AU/MV。

注射体积：50mL。

②注射50mL维生素D标准溶液，注射50mL样品溶液，得到标样和样品溶液中维生素D峰面积或峰高。

5. **计算**

$$X = \frac{\rho_s \times 10/7 \times 40 \times 100}{m}$$

$$\rho_s = \frac{A_s}{A_{sd}} \times \rho_{sd}$$

式中　X ——样品维生素D的含量，mg/100g；

　　　m ——称样量，含量，IU/100g；

　　　ρ_s ——进样液中维生素D的浓度，mg/mL；

　　　A_s ——进样液中维生素D的峰高（或峰面积）；

　　　A_{sd} ——标样液中维生素D的峰高（或峰面积）；

　　　ρ_{sd} ——标样液中维生素D的浓度。

四、 维生素E的测定

维生素E又称生育酚，属于酚类化合物。目前已经确认的有八种异构体：α-生育酚、β-生育酚、γ-生育酚、δ-生育酚和α-三烯生育酚、β-三烯生育酚、γ-三烯生育酚和δ-三烯生育酚。维生素E广泛分布于动植物食品中，含量较多的为麦胚油、棉籽油、玉米油、花生油、芝麻油和大豆油等植物油料。此外，肉、鱼、禽、蛋、乳、豆类、水果以及绿色蔬菜中也含有维生素E。

食品中维生素E的测定方法有分光光度法、荧光法、气相色谱法和液相色谱法。分光光度法操作简单，灵敏度较高，但对维生素E没有特异的反应，需要采取一些方法消除干扰。荧光法特异性强，干扰少、灵敏、快速、简便。高效液相色谱法具有简单、分辨率高等优点，可在短时间内完成同系物的分离定量，是目前测定维生素E最好的分析方法。这里主要介绍高效液相色谱法。

1. **原理**

样品中的维生素E及维生素A经皂化提取处理后，将其从不可皂化部分提取至有机溶剂中。用高效液相色谱法 C_{18} 反相柱将维生素 E 和维生素 A 分离，经紫外检测器检测，并用内标法定量测定。最小检出量分别为 α – 维生素 E：91.8ng；γ – 维生素 E：36.6ng；δ – 维生素 E：20.6ng；维生素 A：0.8ng。

2. 试剂

实验用水为蒸馏水。试剂不加说明为分析纯。

（1）无水乙醚：不含过氧化物。

（2）无水乙醇：不得含有醛类物质。

（3）无水硫酸钠。

（4）甲醇：重蒸后使用。

（5）重蒸水：水中加少量高锰酸钾，临用前蒸馏。

（6）抗坏血酸溶液：100g/L，临用前配制。

（7）氢氧化钾溶液：1＋1；

（8）氢氧化钠溶液：100g/L。

（9）硝酸银溶液：50g/L。

（10）银氨溶液：加氨水至 50g/L 硝酸银溶液中，直至生成的沉淀重新溶解为止，再加 100g/L 氢氧化钠溶液数滴，如发生沉淀，再加氨水直至溶解。

（11）维生素 A 标准液：视黄醇（纯度 85%）或视黄醇乙酸酯（纯度 90%）经皂化处理后使用。用脱醛乙醇溶解维生素 A 标准品，使其浓度大约为 1mL 相当于 1mg 视黄醇。临用前用紫外分光光度法标定其准确浓度。

（12）维生素 E 标准液：α – 生育酚（纯度 95%），γ – 生育酚（纯度 95%），δ – 生育酚（纯度 95%）。用脱醛乙醇分别溶解以上三种维生素 E 标准品，使其浓度大约 1mL 相当于 1mg。临用前用紫外分光光度法分别标定此三种维生素 E 的准确浓度。

（13）内标溶液：称取苯并［α］芘（纯度 98%），用脱醛乙醇配制成每 1mL 相当于 10μg 苯并［α］芘的内标溶液。

（14）pH1～14 试纸。

3. 仪器和设备

（1）高压液相色谱仪带紫外分光检测器。

（2）旋转蒸发器。

（3）高速离心机；小离心管：具塑料盖 1.5～3.0mL 塑料离心管（与高速离心机配套）。

（4）高纯氮气。

（5）恒温水浴锅。

4. 操作步骤

（1）样品处理

①皂化：称取 1～10g 样品（含维生素 A 约 3μg，维生素 E 各异构体约为 40μg）于皂化瓶中，加 30mL 无水乙醇，进行搅拌，直到颗粒物分散均匀为止。加 5mL 10% 抗坏血酸，苯并［α］芘标准液 2.00mL，混匀。加 10mL 1+1 氢氧化钾溶液，混匀。于沸水浴上回流 30min 使皂化完全。皂化后立即放入冰水中冷却。

②提取：将皂化后的样品移入分液漏斗中，用 50mL 水分 2～3 次洗皂化瓶，洗液并入分液漏斗中。用约 100mL 乙醚分两次洗皂化瓶及其残渣，乙醚液并入分液漏斗中。如有残渣，可将此液通过有少许脱脂棉的漏斗滤入分液漏斗。轻轻振摇分液漏斗 2min，静置分层，弃去水层。

③洗涤：用约 50mL 水洗分液漏斗中的乙醚层，用 pH 试纸检验直至水层不显碱性（最初水洗轻摇，逐次振摇强度可增加）。

④浓缩：将乙醚提取液经过无水硫酸钠（约 5g）滤入与旋转蒸发器配套的 250～300mL 球形蒸发瓶内，用约 10mL 乙醚冲洗分液漏斗及无水硫酸钠 3 次，并入蒸发瓶内，并将其接至旋转蒸发器上，于 55℃ 水浴中减压蒸馏并回收乙醚，待瓶中剩下约 2mL 乙醚时，取下蒸发瓶，立即用氮气吹掉乙醚。立即加入 2.00mL 乙醇，充分混合，溶解提取物。

⑤将乙醇液移入一小塑料离心管中，离心 5min（5000r/min）。上清液供色谱分析。如果样品中维生素含量过少，可用氮气将乙醇液吹干后，再用乙醇重新定容，并记下体积比。

（2）标准曲线的绘制

①维生素 A 和维生素 E 标准溶液浓度的标定方法：取维生素 A 和各维生素 E 标准液若干微升，分别稀释至 3.00mL 乙醇中，并分别按给定波长测定各维生素的吸光度值。用比吸光系数计算出该维生素的浓度。测定条件如表 5-4 所示。

表 5-4　　　　　　　　　　　液相色谱的测定条件

维生素类别	加入标准的量 $S/\mu L$	比吸光系数 $E_{cm}^{1\%}$	波长/nm
视黄醇	10.00	1835	325
γ-生育酚	100.0	71	294
δ-生育酚	100.0	92.8	298
α-生育酚	100.0	91.2	298

浓度计算：

$$X_1 = \frac{\bar{A}}{E} \times \frac{1}{100} \times \frac{3.00}{S \times 10^{-3}}$$

式中　　　　X_1——维生素的浓度，g/mL；

　　　　　　$\bar{A}$——维生素的平均紫外吸光度；

　　　　　　E——某种维生素1%比吸光系数；

　　　　　　$\dfrac{3.00}{S \times 10^{-3}}$——标准液稀释倍数。

②标准曲线的绘制：本方法采用内标法定量。把一定量的维生素 A、γ - 生育酚、α - 生育酚、δ - 生育酚及内标苯并［α］芘液混合均匀。选择合适的灵敏度，使上述物质的各峰高约为满量程的70%，为高浓度点。高浓度的1/2 为低浓度点（其内标苯并［α］芘的浓度值不变）。用此两种浓度的混合标准进行色谱分析，结果见色谱图5 - 7。维生素标准曲线绘制是以维生素峰面积与内标物峰面积之比为纵坐标，维生素浓度为横坐标绘制，或计算直线回归方程。如有微处理机装置，则按仪器说明用两点内标法进行定量。

3.55维生素A（视黄醇）

4.13

5.12维生素E-B内标

3.55γ-维生素E（γ-生育酚）

10.24δ-维生素E（δ-生育酚）

12.11α-维生素E（α-生育酚）

STOP

图5 - 7　维生素 A 和维生素 E 色谱图

本方法不能将β - 维生素 E 和γ - 维生素 E 分开，故γ - 维生素 E 峰中包含有β - 维生素 E 峰。

（3）高效液相色谱分析：色谱条件（推荐条件）如下。

预柱：ultrasphere ODS 10μm，4mm×4.5cm。

分析柱：ultrasphere ODS 5μm，4.6mm×25cm。

流动相：甲醇:水 =98:2，混匀。于临用前脱气。

紫外检测器波长：300nm。量程 0.02AV。

进样量：20μL。

流速：1.7mL/min。

（4）样品分析　取样品浓缩液 20μL，待绘制出色谱图及色谱参数后，再进行定性和定量。

①定性：用标准物色谱峰的保留时间定性。

②定量：根据色谱图求出某种维生素峰面积与内标物峰面积的比值，以此值在标准曲线上查到其含量。或用回归方程求出其含量。

5. 计算

$$X_2 = \frac{\rho}{m} \times V \times \frac{100}{1000}$$

式中　X_2——某种维生素的含量，mg/100g；

ρ ——由标准曲线上查到某种维生素含量，μg/mL；

V ——样品浓缩定容体积，mL；

m ——样品质量，g。

五、 硫胺素 （维生素 B_1） 的测定

食物中维生素 B_1 的定量分析，可利用游离型维生素 B_1 与多种重氮盐偶合呈各种不同颜色，进行分光光度测定；也可将游离型维生素 B_1 氧化成噻嘧色素，测定其荧光强度。近年来，对利用带荧光检测器的高效液相色谱测定法进行了许多研究，并用于实际样品测定。分光光度法适用于测定维生素 B_1 含量较高的食物，如大米、大豆、酵母、强化食品等；荧光法和高效液相色谱法适用于微量测定。这里主要介绍荧光法。

本方法适用于各类食物中硫胺素的测定，但不适用于有吸附硫胺素能力的物质和含有影响硫胺素荧光物质的样品。本方法的最小检出限为 0.05μg。

1. 原理

硫胺素在碱性铁氰化钾溶液中被氧化成噻嘧色素，在紫外线下，噻嘧色素发出荧光。在给定的条件下，以及没有其他荧光物质干扰时，此荧光之强度与噻嘧色素量成正比，即与溶液中硫胺素量成正比。

如样品中含杂质过多，应经过离子交换剂处理，使硫胺素与杂质分离，然后以所得溶液作测定。

2. 仪器

（1）荧光分光光度计。

（2）电热恒温培养箱。

（3）Maizel - Gerson 反应瓶 （如图 5 - 8 所示）。

（4）盐基交换管 （如图 5 - 9 所示）。

图 5 – 8　Maizel – Gerson 反应瓶　　　图 5 – 9　盐基交换管

3. 试剂

（1）正丁醇：优级纯或重蒸馏的分析纯。

（2）无水硫酸钠：分析纯。

（3）淀粉酶。

（4）水：去离子水或蒸馏水。

（5）0.1mol/L 盐酸：8.5mL 浓盐酸用水稀释至 1000mL。

（6）0.3mol/L 盐酸：25.5mL 浓盐酸用水稀释至 1000mL。

（7）2mol/L 乙酸钠溶液：164g 无水乙酸钠或 272 g 含水乙酸钠溶于水中稀释至 1000mL。

（8）25% 氯化钾溶液：250g 氯化钾溶于水中稀释至 1000mL。

（9）25% 酸性氯化钾溶液：8.5mL 浓盐酸用 25% 氯化钾溶液稀释至 1000mL。

（10）15% 氢氧化钠溶液：15g 氢氧化钠溶于水中稀释至 100mL。

（11）1% 铁氰化钾溶液：1g 铁氰化钾溶于水中稀释至 100mL，放于棕色瓶内保存。

碱性铁氰化钾溶液：取 4mL 1% 铁氰化钾溶液，用 15% 氢氧化钠溶液稀释至 60mL。用时现配，避光使用。

（12）3% 乙酸溶液：30mL 冰乙酸用水稀释至 1000mL。

（13）活性人造浮石：称取 100g 经 40 目筛的人造浮石，以 10 倍于其容积的 3% 热乙酸搅洗 2 次，每次 10min；再用 5 倍于其容积的 25% 热氯化钾搅洗 15min；然后再用 3% 热乙酸搅洗 10min；最后用热蒸馏水洗至没有氯离子。于蒸馏水中保存。

（14）硫胺素标准贮备液：准确称取 100mg 经氯化钙干燥 24h 的硫胺素，溶于 0.01mol/L 盐酸中，并稀释至 1000mL。此溶液每毫升相当 0.1mg 硫胺素。于冰箱中避光可保存数月。

（15）硫胺素标准中间液：将硫胺素标准贮备液用 0.01mol/L 盐酸稀释 10 倍。此溶液每毫升相当 10μg 硫胺素。于冰箱中避光可保存数月。

（16）硫胺素标准使用液：将硫胺素标准中间液用水稀释 100 倍，此溶液每毫升相当 0.1μg 硫胺素。用时现配。

（17）0.04%溴甲酚绿溶液：称取0.1g溴甲酚绿，置于小研钵中，加入1.4mL 0.1mol/L氢氧化钠研磨片刻，再加入少许水继续研磨至完全溶解，用水稀释至250mL。

4. 操作方法

（1）试样处理　样品采集后用匀浆机打成匀浆（或者将样品尽量粉碎），于低温冰箱中冷冻保存，用时将其解冻后使用。

（2）提取　精确称取一定量试样（估计其硫胺素含量为10~30μg，一般称取5~20g试样），置于150mL三角瓶中，加入50~75mL 0.1mol/L或0.3mol/L盐酸使其溶解，瓶口加盖小烧杯后放入高压锅中加热水解 10.3×10^4 Pa （151b/in^2）30min，凉后取出。

用2mol/L乙酸钠调其pH为4.5（以0.04%溴甲酚绿为外指示剂）。

按每克试样加入20mg淀粉酶的比例加入淀粉酶，于45~50℃温箱过夜保温（约16h）。

冷至室温，定容至100mL，然后混匀过滤，即为提取液。

（3）净化　用少许脱脂棉铺于盐基交换管的交换柱底部，加水将棉纤维中的气泡排出，再加约1g活性人造浮石使之达到交换柱的1/3高度。保持盐基交换管中液面始终高于活性人造浮石。

用移液管加入提取液20~80mL（使通过活性人造浮石的硫胺素总量为2~5μg）。

加入约10mL热水冲洗交换柱，弃去洗液。如此重复三次。

加入25%酸性氯化钾（温度为90℃左右）20mL，收集此液于25mL刻度试管内。冷至室温，用25%酸性氯化钾定容至25mL，即为试样净化液。

重复上述操作，将20mL硫胺素标准使用液加入盐基交换管以代替样品提取液，即得到标准净化液。

（4）氧化　将5mL试样净化液分别加入A、B两个Maizel-Gerson反应瓶。

在避光暗环境中将3mL 15%氢氧化钠加入反应瓶A，振摇约15s，然后加入10mL正丁醇；将3mL碱性铁氰化钾溶液加入反应瓶B，振摇约15s，然后加入10mL正丁醇；将A、B两个反应瓶同时用力振摇，准确计时1.5min。

重复上述操作，用标准净化液代替试样净化液。

用黑布遮盖A、B反应瓶，静置分层后弃去下层碱性溶液，加入2~3g无水硫酸钠使溶液脱水。

（5）荧光强度的测定

荧光测定条件：激发波长365nm；发射波长435nm；激发波狭缝5nm；发射波狭缝5nm。

依次测定下列荧光强度：①试样空白荧光强度（试样反应瓶A）；②标准空白荧光强度（标准反应瓶A）；③试样荧光强度（试样反应瓶B）；④标准荧光强

度（标准反应瓶 B）。

5. 计算

$$X = (U - U_b) \times \frac{\rho V}{(S - S_b)} \times \frac{V_1}{V_2} \times \frac{1}{m} \times \frac{100}{1000}$$

式中　　X——样品中硫胺素含量，mg/100g；

　　　　U——试样荧光强度；

　　　　U_b——试样空白荧光强度；

　　　　S——标准荧光强度；

　　　　S_b——标准空白荧光强度；

　　　　ρ——硫胺素标准使用液浓度，μg/mL；

　　　　V——用于净化的硫胺素标准使用液体积，mL；

　　　　V_1——试样水解后定容之体积，mL；

　　　　V_2——试样用于净化的提取液体积，mL；

　　　　m——试样质量，g；

　　$\dfrac{100}{1000}$——样品含量由 μg/g 换算成 mg/100g 的系数。

六、 维生素 B_2（核黄素） 的测定

维生素 B_2 为橙黄色结晶，其水溶液具有黄绿色的荧光，在强酸溶液中稳定，而在碱性溶液中受光线照射很快转化为光黄素，光黄素的荧光较维生素 B_2 本身的荧光要强得多。这些性质是荧光法测定维生素 B_2 含量的基础。

1. 微生物法

（1）原理　某一种微生物的生长（繁殖）必需某些维生素。例如，干酪乳酸杆菌（ *Lactobacillus casei* ，简称 L. C. ）的生长需要核黄素，培养基中若缺乏这种维生素该细菌便不能生长。在一定条件下，该细菌的生长情况，以及它的代谢物乳酸的浓度与培养基中该维生素含量成正比，因此可以用酸度及浑浊度来测定样品中核黄素的含量。

（2）仪器

①电热恒温培养箱。

②离心沉淀机。

③液体快速混合器。

④高压消毒锅。

（3）试剂　本实验用水均需蒸馏水。试剂纯度均为分析纯。

①冰乙酸。

②甲苯。

③无水乙酸钠。

④乙酸铅。

⑤氢氧化铵。

⑥干酪乳酸杆菌（*Lactobacillus casei* ATCC 7469）。

⑦盐酸：0.1mol/L。

⑧氢氧化钠：1mol/L 和 0.1mol/L。

⑨0.9%氯化钠溶液（生理盐水）：使用前应进行灭菌处理。

⑩核黄素标准贮备液（25μg/mL）：将标准品核黄素粉状结晶置于真空干燥器或盛有硫酸的干燥器中。经过 24h 后，准确称取 50mg，置于 2L 容量瓶中，加入 2.4mL 冰乙酸和 1.5L 水。将容量瓶置于温水中摇动，待其溶解，冷至室温，稀释至 2L，移至棕色瓶内，加少许甲苯盖于溶液表面，于冰箱中保存。

⑪核黄素标准中间液（10μg/mL）：准确吸取 20mL 核黄素标准贮备液，加水稀释至 50mL。

⑫核黄素标准使用液（0.1μg/mL）：准确吸取 1.0mL 中间液于 100mL 容量瓶中，加水稀释至刻度，摇匀。每次分析要配制新标准使用液。

⑬碱处理蛋白胨：分别称取 40g 蛋白胨和 20g 氢氧化钠于 250mL 水中。混合后，放于（37±0.5）℃恒温箱内，24~48h 后取出，用冰乙酸调节 pH 至 6.8，加 14g 无水乙酸钠（或 23.2g 含有 3 分子结晶水的乙酸钠），稀释至 800mL，加少许甲苯盖于溶液表面，于冰箱中保存。

⑭0.1%胱氨酸溶液：称取 1g L-胱氨酸于小烧杯中。加 20mL 水，缓慢加入 5~10mL 盐酸，直至其完全溶解，加水稀释至 1L，加少许甲苯盖于溶液表面。

⑮酵母补充液：称取 100g 酵母提取物干粉于 500mL 水中，称取 150g 乙酸铅于 500mL 水中，将两溶液混合，以氢氧化铵调节 pH 至酚酞呈红色（取少许溶液检验）。离心或用布氏漏斗过滤，滤液用冰乙酸调节 pH 至 6.5。通入硫化氢直至不生沉淀，过滤，通空气于滤液中，以排除多余的硫化氢。加少许甲苯盖于溶液表面，于冰箱中保存。

⑯甲盐溶液：称取 25g 磷酸氢二钾和 25g 磷酸二氢钾，加水溶解，并稀释至 500mL。加入少许甲苯以保存之。

⑰乙盐溶液：称取 10g 硫酸镁（$MgSO_4 \cdot 7H_2O$），0.5g 硫酸亚铁（$FeSO_4 \cdot 7H_2O$）和 0.5g 硫酸锰（$MnSO_4 \cdot 4H_2O$），加水溶解，并稀释至 500mL，加少许甲苯以保存之。

⑱基本培养贮备液：将下列试剂混合于 500mL 烧杯中，加水至 450mL，用 1mol/L 氢氧化钠溶液调节 pH 至 6.8，用水稀释至 500mL。

碱处理蛋白胨	100mL	0.1%胱氨酸溶液	100mL
酵母补充液	20mL	甲盐溶液	10mL

乙盐溶液　　　　　　　　10mL　　　　　无水葡萄糖　　　　　　　　10g

琼脂培养基：将下列试剂混合于 250mL 三角瓶中，加水至 100mL，于水浴上煮至琼脂完全溶化，用 1mol/L 盐酸趁热调节 pH 至 6.8。尽快倒入试管中，每管 3～5mL，塞上棉塞，于高压锅内在 $6.9 \times 10^4 Pa$（10lb/in²）压力下灭菌 15min，取出后直立试管，冷至室温，于冰箱中保存。

无水葡萄糖　　　　　1g　　　　　乙酸钠（NaAc·$3H_2O$）　　　1.7g

蛋白胨　　　　　　　0.8g　　　　酵母提取物干粉　　　　　　　0.2g

甲盐溶液　　　　　　0.2mL　　　乙盐溶液　　　　　　　　　　0.2mL

琼脂　　　　　　　　1.2g

⑲0.04% 溴甲酚绿指示剂：称取 0.1g 溴甲酚绿于小研钵中，加 1.4mL 0.1mol/L 氢氧化钠溶液研磨，加少许水，继续研磨，直至完全溶解。用水稀释至 250mL。

⑳0.04% 溴麝香草酚蓝指示剂：称取 0.1g 溴麝香草酚蓝于小研钵中，加 1.6mL 0.1mol/L 氢氧化钠溶液研磨。加少许水，继续研磨，直至完全溶解，用水稀释至 250mL。

（4）菌种的制备与保存

①贮备菌种的制备：以 L. C. 纯菌种接入 2 个或多个琼脂培养基管中。在 37℃±0.5℃ 恒温培养箱中保温 16～24h。贮于冰箱内，至多不超过 2 周，最好每周移种一次。保存数周以上的贮备菌种，不能立即用于制备接种液，一定要在使用前每天移种一次，连续 2～3d 方可使用，否则生长不好。

②种子培养液的制备：取 5mL 核黄素标准使用液和 5mL 基本培养贮备液于 15mL 离心管混匀，塞上棉塞，于高压锅内在 $6.9 \times 10^4 Pa$（10lb/in²）压力下灭菌 15min。每次可制备 2～4 管。

（5）操作步骤　因核黄素易被日光和紫外线破坏，故一切操作要在暗室内进行。

①接种液的制备：使用前一天，将菌种由贮备菌种管中移入已消毒的种子培养液中，同时制做安瓿管。在 37℃±0.5℃ 保温 16～24h。取出后离心 10min（3000r/min），以无菌操作方法倾去上部液体，用已消毒的生理盐水淋洗二次，再加 10mL 消毒生理盐水，在液体快速混合器上振摇试管，使菌种成混悬体。将此液倾入已消毒的注射器内，立即使用。

②样品的制备：将样品用磨粉机、研钵磨成粉末或用打碎机打成匀浆。

称取含 5～10μg 核黄素的样品（谷类约 10g，干豆类约 4g，肉类约 5g），加入 50mL 0.1mol/L 盐酸溶液，混匀。置于高压锅内，在 $10.3 \times 10^4 Pa$（15lb/in²）压力下水解 30min。冷至室温，用 1mol/L 氢氧化钠溶液调节 pH 至 4.6（取少许水解液，用溴甲酚绿检验，溶液呈草绿色即可）。

加入淀粉酶或木瓜蛋白酶，每克样品加入 20mg 酶。在 40℃ 恒温箱中过夜，大约16h。

冷至室温，加水稀释到100mL，过滤。对于脂肪含量高的食物，可用乙醚提取，以除去脂肪。

③标准管的制备：两组试管中每管各加核黄素标准使用液0.0mL、0.5mL、1.0mL、1.5mL、2.0mL、2.5mL、3.0mL，每管加水至5mL，再每管加5mL基本培养贮备液混匀。

④样品管的制备：吸取样品溶液5~10mL，置于25mL具塞试管中，用0.1mol/L氢氧化钠调节pH至6.8（取少许溶液，用溴麝香草酚蓝检验），加水稀释至刻度。

取两组试管，各加样品稀释液1mL、2mL、3mL、4mL，每管加水至5mL，每管再加5mL基本培养贮备液混匀。

⑤灭菌：将以上样品管和标准管全部塞上棉塞，置于高压锅内，在6.9×10^4Pa压力下灭菌15min。

⑥接种和培养：待试管冷至室温，在无菌操作条件下接种，每管加一滴接种液，接种时注射器针头不要碰试管壁，要使接种液直接滴在培养液内。

置于（37±0.5）℃恒温箱中培养约72h，培养时每管必须在同一温度。培养时间可延长18h或减少12h。必要时可在冰箱内保存一夜再滴定。若用浑浊度测定法，以培养18~24h为宜。

⑦滴定：将试管中培养液倒入50mL三角瓶中，加0.001%溴麝香草酚蓝溶液5mL，分两次淋洗试管，洗液倒至该三角瓶中，以0.1mol/L氢氧化钠溶液滴定，终点呈绿色。以第一瓶的滴定终点作为变色参照瓶。约30min后再换一参照瓶，因溶液放置过久颜色会变浅。

⑧标准曲线的绘制：用标准核黄素溶液的不同浓度为横坐标及在滴定时所需0.1mol/L氢氧化钠的体积（mL）为纵坐标，绘制标准曲线。

（6）计算

$$X_1 = \frac{\rho V}{m} \times F \times \frac{100}{1000}$$

式中　　X_1——样品中维生素B_2含量，mg/100g；

　　　　ρ——以曲线查得每毫升试样中维生素B_2含量，μg/mL；

　　　　V——样品水解液定容总体积，mL；

　　　　F——试样液的稀释倍数；

　　　　m——试样质量，g；

　　　　$\frac{100}{1000}$——样品含量由μg/g换算成mg/100g的系数。

2. 荧光法

（1）原理　维生素B_2在440~500nm波长光照射下发生黄绿色荧光。在稀溶液中其荧光强度与维生素 B_2 的浓度成正比。在波长 525nm 下测定其荧光强度。试液再加入连二亚硫酸钠（$Na_2S_2O_4$），将维生素 B_2 还原为无荧光的物质，然后再测定试液中残余荧光杂质的荧光强度。两者之差即为食品中维生素 B_2 所产生的荧光强度。

（2）仪器

①高压消毒锅。

②电热恒温培养箱。

③维生素 B_2 吸附柱：见图 5-10。

图 5-10　维生素 B_2 吸附柱

④荧光分光光度计。

（3）试剂　试验用水为蒸馏水。试剂不加说明为分析纯。

①硅镁吸附剂：60～100 目。

②2.5mol/L 无水乙酸钠溶液。

③10% 木瓜蛋白酶：用 2.5mol/L 乙酸钠溶液配制。使用时现配制。

④10% 淀粉酶：用 2.5mol/L 乙酸钠溶液配制。使用时现配制。

⑤0.1mol/L 盐酸。

⑥1mol/L 氢氧化钠。

⑦0.1mol/L 氢氧化钠。

⑧20% 连二亚硫酸钠溶液：此液用时现配。保存在冰水浴中，4h 内有效。

⑨洗脱液：丙酮:冰乙酸:水（5:2:9）。

⑩0.04% 溴甲酚绿指示剂。

⑪3% 高锰酸钾溶液。

⑫3%过氧化氢溶液；

⑬核黄素标准液的配制（纯度98%）。

a. 核黄素标准贮备液（25μg/mL）：将标准品核黄素粉状结晶置于真空干燥器或盛有硫酸的干燥器中。经过24h后，准确称取50mg，置于2L容量瓶中，加入2.4mL冰乙酸和1.5L水。将容量瓶置于温水中摇动，待其溶解，冷至室温，稀释至2L，移至棕色瓶内，加少许甲苯盖于溶液表面，于冰箱中保存。

b. 核黄素标准使用液：吸取2.00mL核黄素标准贮备液，置于50mL棕色容量瓶中，用水稀释至刻度。避光，贮于4℃冰箱，可保存一周。此溶液每毫升相当于1.00μg核黄素。

（4）操作步骤 整个操作过程需避光进行。

①样品提取

a. 水解：称取2~10g样品（含10~200μg维生素B_2）于100mL三角瓶中，加入50mL 0.1mol/L盐酸，搅拌直到颗粒物分散均匀。用40mL瓷坩埚为盖扣住瓶口，置于高压锅内高压（103KPa）水解，30min。水解液冷却后，滴加1mol/L氢氧化钠，取少许水解液，用0.04%溴甲酚绿检验呈草绿色，pH为4.5。

b. 酶解：含有淀粉的水解液：加入3mL 10%淀粉酶溶液，于37~40℃保温约16h。

含高蛋白的水解液：加3mL 10%木瓜蛋白酶溶液，于37~40℃保温约16h。

c. 过滤：上述酶解液定容至100.0mL，用干滤纸过滤。此提取液在4℃冰箱中可保存一周。

②氧化去杂质：视样品中核黄素的含量取一定体积的样品提取液及核黄素标准使用液（含1~10μg维生素B_2）分别于20mL的带盖刻度试管中，加水至15mL。各管加0.5mL冰乙酸，混匀。加3%高锰酸钾溶液0.5mL，混匀，放置2min，使氧化去杂质。滴加3%双氧水溶液数滴，直至高锰酸钾的颜色退掉。剧烈振摇此管，使多余的氧气逸出。

③维生素B_2的吸附和洗脱

a. 维生素B_2吸附柱：硅镁吸附剂约1g用湿法装入柱，占柱长1/2~2/3（约5cm）为宜（吸附柱下端用一小团脱脂棉垫上），勿使柱内产生气泡，调节流速约为60滴/min。

b. 过柱与洗脱：将全部氧化后的样液及标准液通过吸附柱后，用约20mL热水洗去样液中的杂质。然后用5.00mL洗脱液将样品中的维生素B_2洗脱并收集于一带盖10mL刻度试管中，再用水洗吸附柱，收集洗出之液体并定容至10mL，混匀后待测荧光。

④测定：于激发光波长440nm，发射光波长525nm，测量样品管及标准管的荧光值。

待样品及标准的荧光值测量后，在各管的剩余液（约5~7mL）中加0.1mL

20%连二亚硫酸钠溶液，立即混匀，在20s内测出各管的荧光值，作为各自的空白值。

（5）计算

$$X_2 = \frac{(A-B) \times S}{(C-D) \times m} \times f \times \frac{100}{1000}$$

式中　　X_2——样品中含维生素 B_2 的量，mg/100g；

　　　　A——样品管荧光值；

　　　　B——样品管空白荧光值；

　　　　C——标准管荧光值；

　　　　D——标准管空白荧光值；

　　　　f——稀释倍数；

　　　　m——样品的质量，g；

　　　　S——标准管中维生素 B_2 含量，μg；

$\dfrac{100}{1000}$——样品含量由 μg/g 换算成 mg/100g 的系数。

七、抗坏血酸（维生素 C）的测定方法

1. 荧光法

（1）原理　样品中还原型抗坏血酸经活性炭氧化为脱氢抗坏血酸后，与邻苯二胺（OPDA）反应生成有荧光的喹喔啉（quinoxaline），其荧光强度与脱氢抗坏血酸的浓度在一定条件下成正比，以此测定食物中抗坏血酸和脱氢抗坏血酸的总量。

脱氢抗坏血酸与硼酸可形成复合物而不与 OPDA 反应，以此排除样品中荧光杂质产生的干扰。最小检出限 0.022μg/mL。

（2）仪器

①荧光分光光度计或具有 350nm 及 430nm 波长的荧光计。

②捣碎机。

（3）试剂　本实验用水均为蒸馏水。

①偏磷酸－乙酸液：称取 15g 偏磷酸，加入 40mL 冰乙酸及 250mL 水，加温，搅拌，使之逐渐溶解，冷却后加水至 500mL。于 4℃冰箱可保存 7～10d。

②0.15mol/L 硫酸：取 10mL 硫酸，小心加入水中，再加水稀释至 1200mL。

③偏磷酸－乙酸－硫酸液：以 0.15mol/L 硫酸液为稀释液，其余同①配制。

④50% 乙酸钠溶液：称取 500g 乙酸钠（$CH_3COONa \cdot 3H_2O$），加水至 1000mL。

⑤硼酸－乙酸钠溶液：称取 3g 硼酸，溶于 100mL 50% 乙酸钠溶液中。临用

前配制。

⑥邻苯二胺溶液：称取 20mg 邻苯二胺，于临用前用水稀释至 100mL。

⑦抗坏血酸标准溶液（1mg/mL）：准确称取 50mg 抗坏血酸，用偏磷酸 – 乙酸溶液溶于 50mL 容量瓶中，并稀释至刻度（临用前配制）。

⑧抗坏血酸标准使用液（100μg/mL）：取 10mL 抗坏血酸标准溶液，用偏磷酸 – 乙酸溶液稀释至 100mL。定容前试 pH，如其 pH > 2.2 时，则应用偏磷酸 – 乙酸 – 硫酸溶液稀释。

⑨0.04% 百里酚蓝指示剂溶液：称取 0.1g 百里酚蓝，加 0.02mol/L 氢氧化钠溶液，在玻璃研钵中研磨至溶解，氢氧化钠的用量约为 10.75mL，磨溶后用水稀释至 250mL。

变色范围：

pH = 1.2　　　　红色

pH = 2.8　　　　黄色

pH > 4　　　　蓝色

⑩活性炭的活化：加 200g 炭粉于 1L（1 + 9）盐酸中，加热回流 1 ~ 2h，过滤，用水洗至滤液中无铁离子为止，置于 110 ~ 120℃烘箱中干燥，备用。

（4）操作方法

①样品液的制备：称取 100g 鲜样，加 100g 偏磷酸 – 乙酸溶液，倒入捣碎机内打成匀浆，用百里酚蓝指示剂调试匀浆酸碱度。如呈红色，即可用偏磷酸 – 乙酸溶液稀释，若呈黄色或蓝色，则用偏磷酸 – 乙酸 – 硫酸溶液稀释，使其 pH 为 1.2。匀浆的取量需根据样品中抗坏血酸的含量而定。当样品液含量在 40 ~ 100μg/mL，一般取 20g 匀浆，用偏磷酸 – 乙酸溶液稀释至 100mL，过滤，滤液备用。

②测定步骤。氧化处理：分别取样品滤液及标准使用液各 100mL 于 200mL 带盖三角瓶中，加 2g 活性炭，用力振摇 1min，过滤，弃去最初数毫升滤液，分别收集其余全部滤液，即样品氧化液和标准氧化液，待测定。

各取 10mL 标准氧化液于 2 个 100mL 容量瓶中，分别标明"标准"及"标准空白"。

各取 10mL 样品氧化液于 2 个 100mL 容量瓶中，分别标明"样品"及"样品空白"。

于"标准空白"及"样品空白"溶液中各加 5mL 硼酸 – 乙酸钠溶液，混合摇动 15min，用水稀释至 100mL，在 4℃冰箱中放置 2 ~ 3h，取出备用。

于"样品"及"标准"溶液中各加入 5mL 50% 乙酸钠液，用水稀释至 100mL，备用。

③标准曲线的制备：取上述"标准"溶液（抗坏血酸含量 10μg/mL）0.5mL、1.0mL、1.5mL 和 2.0mL 标准系列，取双份分别置于 10mL 带盖试管中，

再用水补充至 2.0mL。

④荧光反应：取上述"标准空白"溶液、"样品空白"溶液及"样品"溶液各 2mL，分别置于 10mL 带盖试管中。在暗室迅速向各管中加入 5mL 邻苯二胺溶液，振摇混合，在室温下反应 35min，于激发光波长 338nm、发射光波长 420nm 处测定荧光强度。标准系列荧光强度分别减去标准空白荧光强度为纵坐标，对应的抗坏血酸含量为横坐标，绘制标准曲线或进行相关计算，其直线回归方程供计算时使用。

（5）计算

$$X = \frac{\rho \cdot V}{m} \times F \times \frac{100}{1000}$$

式中　X——样品中抗坏血酸及脱氢抗坏血酸总含量，mg/100g；

　　　ρ——由标准曲线查得或由回归方程算得样品溶液浓度，$\mu g/mL$；

　　　m——试样质量，g；

　　　F——样品溶液的稀释倍数；

　　　V——荧光反应所用试样体积，mL。

2. 2，4 – 二硝基苯肼比色法

（1）原理　总抗坏血酸包括还原型、脱氢型和二酮古乐糖酸。样品中还原型抗坏血酸经活性炭氧化为脱氢抗坏血酸，再与 2，4 – 二硝基苯肼作用生成红色脎，脎的含量与总抗坏血酸含量成正比，可进行比色测定。

（2）仪器

①恒温箱：(37 ± 0.5)℃。

②可见 – 紫外分光光度计。

③组织捣碎机。

（3）试剂

①4.5mol/L 硫酸：小心地将 250mL 硫酸（相对密度 1.84）加于 700mL 水中，冷却后用水稀释至 1000mL；

②85% 硫酸：小心地将 900mL 硫酸（相对密度 1.84）加于 100mL 水中。

③2% 2，4 – 二硝基苯肼溶液：溶解 2g 2，4 – 二硝基苯肼于 100mL 4.5mol/L 硫酸内，过滤。不用时存于冰箱内，每次用前必须过滤。

④2% 草酸溶液：溶解 20g 草酸于 700mL 水中，稀释至 1000mL。

⑤1% 草酸溶液：稀释 500mL 2% 草酸溶液到 1000mL。

⑥1% 硫脲溶液：溶解 5g 硫脲于 500mL 1% 草酸溶液中。

⑦2% 硫脲溶液：溶解 10g 硫脲于 500mL 1% 草酸溶液中。

⑧1mol/L 盐酸：取 100mL 盐酸，加入水中，并稀释至 1200mL。

⑨活性炭：将 100g 活性炭加到 750mL 1mol/L 盐酸中，回流 1～2h，过滤，用水洗数次，至滤液中无铁离子（Fe^{3+}）为止，然后置于 110℃烘箱中

烘干。

⑩抗坏血酸标准溶液（1mg/mL）：溶解100mg纯抗坏血酸于100mL 1%草酸溶液中，配成每毫升相当于1mg抗坏血酸。

（4）操作方法

①样品制备：全部实验过程应避光。

鲜样制备：称100g鲜样和100mL 2%草酸溶液，倒入打碎机中打成匀浆，取10~40g匀浆（含1~2mg抗坏血酸）倒入100mL容量瓶中，用1%草酸溶液稀释至刻度，混匀。

干样制备：称1~4g干样（含1~2mg抗坏血酸）放入乳钵内，加入1%草酸溶液磨成匀浆，倒入100mL容量瓶中，用1%草酸溶液稀释至刻度，混匀。

将上述两液过滤，滤液备用。不易过滤的样品可用离心机沉淀后，倾出上清液，过滤，备用。

②氧化处理：取25mL上述滤液，加入0.5g活性炭，振摇1min，过滤，弃去最初数毫升滤液。取10mL此氧化提取液，加入10mL 2%硫脲溶液，混匀。

③呈色反应：于三个试管中各加入4mL稀释液。一个试管作为空白，在其余试管中加入1.0mL 2%2，4-二硝基苯肼溶液。将所有试管放入（37±0.5）℃恒温箱或水浴中，保温3h。

3h后取出，除空白管外，将所有试管放入冰水中。空白管取出后使其冷到室温，然后加入1.0mL 2%2，4-二硝基苯肼溶液，在室温中放置10~15min后放入冰水内。其余步骤同样品。

④85%硫酸处理：当试管放入冰水后，向每一试管中加入5mL 85%硫酸，滴加时间至少需要1min，需边加边摇动试管。将试管自冰水中取出，在室温放置30min后比色。

⑤比色：用1cm比色杯，以空白液调零点，于500nm波长测吸光度。

⑥标准曲线绘制：加2g活性炭于50mL标准溶液中，摇动1min，过滤。

取10mL滤液放入500mL容量瓶中，加5.0g硫脲，用1%草酸溶液稀释至刻度。抗坏血酸浓度为20μg/mL。

取5mL，10mL，20mL，25mL，40mL，50mL，60mL稀释液，分别放入7个100mL容量瓶中，用1%硫脲溶液稀释至刻度，使最后稀释液中抗坏血酸的浓度分别为1μg/mL，2μg/mL，4μg/mL，5μg/mL，8μg/mL，10μg/mL及12μg/mL。

以吸光度为纵坐标，以抗坏血酸浓度（μg/mL）为横坐标绘制标准曲线。

（5）计算

$$X = \frac{\rho V}{m} \times F \times \frac{100}{1000}$$

式中　X——样品中抗坏血酸含量，mg/100g；

　　　ρ——由标准曲线查得或由回归方程算得样品溶液中总抗坏血酸浓度，

　　　　　μg/mL；

　　　m——试样质量，g；

　　　F——样品氧化处理过程中的稀释倍数；

　　　V——试样用10g/L草酸溶液定容的体积，mL。

（6）注意事项

①本法为国家标准方法，适用于蔬菜、水果及其制品中总抗坏血酸的测定。

②活性炭对抗坏血酸的氧化作用，是基于其表面吸附的氧进行界面反应。加入量过低，氧化不充分，会使测定结果偏低；加入量过高，对抗坏血酸有吸附作用，使结果也偏低。

③硫脲可防止抗坏血酸继续氧化，同时促进脎的形成。最后溶液中硫脲的浓度要一致，否则影响测定结果。

④试管自冰浴中取出后，因糖类的存在造成显色不稳定，颜色会继续变深，30s后影响将减小，故在加入硫酸后30s应准时比色。

⑤测定波长一般为495~540nm，样品杂质多时在540nm较合适，但灵敏度最大，吸收波长（520nm）下的灵敏度降低30%。

【实训十四】　　果汁中维生素 C 的测定

1. 目的与要求

国标中的第一法为碘量法。用该法测定维生素 C 的含量，操作简单，数据准确可靠。要使测定结果有更好的正确度、准确度和精准度，认真细致掌握测定的每个步骤、各个细节及相应的注意事项，就显得尤为重要。

2. 原理

维生素 C 有较强的还原性，可被碘氧化。以淀粉为指示剂，用碘标准滴定液滴定，根据其用量来计算维生素 C 的量。

3. 试剂与材料

（1）浸提剂　2%偏磷酸或2%草酸。

（2）1mg/mL抗坏血酸标准溶液　准确称取100mg抗坏血酸，溶于浸提剂中并稀释至100mL。现配现用。抗坏血酸纯度小于99.5%时需标定。

标定：吸取抗坏血酸溶液1mL置于盛有10mL浸提剂的锥形瓶中，加入6%碘化钾溶液0.5mL和1%淀粉溶液5滴，摇匀，用1.67×10^{-4}mol/L的碘酸钾标准溶液滴定至极淡蓝色为终点。抗坏血酸浓度按下式计算：

$$\rho = \frac{V_1 \times 0.088}{V_2}$$

式中 ρ ——抗坏血酸标准溶液的浓度，mg/mL；

        V_1 ——滴定时消耗 1.67×10^{-4} mol/L 的碘酸钾标准溶液的体积，mL；

        V_2 ——所取抗坏血酸溶液的体积，mL；

    0.088 ——1mL 1.67×10^{-4} mol/L 碘酸钾标准溶液相当于抗坏血酸的质量，mg/mL。

（3）2，6 - 二氯靛酚（2，6 - 二氯靛酚吲哚酚钠盐）溶液　称取碳酸氢钠 52mg 溶解在 200mL 热水中，然后称取 2，6 - 二氯靛酚 50mg 溶解在上述碳酸氢钠溶液中。冷却定容至 250mL，过滤至棕色瓶内，保存在冰箱中。每次使用前，用标准抗坏血酸标定其滴定度。即吸取 1mL 抗坏血酸标准溶液于 50mL 中锥形瓶中，加入 10mL 浸提剂，摇匀，用 2，6 - 二氯靛酚溶液滴定至溶液呈粉红色 15s 不退色为止。同时，取 10mL 浸提剂做空白实验。按下式计算滴定度：

$$T = \frac{\rho V}{V_1 - V_2}$$

式中 T ——滴定度，每毫升 2，6 - 二氯靛酚溶液相当于抗坏血酸的质量，mg/mL；

    ρ ——抗坏血酸标准溶液的浓度，mg/mL；

    V ——吸取抗坏血酸标准溶液的体积，mL；

    V_1 ——滴定抗坏血酸标准溶液所用 2，6 - 二氯靛酚溶液的体积，mL；

    V_2 ——滴定空白浸提剂所用 2，6 - 二氯靛酚溶液的体积，mL。

4. 操作步骤

准确称取约 0.2g 橙汁样品，精确至 0.0002g，置于 250mL 碘容量瓶中，加入 20mL 无二氧化碳的水及 25mL 硫酸溶液使之溶解，立即用碘标准滴定溶液进行滴定，临近终点时，加入 1mL 淀粉指示液，滴至溶液显蓝色，保持 30s 不退色为终点。

同时做空白试验，除不加试样外，其他步骤与样品相同。

5. 结果分析

$$X = \frac{(V - V_0) \times T}{m \times \dfrac{V_1}{100}} \times 100\%$$

式中 X ——样品中维生素 C 含量，mg/100g；

    V ——滴定样液时消耗染料溶液的体积，mL；

    V_0 ——滴定空白溶液时消耗染料溶液的体积，mL；

    V_1 ——测定用样品处理液体积，mL；

T ——2, 6 – 二氯靛酚溶液的滴定度，mg/mL；

m ——样品质量，g；

100 ——样品处理液总体积，mL。

计算结果保留三位有效数字，含量低的结果精确到小数点后两位数字。

情境六 **食品添加剂的测定**

随着消费者对食品要求的提升，天然食品无论是色、香、味，还是质构和保藏性能都已不能满足消费者需求，食品添加剂在食品中的使用势在必行，其发展大大促进了食品工业的发展。

《GB 2760—2011 食品安全国家标准 食品添加剂使用标准》中指出，食品添加剂是为改善食品品质和色、香、味，以及为防腐、保鲜和加工工艺的需要而加入食品中的人工合成的或者天然的物质。营养强化剂、食品用香料、胶基糖果中的基础剂物质、食品工业用加工助剂也包括在内。食品添加剂的使用可以增加食品的保藏性，防止其腐败变质，可以改善食品的感官性状，提高食品的品质，有利于食品加工操作、保持或提高食品的营养价值，还可以满足其他特殊需要，提高经济效益和社会效益。

食品添加剂使用时应符合以下基本要求：① 不应对人体产生任何健康危害；② 不应掩盖食品腐败变质；③ 不应掩盖食品本身或加工过程中的质量缺陷或以掺杂、掺假、伪造为目的而使用食品添加剂；④ 不应降低食品本身的营养价值；⑤ 在达到预期目的的前提下尽可能降低在食品中的使用量。

食品添加剂的种类很多，按照其来源的不同可以分为天然食品添加剂与化学合成食品添加剂两大类。天然食品添加剂是利用动植物或微生物的代谢产物等为原料，经提取所得的天然物质。化学合成食品添加剂是通过化学手段，使元素或化合物发生包括氧化、还原、缩合、聚合、成盐等合成反应所得到的物质。目前使用的大多属于化学合成食品添加剂。食品添加剂按照用途可分为 23 类：酸度调节剂、抗结剂、消泡剂、抗氧化剂、漂白剂、膨松剂、面粉处理剂、被膜剂、水分保持剂、营养强化剂、防腐剂、着色剂、稳定剂和凝固剂、胶姆糖基础剂、甜味剂、增稠剂、护色剂、食品用香料、乳化剂、酶制剂、增味剂、食品工业用加工助剂和其他。

食品添加剂是食品工业的基础原料，对食品的生产工艺、产品质量、安全卫生有着至关重要的影响。违禁、滥用以及超范围、超标准使用食品添加剂，都会给食品质量、安全卫生以及消费者的健康带来巨大的损害，食品添加剂的种类和数量越多，对人们健康的影响也就越大。食品加工企业必须严格遵照执行食品添加剂的卫生标准，加强卫生管理，规范、合理、安全地使用添加剂，保证食品质量，保证人民身体健康。食品添加剂的分析与检测，则对食品的安全起到了很好的监督、保证和促进作用。

任务一　　甜味剂的测定　　🔍

甜味剂是指赋予食品以甜味的食品添加剂，目前常用的有近 20 种。这些甜味剂有几种不同的分类方法，按照来源的不同可将其分为天然甜味剂和人工合成甜味剂；以其营养价值来分可分为营养型和非营养型两类；按其化学结构和性质又可分为糖类甜味剂和非糖类甜味剂。

天然营养型甜味剂如蔗糖、葡萄糖、果糖、果葡糖浆、麦芽糖、蜂蜜等，一般视为食品原料，习惯上称为糖，可用来制造各种糕点、糖果、饮料等。非糖类甜味剂有天然的和人工合成的两类，天然甜味剂如甜菊糖、甘草等，人工合成甜味剂有糖精、糖精钠、环己基氨基磺酸钠、天冬酰苯丙氨酸甲酯、三氯蔗糖等。非糖类甜味剂甜度高，使用量少，热值很小，常称为非营养型或低热值甜味剂，在食品加工中使用广泛。

糖精钠为无色结晶或稍带白色的结晶性粉末，无臭或微有香气，在空气中缓慢风化为白色粉末，甜度为蔗糖的 300～500 倍。糖精钠易溶于水，浓度低时呈甜味，高时则有苦味。由于糖精不易溶于水，所以一般使用的多为糖精钠，习惯上也称为糖精。

GB 2760—2011 规定的最大使用量（以糖精计）为：饮料、蜜饯、酱菜类、糕点、饼干、面包、配制酒、雪糕、冰淇淋等 0.15g/kg；瓜子 1.2g/kg；话梅、陈皮 5.0g/kg。

糖精钠的测定方法有薄层色谱定性及半定量法、紫外分光光度法、酚磺酞比色法、高效液相色谱法、离子选择性电极法等。以下介绍的为酚磺酞比色法。本方法适用于各类食品中糖精钠的测定。

1. 原理

在酸性条件下，样品中的糖精钠用乙醚提取分离后与酚和硫酸在 175℃作用，生成的酚磺酞与氢氧化钠反应产生红色溶液，与标准系列比较定量。

2. 试剂与材料

（1）苯酚 – 硫酸溶液（1＋1）。

（2）氢氧化钠溶液（200g/L）。

（3）碱性氧化铝：层析用。

（4）液体石蜡：油浴用。

（5）硫酸铜溶液（100g/L）。

（6）氢氧化钠溶液（40g/L）。

（7）盐酸溶液（1＋1）。

（8）乙醚：不含过氧化物。

（9）无水硫酸钠。

3. 仪器与设备

（1）油浴（175℃±2℃）。

（2）分光光度计。

（3）层析柱。

4. 操作步骤

（1）提取

①饮料、汽水等：取10mL均匀试样（如样品中含有二氧化碳，先加热除去。如样品中含有酒精，加40g/L的氢氧化钠溶液使其呈碱性，在沸水浴中加热除去）置于100mL分液漏斗中，加2mL盐酸（1＋1），用30mL、20mL、20mL乙醚提取三次，合并乙醚提取液。用5mL盐酸酸化的水洗涤一次，弃去水层。乙醚层通过无水硫酸钠脱水后，挥发乙醚，加2.0mL乙醇溶解残渣，密封保存，备用。

②酱油、果汁、果酱等：称取20.0g或吸取20.0mL均匀试样，置于100mL容量瓶中，加水至约60mL，加20mL硫酸铜溶液（100g/L），混匀，再加4.4mL氢氧化钠溶液（40g/L），加水至刻度，混匀。静置30min，过滤，取50mL滤液置于150mL分液漏斗中，以下按①自"加2mL盐酸（1＋1）"起依法操作。

③固体果汁粉等：称取20.0g磨碎的均匀试样，置于200mL容量瓶中，加100mL水，加温使其溶解后放冷，以下按②自"加20mL硫酸铜溶液（100g/L）"起依法操作。

④糕点、饼干等含蛋白、脂肪、淀粉多的食品：称取25.0g均匀试样，置于透析用玻璃纸中，放入大小适当的烧杯内，加50mL氢氧化钠溶液，调成糊状，将玻璃纸口扎紧，放入盛有200mL 0.02mol/L氢氧化钠溶液的烧杯中，盖上表面皿，透析过夜。

量取125mL透析液（相当于12.5g样品），加约0.4mL盐酸（1＋1），使成中性，加20mL硫酸铜溶液（100g/L），混匀，再加4.4mL氢氧化钠溶液（40g/L），混匀，静置30min，过滤。取120mL滤液（相当于10g样品），置于250mL分液漏斗中，以下按①自"加2mL盐酸（1＋1）"起依法操作。

（2）测定 取一定量（含糖精钠0.2~0.6g）的样品乙醚提取液，置于蒸发皿中，于水上慢慢将乙醚蒸发至约10mL，转入100mL比色管或100mL锥形瓶中，将乙醚挥发至干，然后置于100℃干燥箱中20min，取出，加入5.0mL苯酚－硫酸溶液，旋转至苯酚－硫酸与管壁充分接触，于175℃±2℃的油浴或干燥箱中加热 2h（温度达到 175℃ 时开始计时），取出后冷却，小心加水 20mL，振摇均匀，再加 10mL 氢氧化钠溶液（200g/L），加水至 100mL，混匀。然后透过 5.0g 碱性氧化铝层析柱并接收流出液，用 1cm 比色皿以乙醚空白管为零管，于波长 558nm 处测定吸光度。

(3) 标准曲线的绘制

①糖精钠标准溶液的配制：精密称取未风化的糖精钠 0.1000g，加 20mL 水溶解后转入 125mL 分液漏斗中，并用 10mL 水洗涤容器，洗液转入分液漏斗中，加盐酸（1+1），使其呈强酸性，用 30mL、20mL、20mL 乙醚分三次振摇提取，每次振摇 2min。将三次乙醚提取液均经同一滤纸上装有 10g 无水硫酸钠的漏斗脱水滤入 100mL 容量瓶中，用少量乙醚洗涤滤器，洗液并入容量瓶中并稀释至刻度，混匀。此溶液每毫升相当于 1mg 糖精钠。

②绘制标准曲线：取上述标准溶液 0.2mL、0.4mL、0.6mL、0.8mL，分别置于 100mL 比色管或 100mL 锥形瓶中，将乙醚在水浴上蒸干，此系列为标准管。另取 50mL 乙醚，置于 100mL 比色管或 100mL 锥形瓶中，在水浴上缓缓蒸发至干，此为试剂空白管。

将标准管与乙醚空白管置于 100℃ 干燥箱中 20min，以下按（2）测定自"取出，加入 5.0mL 苯酚 – 硫酸溶液"起依法操作，绘制标准曲线。

5. 计算

$$X = \frac{(A_1 - A_2) \times 1000}{m(V_2 / V_1) \times 1000}$$

式中　X ——样品中糖精钠含量，g/kg 或 g/L；

　　　A_1 ——测定用溶液中糖精钠，mg；

　　　A_2 ——空白溶液中糖精钠，mg；

　　　m ——样品质量或体积，g 或 mL；

　　　V_1 ——样品乙醚提取液总体积，mL；

　　　V_2 ——比色用样品乙醚提取液体积，mL。

6. 注意事项

(1) 苯甲酸等有机物对测定有干扰，故要通过碱性氧化铝层析柱以排除干扰。

(2) 本法受温度的影响较大，糖精与酚和硫酸作用时应严格控制温度和时间。

任务二 漂白剂的测定 🔍

漂白剂是能破坏、抑制食品的发色因素，使色素退色或使食品免于褐变的一类物质。根据其作用可分为氧化漂白剂和还原漂白剂两大类。氧化漂白剂有过氧化氢、漂白粉等；还原漂白剂有亚硫酸钠、焦亚硫酸钠（钾）、低亚硫酸钠等。食品生产中使用的漂白剂主要是还原漂白剂，且大都属于亚硫酸及其盐类，它们都是以其所产生的具有强还原性的二氧化硫起作用。还原漂白剂只有当其存在于食品中时方能发挥作用，一旦消失，制品可因空气中氧的氧化作用而再次显色。由于漂白剂具有一定的毒性，用量过多还会破坏食品中的营养成分，故应严格控制其残留量。中国食品卫生标准规定：硫黄可用来熏蒸蜜饯、粉丝、干果、干菜、食糖，残留量以二氧化硫计，蜜饯不得超 $0.05g/kg$，其他不得超过 $0.1g/kg$。二氧化硫可用于葡萄酒和果酒，最大通入量不得超过 $0.25g/kg$，二氧化硫残留量不得超过 $0.05g/kg$。亚硫酸钠、低亚硫酸钠、焦亚硫酸钠或亚硫酸氢钠可用于蜜饯类、饼干、罐头、葡萄糖、食糖、冰糖、饴糖、糖果、竹笋、蘑菇及蘑菇罐头等的漂白，最大使用量分别为 $0.6g/kg$、$0.4g/kg$、$0.45g/kg$。残留量以二氧化硫计，竹笋、蘑菇及蘑菇罐头不得超过 $0.04g/kg$；蜜饯、葡萄、黑加仑浓缩汁不得超过 $0.05g/kg$；液体葡萄糖不得超过 $0.2g/kg$；饼干、食糖、粉丝及其他品种不得超 $0.1g/kg$。漂白剂除具有漂白作用外，对微生物也有显著的抑制作用，因此也常用作食品的防腐剂。

【实训十五】 红酒中二氧化硫的测定

1. 目的与要求

（1）理解红酒中二氧化硫测定的原理。

（2）掌握红酒中二氧化硫的测定方法。

（3）能够正确对红酒样品进行取样。

（4）能够合理分析评价测定结果。

2. 原理

本实训中采用碘滴定法。试样用硫酸酸化，或用强碱处理，使 SO_2 从结合态放出后再酸化，用淀粉作指示剂，分别用碘标准溶液滴定，测定游离 SO_2 和总 SO_2 的含量。滴定反应可表示为：

$$I_2 + SO_2 + 2H_2O \Longrightarrow 2I^- + SO_4^{2-} + 4H^+$$

3. 试剂与材料

（1）硫酸溶液（1+3）　取1体积浓硫酸缓慢注入3体积水中。

（2）碘标准溶液　$c_{1/2I_2} = 0.02\ mol/L$。

（3）淀粉指示液　10 g/L。

4. 仪器与设备

（1）滴定管。

（2）碘量瓶。

5. 操作步骤

（1）游离SO_2的测定　吸取50.00mL 20℃样品于250mL碘量瓶中，加入少量碎冰块，再加入1mL淀粉指示液、10mL硫酸溶液，用碘标准溶液迅速滴定至淡蓝色，保持30s不变即为终点，记下消耗的碘标准溶液的体积（V）。以水代替样品，做空白试验，操作同上。

（2）总SO_2的测定　吸取25.00mL氢氧化钠溶液于250mL碘量瓶中，再准确吸取25.00mL 20℃样品，并以吸管尖插入氢氧化钠溶液的方式，加入到碘量瓶中，摇匀，盖塞，静置15min后，再加入少量碎冰块、1mL淀粉指示液、10mL硫酸溶液，摇匀，用碘标准溶液迅速滴定至淡蓝色，30s内不变即为终点，记下消耗的碘标准溶液的体积（V）。以水代替样品做空白试验，操作同上。

6. 结果分析

（1）游离SO_2的计算

$$U = \frac{c \times (V - V_0) \times 32}{50} \times 1000$$

式中　U　——样品中游离二氧化硫的含量，mg/L；

$\quad c$　——碘标准溶液的物质的量浓度，mol/L；

$\quad V$　——消耗的碘标准溶液的体积，mL；

$\quad V_0$　——空白试验消耗的碘标准溶液的体积，mL；

$\quad 32$　——与1.00 mL碘标准溶液（$c_{1/2I_2} = 1.00\ mol/L$）相当的以毫克表示的二氧化硫的质量；

$\quad 50$　——取样体积，mL。

（2）总SO_2的计算方法　同游离SO_2。

任务三 ｜ 护色剂的测定 🔍

护色剂又称发色剂，是能与肉及肉制品中的呈色物质作用，使之在加工、保存过程中不致分解、破坏，呈现良好色泽的物质。护色剂和着色剂不同，它本身没有颜色不起染色作用，但与食品原料中的有色物质可结合形成稳定的颜色。肉类在腌制过程中最常使用的护色剂是亚硝酸盐，它们在一定的条件下可转化为亚硝酸，并分解出亚硝基（—NO）。亚硝基一旦产生就很快与肉类中的血红蛋白和肌红蛋白（Mb）结合，生成鲜艳的、亮红色的亚硝基血红蛋白和亚硝基肌红蛋白（MbNO），亚硝基肌红蛋白遇热放出巯基（—SH），变成鲜红的亚硝基血色原，从而赋予肉制品鲜艳的红色。如果加工时不添加护色剂，则肉中的肌红蛋白很容易被空气中的氧所氧化，从而失去肉类原有的新鲜色泽。作用机理如下：

$$NaNO_3 \xrightarrow{亚硝酸菌} NaNO_2 \xrightarrow{乳酸} HNO_2 \xrightarrow{分解} —NO \xrightarrow{+ Mb} MbNO \xrightarrow{\Delta} 亚硝基血色原$$

亚硝酸盐除了有良好的呈色作用外，还具有抑制肉毒梭状芽孢杆菌和增强肉制品风味的作用。但亚硝酸盐具有一定的毒性，尤其是可与胺类物质反应生成强致癌物质亚硝胺。因此，在加工时应严格控制其使用范围和用量。

GB 2760—2011 规定，硝酸钠可用于肉制品，最大使用量为 0.5g/kg。亚硝酸钠可用于腌制畜、禽肉类罐头和肉制品，最大使用量为 0.15g/kg；腌制盐水火腿，最大使用量为 0.07g/kg。残留量以亚硝酸钠计，肉类罐头不得超过 0.05g/kg、肉制品不得超过 0.03g/kg。

亚硝酸盐的测定方法有盐酸萘乙二胺法、气相色谱法、荧光法、离子选择性电极法、示波极谱法等。

【实训十六】 肉罐头中亚硝酸盐的测定

1. 目的与要求

（1）理解肉罐头中亚硝酸盐的测定原理。

（2）掌握肉罐头中亚硝酸盐的测定方法。

（3）能够正确对肉罐头样品进行取样。

（4）能够合理分析评价测定结果。

2. 原理

本实训中采用盐酸萘乙二胺法。样品经沉淀蛋白质，除去脂肪后，在弱酸性条件下亚硝酸盐与对氨基苯磺酸重氮化后，再与盐酸萘乙二胺偶合形成紫红色染料，与标准比较定量。反应式如下：

$$NO_2+2H^++H_2N-\!\!\!\!\!\!\!-\!\!\!\!\!\!\!-SO_3H \xrightarrow{\text{重氮化}} N\!\!\equiv\!\!N^+-\!\!\!\!\!\!\!-\!\!\!\!\!\!\!-SO_3H+2H_2O$$

$$N\!\!\equiv\!\!N^+-\!\!\!\!\!\!\!-\!\!\!\!\!\!\!-SO_3H+ \quad NHCH_2CH_2NH_2\cdot2HCl \xrightarrow{-2HCL}$$

盐酸萘乙二胺

$$HO_3S-\!\!\!\!\!\!\!-\!\!\!\!\!\!\!-N\!\!=\!\!N-\!\!\!\!\!\!\!-NHCH_2CH_2NH_2$$

紫红色

3. 试剂与材料

（1）氯化铵缓冲液　1L 容量瓶中加入 500mL 水，准确加入 20.0mL 盐酸，振荡混匀，准确加入 50mL 氢氧化铵，用水稀释至刻度。必要时用稀盐酸和稀氢氧化铵调试至 pH9.6 ~ 9.7。

（2）硫酸锌溶液（0.42mol/L）　称取 120g 硫酸锌（$ZnSO_4 \cdot 7H_2O$），用水溶解，并稀释至 1000mL。

（3）氢氧化钠溶液（20g/L）　称取 20g 氢氧化钠用水溶解，稀释至 1L。

（4）对氨基苯磺酸溶液　称取 10g 对氨基苯磺酸，溶于 700mL 水和 300mL 冰乙酸中，置棕色瓶中混匀，室温保存。

（5）$N-1-$萘基乙二胺溶液（1g/L）　称取 0.1g $N-1-$萘基乙二胺，加 60% 乙酸溶解并稀释至 100mL，混匀后，置棕色瓶中，在冰箱中保存，一周内稳定。

（6）显色剂　临用前将 $N-1-$萘基乙二胺溶液（1g/L）和对氨基苯磺酸溶液等体积混合。

（7）亚硝酸钠标准溶液　准确称取 250.0mg 于硅胶干燥器中干燥 24h 的亚硝酸钠，加水溶解移入 500mL 容量瓶中，加 100mL 氯化铵缓冲液，加水稀释至刻度，混匀，在 4℃ 避光保存。此溶液每毫升相当于 500μg 的亚硝酸钠。

（8）亚硝酸钠标准使用液　临用前，吸取亚硝酸钠标准溶液 1.00mL，置于 100mL 容量瓶中，加水稀释至刻度，此溶液每毫升相当于 5.0μg 亚硝酸钠。

4. 仪器和设备

（1）小型粉碎机。

（2）分光光度计。

5. 分析步骤

（1）样品处理　称取约 10.00g（粮食取 5g）经绞碎混匀的样品，置于打碎机中，加 70mL 水和 12mL 氢氧化钠溶液（20g/L），混匀，用氢氧化钠溶液（20g/L）调样品 pH＝8，定量转移至 200mL 容量瓶中。加 10mL 硫酸锌溶液，混匀，如不产生白色沉淀，再补加 2～5mL 氢氧化钠，混匀。置 60℃ 水浴中加热 10min，取出后冷至室温，加水至刻度，混匀。放置 0.5h，用滤纸过滤，弃去初滤液 20mL，收集滤液备用。

（2）亚硝酸盐标准曲线的绘制　吸取 0mL、0.5mL、1.0mL、2.0mL、3.0mL、4.0mL、5.0mL 亚硝酸钠标准使用液（相当于 0μg、2.5μg、5μg、10μg、15μg、20μg、25μg 亚硝酸钠），分别置于 25mL 带塞比色管中。于标准管中分别加入 4.5mL 氯化铵缓冲液，加 2.5mL 60% 乙酸后立即加入 5.0mL 显色剂，加水至刻度，混匀，在暗处静置 25min，用 1cm 比色杯（灵敏度低时可换 2cm 比色杯），以零管调节零点，于波长 550nm 处测吸光度，绘制标准曲线。

低含量样品以制备低含量标准曲线计算，标准系列为：吸取 0mL、0.4mL、0.8mL、1.2mL、1.6mL、2.0mL 亚硝酸钠标准使用液（相当于 0μg、2μg、4μg、6μg、8μg、10μg 亚硝酸钠）。

（3）样品测定　吸取 10.0mL 上述滤液于 25mL 带塞比色管中，自（2）"于标准管中分别加入 4.5mL 氯化铵缓冲液"起依法操作。同时做试剂空白。

6. 结果分析

$$X_1 = \frac{m_2 \times 1000}{m_1 \times \dfrac{V_2}{V_1} \times 1000}$$

式中　X_1——样品中亚硝酸盐的含量，mg/kg；

　　　m_1——样品质量，g；

　　　m_2——由标准曲线对应的吸光度得出的测定用样液中亚硝酸盐的质量，μg；

　　　V_1——样品处理液总体积，mL；

　　　V_2——测定用样液体积，mL。

结果的表述：报告算术平均值的两位有效数字。

7. 注意事项

当亚硝酸盐含量高时，过量的亚硝酸盐可以将偶氮化合物氧化，变成黄色，而使红色消失，这时可以采取先加入试剂，然后滴加试液，从而避免亚硝酸盐过量。

任务四　防腐剂的测定　🔍

　　食品防腐剂是指防止食品腐败变质、延长食品贮存期的物质。常用食品防腐剂种类繁多，可以分为合成类防腐剂和天然防腐剂两大类。合成类防腐剂又分为无机防腐剂和有机防腐剂。有机化学防腐剂主要有苯甲酸（苯甲酸钠）、山梨酸（山梨酸钾）、对羟基苯甲酸脂类、脱氢乙酸、双乙酸钠、柠檬酸和乳酸等；无机化学防腐剂主要包括硝酸盐及亚硝酸盐类、二氧化硫、亚硫酸及盐类、游离氯及次氯酸盐等。

　　防腐剂是以保持食品原有品质和营养价值为目的的食品添加剂，能抑制微生物活动，防止食品腐败变质，从而延长食品的保质期。常用试剂有苯甲酸、苯甲酸钠、山梨酸、山梨酸钾、丙酸钙、对羟基苯甲酸酯类及其钠盐等。

　　目前使用的大多数防腐剂对人体都有一定的毒性，一旦过量会对人体健康产生危害，因此，各个国家对防腐剂的用量和残留量都有严格的规定，防腐剂的准确检测对食品卫生安全具有重要意义。食品防腐剂的检测主要有高效液相色谱法、气相色谱法、紫外分光光度法、薄层色谱法，滴定法等。其中气相色谱法、高效液相色谱法、紫外分光光度法准确度高，分析快捷，是目前最常用的检测方法。

【实训十七】　碳酸饮料中苯甲酸和山梨酸的测定

　　气相色谱法测定碳酸饮料中苯甲酸、山梨酸的含量是国标中规定的第一法，此法应用广泛，准确度高。

1. 目的与要求

（1）理解碳酸饮料中苯甲酸和山梨酸测定的原理。

（2）掌握碳酸饮料中苯甲酸和山梨酸的测定方法。

（3）能够正确对碳酸饮料样品进行取样。

（4）能够合理分析评价测定结果。

2. 原理

试样酸化后用乙醚提取苯甲酸、山梨酸，用附氢火焰离子化检测器的气相色谱仪进行分离测定，与标准系列比较定量。

3. 试剂与材料

（1）乙醚　不含过氧化物。

（2）石油醚 沸程 30~60℃。

（3）盐酸（1+1） 100mL 浓盐酸加水稀释至 200mL。

（4）无水硫酸钠。

（5）氯化钠酸性溶液（40g/L） 氯化钠溶液（40g/L）中加入少量盐酸（1+1）酸化。

（6）苯甲酸、山梨酸标准溶液 准确称取苯甲酸、山梨酸各 0.2000g，置于 100mL 容量瓶中，用石油醚 – 乙醚（3+1）混合溶剂溶解后并稀释至刻度。此溶液每毫升相当于 2.0mg 苯甲酸或山梨酸。

（7）苯甲酸、山梨酸标准使用液 吸取适量苯甲酸、山梨酸标准溶液，以石油醚 – 乙醚（3+1）混合溶剂稀释至每毫升相当于 0μg、50μg、100μg、150μg、200μg、250μg 苯甲酸或山梨酸。

4. 仪器与设备

气相色谱仪（带氢火焰离子化检测器）。

5. 操作步骤

（1）试样提取 称取 2.50g 事先混合均匀的试样，置于 25mL 具塞量筒中，加 0.5mL 盐酸（1+1）酸化，用 15mL、10mL 乙醚提取两次，每次振摇 1min，将上层乙醚提取液吸入另一个 25mL 具塞量筒中，合并乙醚提取液。用 3mL 氯化钠酸性溶液（40g/L）洗涤两次，静置 15min，用滴管将乙醚层通过无水硫酸钠滤入 25mL 容量瓶中。加乙醚至刻度，混匀。准确吸取 5mL 乙醚提取液于 5mL 带塞刻度试管中，置于 40℃ 水浴上挥干，加入 2mL 石油醚 – 乙醚（3+1）混合溶剂溶解残渣，备用。

（2）色谱参考条件

①色谱柱：玻璃柱，内径 3mm，长 2m，内装涂以 5% DEGS +1% 磷酸固定液的 60~80 目 Chromosorb WAW。

②气流速度：载气为氮气，50mL/min（氮气和空气、氢气之比按各仪器型号不同选择各自最佳比例）。

③温度：进样口 230℃，检测器 230℃，柱温 170℃。

（3）测定

进样标准系列中各浓度标准使用液 2μL 于气相色谱仪中，可测得不同浓度山梨酸、苯甲酸的峰高，以浓度为横坐标，相应峰高值为纵坐标，绘制标准曲线。同时进样 2μL 试样溶液，测得峰高与标准曲线比较定量。

6. 结果分析

试样中山梨酸或苯甲酸的含量按下式进行计算：

$$X = \frac{m_2 \times 1000}{m_1 \frac{5}{25} \times \frac{V_2}{V_1} \times 1000}$$

式中　X ——试样中山梨酸或苯甲酸的含量，mg/kg；

　　　　m_2 ——由标准曲线得出的测定用试样液中山梨酸或苯甲酸的质量，μg；

　　　　V_1 ——加入石油醚－乙醚（3＋1）混合溶剂的体积，mL；

　　　　V_2 ——测定时进样的体积，μL；

　　　　m_1 ——试样的质量，g；

　　　　5 ——测定时吸取乙醚提取液的体积，mL；

　　　　25 ——试样乙醚提取液的总体积，mL。

由测得苯甲酸的量乘以1. 18，即为试样中苯甲酸钠的含量。计算结果保留两位有效数字。

7. 精密度

在重复性条件下获得的两次独立测定结果的绝对差值不得超过算术平均值的10 %。

8. 参考色谱图

见图6－1。山梨酸保留时间2min 53s；苯甲酸保留时间6min 8s。

图6－1　气相色谱法检测山梨酸和苯甲酸图谱

任务五　合成色素的测定

相对于天然色素，合成色素有坚牢度高、染着力强、色泽艳丽、易于调色和成本低廉的优势。但其安全性需要严格控制。我国通过食品法规，在限制其用量和应用范围的安全性管理条例下，允许部分合成色素用于食品领域。

合成色素是一类重要的食品添加剂，因为在食品的色、香、味、形等感官特性中，色泽最先刺激人的感觉。色泽是食品内在审美价值重要的属性之一，也是鉴别食品质量的基础。一般新鲜食品大都具有与其自然统一的色泽，这种色泽与它周围的色调同时构成对人的感官刺激，引起人们的食欲。为了保护食品正常的色泽，减少食品批次间的色差，保持外观的一致性、提高商品价值，人们通过添加一定量的着色剂达到着色目的。合成色素由于其所具备的优良性能和食品工业发展的需求，并采取严格的限量使用措施，保障使用安全，其使用量呈上升趋势。我国允许使用的合成色素包括赤藓红、靛蓝、柠檬黄、日落黄、苋菜红、新红、胭脂红、诱惑红、亮蓝。

食品中添加的合成色素大多是调配后使用。食品本身的颜色也是多元的，因此测定时关键在于各种色素的分离，常见的分离技术主要有纸色谱、薄层色谱、气相色谱、高效液相色谱、羊毛吸附等。导数光谱、双波长吸收光谱等光谱分析方法及极谱等电化学方法也被应用于色素的测定。测定食品中人工合成色素时，必须对样品进行前处理，去除样品中的糖、蛋白质、还原性物质等干扰物质，然后进行色素的提取、测定工作。

【实训十八】 橙汁中合成色素的测定

高效液相色谱法是《GB/T 5009.35—2003 食品中合成着色剂的测定》的第一法。该方法检出限：新红 5ng、柠檬黄 4 ng、苋菜红 6ng、胭脂红 8ng、日落黄 7ng、赤藓红 18ng、亮蓝 26ng，当进样量相当于 0.025g 时，检出浓度分别为 0.2mg/kg、0.16mg/kg、0.24mg/kg、0.32mg/kg、0.28mg/kg、0.72mg/kg、1.04mg/kg。

1. 目的与要求

（1）理解橙汁中合成色素测定的原理。

（2）掌握橙汁中合成色素的测定方法。

（3）能够正确对橙汁样品进行取样。

（4）能够合理分析评价测定结果。

2. 原理

食品中人工合成着色剂用聚酰胺吸附法或液－液分配法提取，制成水溶液，注入高效液相色谱仪，经反相色谱分离，根据保留时间定性和与峰面积比较进行定量。

3. 试剂与材料

（1）正己烷。

（2）盐酸。

（3）乙酸。

（4）甲醇 经 0.5μm 滤膜过滤。

（5）聚酰胺粉（尼龙6）　过200目筛。

（6）乙酸铵溶液（0.02 mol/L）　称取1.54g乙酸铵，加水至1000 mL，溶解，经0.45μm滤膜过滤。

（7）氨水　量取氨水2 mL，加水至100 mL，混匀。

（8）氨水-乙酸铵溶液（0.02mol/L）　量取氨水0.5mL，加乙酸铵溶液（0.02mol/L）至1000mL，混匀。

（9）甲醇-甲酸（6+4）溶液　量取甲醇60 mL，甲酸40 mL，混匀。

（10）柠檬酸溶液　称取20g柠檬酸（$C_6H_8O_7 \cdot H_2O$），加水至100 mL，溶解混匀。

（11）无水乙醇-氨水-水（7+2+1）溶液　量取无水乙醇70 mL、氨水20 mL、水10 mL，混匀。

（12）三正辛胺-正丁醇溶液（5%）　量取三正辛胺5mL，加正丁醇至100 mL，混匀。

（13）饱和硫酸钠溶液。

（14）硫酸钠溶液（2g/L）。

（15）pH6的水　水加柠檬酸溶液调pH到6。

（16）合成着色剂标准溶液　准确称取按其纯度折算为100%质量的柠檬黄、日落黄、苋菜红、胭脂红、新红、赤藓红、亮蓝、靛蓝各0.100g，置100mL容量瓶中，加pH6水到刻度，配成水溶液（1.00mg/mL）。

（17）合成着色剂标准使用液　临用时将合成着色剂标准溶液加水稀释20倍，经0.45μm滤膜过滤，配成每毫升相当于50.0μg的合成着色剂。

4. 仪器与设备

高效液相色谱仪：带紫外检测器，245nm波长。

5. 操作步骤

（1）试样处理　称取橙汁20.0~40.0g，放入100mL烧杯中（若含二氧化碳应加热驱除）。

（2）色素提取

①聚酰胺吸附法：试样溶液加柠檬酸溶液调pH到6，加热至60℃，将1g聚酰胺粉加少许水调成粥状，倒入试样溶液中，搅拌片刻，以G3垂融漏斗抽滤，用60℃pH=4的水洗涤3~5次。然后用甲醇-甲酸混合溶液洗涤3~5次（含赤藓红的试样用以下②法），再用水洗至中性，用乙醇-氨水-水混合溶液解吸3~5次，每次5mL，收集解吸液，加乙酸中和，蒸发至近干，加水溶解，定容至5mL。经0.45μm滤膜过滤，取10μL进高效液相色谱仪。

②液-液分配法（适用于含赤藓红的试样）：将制备好的试样溶液放入分液漏斗中，加2mL盐酸、三正辛胺-正丁醇溶液（5%）10~20mL，振摇提取，分

取有机相，重复提取至有机相无色，合并有机相，用饱和硫酸钠溶液洗 2 次，每次 10mL，分取有机相，放蒸发皿中，水浴加热浓缩至 10mL，转移至分液漏斗中，加 60mL 正己烷，混匀，加氨水提取 2~3 次，每次 5mL，合并氨水溶液层（含水溶性酸性色素），用正己烷洗 2 次，氨水层加乙酸调成中性，水浴加热蒸发至近干，加水定容至 5mL，经滤膜 0.45μm 过滤，取 10μL 进高效液相色谱仪。

（3）高效液相色谱条件

色谱柱：YWG - C_{18} 10μm 不锈钢柱 4.6 mm（内径）×250mm。

检测器：紫外检测器，波长 254nm。

流速：1mL/min。

流动相：甲醇 - 乙酸铵溶液（pH = 4，0.02mol/L）。

梯度洗脱：20%~35% 甲醇，3%/min；35%~98% 甲醇，9%/min；98% 甲醇继续 6min。

（4）测定 取相同体积样液和合成色素标准使用液分别注入高效液相色谱仪，根据保留时间定性，外标峰面积法定量。

6. 结果分析

试样中着色剂的含量按下式进行计算。

$$X = \frac{m_2 \times 1000}{m_1 \times V_2/V_1 \times 1000}$$

式中 X ——试样中着色剂的含量，mg/kg；

$\quad m_2$ ——由峰面积得出的样液中着色剂的质量，μg；

$\quad V_2$ ——进样体积，mL；

$\quad V_1$ ——试样稀释总体积，mL；

$\quad m_1$ ——试样质量，g。

计算结果保留两位有效数字。

7. 精密度

在重复性条件下获得的两次独立测定结果的绝对差值不得超过算术平均值的 10%。

8. 参考色谱图

见图 6 - 2。

图 6 - 2 液相色谱法检测合成色素的图谱
1—新红 2—柠檬黄 3—苋菜红 4—靛蓝
5—胭脂红 6—日落黄 7—亮蓝 8—赤藓红

情境七　食品中矿物质元素的测定

在生物体内已经发现的几十种元素中，除去构成水分和有机物质的 C、H、O、N 四种元素外，其余的统称为矿物质成分。其中，含量在 0.01% 以上的称为大量元素或常量元素，低于 0.01% 的称为微量元素或痕量元素。在这些元素中，有的是维持正常生理功能不可缺少的物质，有的是机体的重要组成成分，有的则可能是通过食物和呼吸偶尔进入人体内的；有些元素对人体有重要的营养作用，是人及动物生命所必需的，而有些则是有毒性的。另外，即使是对人体有重要作用的元素，也有一定的需要量范围，摄入量不足时可产生缺乏症状，摄入量过多，则可能发生中毒。在有些情况下，体内元素的过量比缺乏对人体的危害更大。

食品中元素含量的测定已经成为食品分析检验中不可或缺的一个方面，具有很重要的意义。

①测定食品中的矿物质元素含量，对于评价食品的营养价值，开发和生产强化食品具有指导意义。

②测定食品中各成分元素含量有利于食品加工工艺的改进和食品质量的提高。

③测定食品中重金属元素含量，可以了解食品污染情况，以便采取相应措施，查清和控制污染源，以保证食品的安全和消费者的健康。

任务一　食品中矿物质元素的分类及功能

1. 食品中的重要矿物质元素及其营养功能

人及动物体需要 7 种比较大量的矿物质元素：钙、镁、磷、钠、钾、氯、硫和 14 种必需的微量元素：铁、铜、锌、碘、锰、钼、钴、硒、镍、锡、硅、氟、矾、铬。

根据矿物质在生物体内的功能，可将它们分为三类：①涉及体液调节的矿物质；②构成生物体骨骼的矿物质；③参与体内生物化学反应和作为生物体化学成分的矿物质。

（1）常量元素　常量元素中，钙、磷是构成骨骼和牙齿的主要成分之一。钙可促进血液凝固，控制神经兴奋，对心脏的正常收缩与弛缓有重要作用。当血钙中钙含量过低时，会发生抽搐现象。食物中钙的最好来源是牛乳、新鲜蔬菜、豆类和水产品等。

（2）微量元素　生物体内的微量元素可分为必需和非必需两大类。所谓必需元素，即保证生物体健康所必不可少的元素，缺乏时生物体会发生病变。

在 14 种必需微量元素中，对人体最重要的是铁、锌、铜、碘、锰、钴、硒等。其中，铁是食品中最重要的组成元素之一，在生物体内含量也十分丰富。铁参与构成血红素和部分酶类，缺铁将导致贫血。含铁最丰富的食物有动物肝脏、蛋黄、鱼、肉、蔬菜等。

锌也是人和动物所必需营养元素，锌存在于至少 25 种促进食物消化和营养素代谢的酶中。锌缺乏时会引起味觉减退、生长停滞。动物性食品和粮食制品都是锌的重要来源。

2. 有害元素及其危害

除了必需的和非必需的元素外，还有一些元素是环境污染物，它们的存在会对人类健康造成危害，称为有害元素。食品中的有害元素主要是铅、砷和汞等重金属元素。

食品中含有的少量天然重金属化合物对人体不呈现毒性作用。但食品在生产、加工、贮存和运输过程中，常常会由于污染等原因而使得某些重金属含量增加，如工业"三废"的污染、食品添加剂的使用、食品加工和贮存过程中使用各种含有重金属的容器、器械、包装材料等。有害元素对人体的危害，除因大量摄入可能发生急性中毒外，还可由于长期食用含量较少的有害金属，因蓄积作用而发生慢性中毒，引起肝、肾等实质器官及神经系统、造血系统、消化系统的损坏。

需要注意的是，必需元素和有害元素的划分只是相对而言，即使对人体有重要作用的微量元素如锌、铜、硒等，过量时同样对人体有害。国家食品卫生标准对食品中有害元素的含量都做了严格规定。

任务二　食品中钙的测定　🔍

一、原子吸收分光光度法

1. 原理

样品经湿法消化后，导入原子吸收分光光度计中，经火焰原子化后，吸收

422.7nm 的共振线，其吸收量与含量成正比，与标准系列比较定量。

2. 仪器

原子吸收分光光度计，钙空心阴极灯。

3. 试剂

（1）盐酸。

（2）硝酸。

（3）高氯酸。

（4）混合酸消化液　硝酸与高氯酸比为 4:1。

（5）0.5mol/L 硝酸溶液　量取 45mL 硝酸，加去离子水并稀释至 1000mL。

（6）20g/L 氧化镧溶液　称取 25g 氧化镧（纯度大于 99.99%），加 75mL 盐酸于 1000mL 容量瓶中，加去离子水稀释至刻度。

（7）钙标准溶液　精确称取 1.2486g 碳酸钙（纯度大于 99.99%），加 50mL 去离子水，加盐酸溶解，移入 1000mL 容量瓶中，加 2% 氧化镧稀释至刻度。贮存于聚乙烯瓶内，4℃保存。此溶液每毫升相当于 500μg 钙。

（8）钙标准使用液　钙标准使用液的配制见表 7-1。钙标准使用液配制后，贮存于聚乙烯瓶内，4℃保存。

表 7-1　钙标准使用液配制

元素	标准贮备溶液浓度/（μg/mL）	吸取标准贮备溶液量/mL	稀释体积（容量瓶）/mL	标准使用液浓度/（μg/mL）	稀释溶液
钙	500	5.0	100	25	20g/L 氧化镧溶液

4. 操作步骤

（1）样品处理

①样品制备：微量元素分析的样品制备过程中应特别注意防止各种污染。所用设备如电磨、绞肉机、匀浆器、打碎机等必须是不锈钢制品；所用容器必须使用玻璃或聚乙烯制品，做钙测定的样品不得用石磨研碎；湿样（如蔬菜、水果、鲜鱼、鲜肉等）用水冲洗干净后，要用去离子水充分洗净；干粉类样品（如面粉、乳粉等）取样后立即装容器密封保存，防止空气中的灰尘和水分污染。

②样品消化：精确称取均匀样品干样 0.5~1.5g（湿样 2.0~4.0g，饮料等液体样品 5.0~10.0g）于 250mL 高型烧杯，加混合酸消化液 20~30mL，上盖表面皿，置于电热板或电沙浴上加热消化。如未消化好而酸液过少时，再补加几毫升混合酸消化液，继续加热消化，直至无色透明为止。加几毫升去离子水，加热以除去多余的硝酸。待烧杯中的液体接近 2~3mL 时，取下冷却。用去离子水洗并转移于 10mL 刻度试管中，加去离子水定容至刻度（测钙时用 2% 氧化镧溶液

稀释定容）。

取与消化样品相同量的混合酸消化液，按上述操作做试剂空白试验。

（2）测定 将钙标准使用液分别配制成不同浓度系列的标准稀释液，见表7-2，测定操作参数见表7-3。

表7-2 不同浓度系列标准稀释液的配制方法

元素	使用液浓度/（μg/mL）	吸取使用液量/mL	稀释体积/mL	标准系列浓度/（μg/mL）	稀释溶液
		0		0	
		1		0.5	
		2		1.0	
钙	25	3	50	1.5	20g/L 氧化镧溶液
		4		2.0	
		5		2.5	
		6		3.0	

表7-3 测定操作参数

元素	波长/nm	光源	火焰	标准系列浓度范围	稀释溶液
钙	422.7	可见	空气-乙炔	0.5~3.0	20g/L 氧化镧溶液

其他实验条件：仪器狭缝、空气及乙炔的流量、灯头高度、元素灯电流等均按使用的仪器说明调至最佳状态。

将消化好的样液、试剂空白液和各元素的标准浓度系列分别导入火焰进行测定。

5. 计算

以各浓度系列标准溶液与对应的吸光度绘制标准曲线。钙标准曲线如图7-1所示。它的线性相关系数为0.9996。

图7-1 钙标准曲线

测定用样品液及试剂空白液由标准曲线查出浓度值 ρ_1 及 ρ_0，再按下式计算。

$$X = \frac{(\rho_1 - \rho_0)Vf \times 100}{m \times 1000}$$

式中　X——样品中元素的含量，mg/100g；

　　　ρ_1——测定用样品中元素的浓度（由标准曲线查出），μg/mL；

　　　ρ_0——试剂空白液中元素的浓度（由标准曲线查出），μg/mL；

　　　V——样品定容体积，mL；

　　　f——稀释倍数；

　　　m——样品质量，g。

二、滴定法（EDTA 法）

1. 原理

钙与氨羧配位剂能定量地形成金属配合物，其稳定性较钙与指示剂所形成的配合物为强。在适当的 pH 范围内，以氨羧配位剂 EDTA 滴定，在达到当量点时，EDTA 就自指示剂配合物中夺取钙离子，使溶液呈现游离指示剂的颜色（终点）。根据 EDTA 配位剂用量，可计算钙的含量。

2. 仪器

所有玻璃仪器均以硫酸 – 重铬酸钾洗液浸泡数小时，再用洗衣粉充分洗刷，后用水反复冲洗，最后用去离子水冲洗晒干或烘干，方可使用。

（1）实验室常用玻璃仪器　高型烧杯（250mL），微量滴定管（1mL 或 2mL），碱式滴定管（50mL），刻度吸管（0.5~1mL），试管等。

（2）电热板　1000~3000W，消化样品用。

3. 试剂

（1）1.25mol/L 氢氧化钾溶液　精确称取 71.13g 氢氧化钾，用去离子水稀释至 1000mL。

（2）10g/L 氰化钠溶液　称取 1.0g 氰化钠，用去离子水稀释至 100mL。

（3）0.05mol/L 柠檬酸钠溶液　称取 14.7g 柠檬酸钠（$Na_3C_6H_5O_7 \cdot 2H_2O$），用去离子水稀释至 1000mL。

（4）混合酸消化液　硝酸与高氯酸比为 4:1。

（5）EDTA 溶液　精确称取 4.50g EDTA（乙二胺四乙酸二钠），用去离子水稀释至 1000mL，贮存于聚乙烯瓶中，4℃保存。使用时稀释 10 倍即可。

（6）钙标准溶液　精确称取 0.1248g 碳酸钙（纯度大于 99.99%，105~110 ℃ 烘干 2h），加 20mL 去离子水及 3mL 0.5mol/L 盐酸溶解，移入 500mL 容量瓶中，加去离子水稀释至刻度，贮存于聚乙烯瓶中，4℃保存。此溶液每毫升相当于 100μg 钙。

（7）钙红指示剂 称取 0.1g 钙红指示剂（$C_{21}O_7N_2SH_{14}$），用去离子水稀释至 100mL，溶解后即可使用。贮存于冰箱中可保持一个半月以上。

4. 操作步骤

（1）样品消化 精确称取均匀样品干样 0.5～1.5g（湿样 2.0～4.0g，饮料等液体样品 5.0～10.0g）于 250mL 高型烧杯，加混合酸消化液 20～30mL，上盖表面皿。置于电热板或电沙浴上加热消化。如未消化好而酸液过少时，再补加几毫升混合酸消化液，继续加热消化，直至无色透明为止。加几毫升去离子水，加热以除去多余的硝酸。待烧杯中的液体接近 2～3mL 时，取下冷却。用去离子水洗并转移于 10mL 刻度试管中，加去离子水定容至刻度（测钙时用 2% 氧化镧溶液稀释定容）。

取与消化样品相同量的混合酸消化液，按上述操作做试剂空白试验测定。

（2）测定

①标定 EDTA 浓度：吸取 0.5mL 钙标准溶液，以 EDTA 滴定，标定其 EDTA 的浓度，根据滴定结果计算出每毫升 EDTA 相当于钙的毫克数，即滴定度（T）。

②样品及空白滴定：吸取 0.1～0.5mL（根据钙的含量而定）样品消化液及空白试验于试管中，加 1 滴氰化钠溶液和 0.1mL 柠檬酸钠溶液，用滴定管加 1.5mL 1.25mol/L 氢氧化钾溶液，加 3 滴钙红指示剂，立即以稀释 10 倍 EDTA 溶液滴定，至指示剂由紫红色变蓝为止。

5. 计算

$$X = \frac{T(V - V_0)f \times 100}{m}$$

式中 X——样品中元素含量，mg/100g；

$\quad$ T——EDTA 滴定度，mg/mL；

$\quad$ V——滴定样品时所用 EDTA 量，mL；

$\quad$ V_0——滴定空白时所用 EDTA 量，mL；

$\quad$ f——样品稀释倍数；

$\quad$ m——样品质量，g。

6. 注意事项

同实验室平行测定或连续两次测定结果的重复性小于 10%。本方法的检测范围：5～50μg。

任务三 食品中铁的测定 （邻二氮菲测定法）

1. 原理

邻二氮菲（又称邻菲罗啉）是测定微量铁的较好试剂，在 pH 为 2~9 的溶液中，Fe^{2+} 可与邻二氮菲生成极稳定的橙红色配合物，其反应式为：

该配合物在波长 510 nm 处有最大吸收，其吸光度与铁含量成正比，可用比色法测定。在显色前，可用盐酸羟胺把 Fe^{3+} 还原为 Fe^{2+}：

$$2Fe^{3+} + 2NH_2OH \cdot HCl \rightarrow 2Fe^{2+} + N_2 \uparrow + 4H^+ + 2H_2O + 2Cl^-$$

2. 仪器

分光光度计。

3. 试剂

（1）盐酸羟胺溶液（100g/L） 用前配制。

（2）邻二氮菲溶液（1.2g/L）。

（3）乙酸钠溶液（1mol/L）。

（4）盐酸溶液（2mol/L）。

（5）铁标准贮备液 准确称取 0.3511g $(NH_4)_2Fe(SO_4)_2 \cdot 6H_2O$，用 15mL 2mol/L 盐酸溶解，移至 500mL 容量瓶中，用水稀释至刻度，摇匀。此溶液浓度为 100μg/mL。

（6）铁标准使用液 使用前将标准贮备液准确稀释 10 倍，此溶液浓度为 10μg/mL。

4. 测定方法

（1）样品处理 称取均匀样品 10.0g，用干法灰化后，加盐酸（1+1）溶液 2mL，置水浴上蒸干，再加入 5mL 水，加热煮沸，冷却后移入 100mL 容量瓶中，用水定容，摇匀。

（2）标准曲线绘制 吸取 10μg/mL 铁标准使用液 0.0mL、1.0mL、2.0mL、3.0mL、4.0mL、5.0mL，置于 6 个 50mL 容量瓶中，分别加入 1mL 盐酸羟胺、2mL 邻二氮菲、5mL 乙酸钠溶液，每加入一种试剂都要摇匀。然后用水稀释至刻度。10min 后，用 1cm 比色皿，以不加铁标的试剂空白作参比，在 510nm 波长处测定各溶液的吸光度。以含铁量为横坐标，吸光度为纵坐标，绘制标准曲线。

（3）样品测定　准确吸取适量样液（视铁含量的高低）于 50mL 容量瓶中，按标准曲线的制作步骤，加入各种试剂，测定吸光度，在标准曲线上查出相对应的铁含量（μg）。

5. 计算

$$X = \frac{m_0}{m(V_1/V_2)} \times 100\%$$

式中　X——样品中铁的含量，μg/100g；

　　　m_0——从标准曲线上查得测定用样液相应的铁含量，μg；

　　　V_1——测定用样液体积，mL；

　　　V_2——样液定容总体积，mL；

　　　m——样品质量，g。

6. 注意事项

（1）Cu^{2+}、Ni^{2+}、Co^{2+}、Zn^{2+}、Hg^{2+}、Cd^{2+}、Mn^{2+} 等离子也能与邻二氮菲生成稳定的配合物，少量时不影响测定，量大时可用 EDTA 掩蔽或预先分离。

（2）加入试剂的顺序不能任意改变，否则会因为 Fe^{3+} 水解等原因造成较大误差。

（3）微量元素分析的样品制备过程中应特别注意防止各种污染，所用各种设备如电磨、绞肉机、匀浆器、打碎机等必须是不锈钢制品，所用容器必须使用玻璃或聚乙烯制品。

任务四　食品中锌的测定 🔍

一、原子吸收光谱法

1. 原理

样品经处理后，导入原子吸收分光光度计中，原子化以后，吸收 213.8nm 共振线，其吸收值与锌量成正比，与标准系列比较定量。

2. 仪器

原子吸收分光光度计。

3. 试剂

（1）磷酸（1+10）。

（2）盐酸（1+11）　量取 10mL 浓盐酸，加到适量水中，再稀释至 120mL，即 1mol/L。

（3）锌标准溶液　准确称取 0.500g 金属锌（99.99%），溶于 10mL 盐酸中，然后在水浴上蒸发至近干，用少量水溶解后移入 1000mL 容量瓶中，以水稀释至刻度，贮于聚乙烯瓶中，此溶液每毫升相当于 0.50mg 锌。

（4）锌标准使用液　吸取 10.0mL 锌标准溶液，置于 50mL 容量瓶中，以盐酸（0.1mol/L）稀释至刻度，此溶液每毫升相当于 100.0μg 锌。

4. 操作方法

（1）样品处理

①谷类：去除其中杂物及尘土，必要时除去外壳，磨碎，过 40 目筛，混匀。称取约 5.00~10.00g 置于 50mL 瓷坩埚中，小火炭化至无烟后移入马弗炉中，500℃±25℃灰化约 8h 后，取出坩埚，放冷后再加入少量混合酸，小火加热，不使干涸，必要时加少许混合酸，如此反复处理，直至残渣中无炭粒。待坩埚稍冷，加 10mL 盐酸（1+11），溶解残渣并移入 50mL 容量瓶中，再用盐酸（1+11）反复洗涤坩埚，洗液并入容量瓶中，并稀释至刻度，混匀备用。

取与样品处理相同的混合酸和盐酸（1+11），按同一操作方法做试剂空白试验。

②蔬菜、瓜果及豆类：取可食部分洗净晾干，充分切碎或打碎混匀。称取 10.00~20.00g，置于瓷坩埚中，加 1mL 磷酸（1+10），小火炭化，以下按①自"小火炭化至无烟后移入马弗炉中"起，依法操作。

③禽、蛋、水产及乳制品：取可食部分充分混匀。称取 5.00~10.00g，置于瓷坩埚中，小火炭化，以下按①自"小火炭化至无烟后移入马弗炉中"起，依法操作。

④乳类：经混匀后，量取 50mL，置于瓷坩埚中，加 1mL 磷酸（1+10），在水浴上蒸干，再小火炭化，以下按①自"小火炭化至无烟后移入马弗炉中"起，依法操作。

（2）测定　吸取 0mL、0.10mL、0.20mL、0.40mL、0.80mL 锌标准使用液，分别置于 50mL 容量瓶中，以盐酸（1mol/L）稀释至刻度，混匀（各容量瓶中每毫升分别相当于 0μg、0.2μg、0.4μg、0.8μg、1.6μg 锌）。

将处理后的样液、试剂空白液和各容量瓶中的锌标准溶液分别导入调至最佳条件的火焰原子化器进行测定。参考测定条件：灯电流 6mA，波长 213.8nm，狭缝 0.38nm，空气流量 10L/min，乙炔流量 2.3L/min，灯头高度 3mm，氘灯背景校正。以锌含量对应的吸光度绘制标准曲线或计算直线回归方程，样品吸光度与曲线比较或代入方程求出含量。

5. 计算

$$X_1 = \frac{(m_2 - m_3) \times V_1 \times 1000}{m_1 \times 1000}$$

式中　X_1——样品中锌的含量，mg/kg 或 mg/L；

$\qquad m_2$——测定用样品液中锌的含量，μg/mL；

$\qquad m_3$——试剂空白液中锌的含量，μg/mL；

$\qquad m_1$——样品质量（体积），g（mL）；

$\qquad V_1$——样品处理液的总体积，mL。

二、 二硫腙比色法

1. 原理

样品经消化后，在 pH 4.0 ~ 5.5 时，锌离子与二硫腙形成紫红色配合物，溶于四氯化碳，加入硫代硫酸钠，防止铜、汞、铅、铋、银和镉等离子干扰，与标准系列比较定量。

2. 操作方法

（1）样品消化（硝酸－高氯酸－硫酸法）

①粮食、粉丝、粉条、豆干制品、糕点、茶叶等及其他含水分少的固体食品：称取 5.00g 或 10.00g 的粉碎样品，置于 250 ~ 500mL 定氮瓶中，先加水少许使湿润，加数粒玻璃珠、10 ~ 15mL 硝酸－高氯酸混合液，放置片刻，小火缓缓加热，待作用缓和，放冷。沿瓶壁加入 5mL 或 10mL 硫酸，再加热，至瓶中液体开始变成棕色时，不断沿瓶壁滴加硝酸－高氯酸混合液至有机质分解完全。加大火力，至产生白烟，待瓶口白烟冒净后，瓶内液体再产生白烟为消化完全，该溶液应澄明无色或微带黄色，放冷。在操作过程中应注意防止爆沸或爆炸。

加 20mL 水煮沸，除去残余的硝酸至产生白烟为止，如此处理两次，放冷。将冷后的溶液移入 50mL 或 100mL 容量瓶中，用水洗涤定氮瓶，洗液并入容量瓶中，放冷，加水至刻度，混匀。定容后的溶液每 10mL 相当于 1g 样品，相当于加入硫酸量 1mL。

取与消化样品相同量的硝酸－高氯酸混合液和硫酸，按同一方法做试剂空白试验。

②蔬菜、水果：称取 25.00g 或 50.00g 洗净打成匀浆的样品，置于 250 ~ 500mL 定氮瓶中，加数粒玻璃珠、10 ~ 15mL 硝酸－高氯酸混合液。以下按①自"放置片刻"起，依法操作。但定容后的溶液每 10mL 相当于 5g 样品，相当加入硫酸 1mL。

③酱、酱油、醋、冷饮、豆腐、腐乳、酱腌菜等：称取 10.00g 或 20.00g 样品（或吸取 10.0mL 或 20.0mL 液体样品），置于 250 ~ 500mL 定氮瓶中，加数粒玻璃珠、5 ~ 15mL 硝酸－高氯酸混合液。以下按①自"放置片刻"起，依法操作，但定容后的溶液每 10mL 相当于 2g 或 2mL 样品。

④含乙醇饮料或含二氧化碳饮料：吸取 10.00mL 或 20.00mL 样品，置于

250～500mL 定氮瓶中。加数粒玻璃珠，先用小火加热除去乙醇或二氧化碳，再加 5～10mL 硝酸－高氯酸混合液，混匀后，以下按①自"放置片刻"起，依法操作。但定容后的溶液每 10mL 相当于 2mL 样品。

⑤含糖量高的食品：称取 5.00g 或 10.0g 样品，置于 250～500mL 定氮瓶中，先加少许水使湿润，加数粒玻璃珠、5～10mL 硝酸－高氯酸混合后，摇匀。缓缓加入 5mL 或 10mL 硫酸，待作用缓和停止起泡沫后，先用小火缓缓加热（糖分易炭化），不断沿瓶壁补加硝酸－高氯酸混合液，待泡沫全部消失后，再加大火力，至有机质分解完全，发生白烟，溶液应澄明无色或微带黄色，放冷。以下按①自"加 20mL 水煮沸"起，依法操作。

⑥水产品：取可食部分样品捣成匀浆，称取 5.00g 或 10.0g（海产藻类、贝类可适当减少取样量），置于 250～500mL 定氮瓶中，加数粒玻璃珠，5～10mL 硝酸－高氯酸混合液，混匀后，以下按①自"沿瓶壁加入 5mL 或 10mL 硫酸"起，依法操作。

（2）测定　准确吸取 5～10mL 定容的消化液和相同量的试剂空白液，分别置于 125mL 分液漏斗中，加 5mL 水、0.5mL 盐酸羟胺溶液（200 g/L），摇匀，再加 2 滴酚红指示液，用氨水（1+1）调节至红色，再多加 2 滴。再加 5mL 二硫腙－四氯化碳溶液（0.1g/L），剧烈振摇 2min，静置分层。将四氯化碳层移入另一分液漏斗中，水层再用少量二硫腙－四氯化碳溶液振摇提取，每次 2～3mL，直至二硫腙－四氯化碳溶液绿色不变为止。合并提取液，用 5mL 水洗涤，四氯化碳层用盐酸（0.02 mol/L）提取 2 次，每次 10mL，提取时剧烈振摇 2min，合并盐酸（0.02 mol/L）提取液，并用少量四氯化碳洗去残留的二硫腙。

吸取 0、1.0、2.0、3.0、4.0、5.0mL 锌标准使用液（相当 0、1.0、2.0、3.0、4.0、5.0μg 锌），分别置于 125mL 分液漏斗中，各加盐酸（0.02moL/L）至 20mL。于样品提取液、试剂空白提取液及锌标准溶液各分液漏斗中加 10mL 乙酸－乙酸盐缓冲液、1mL 硫代硫酸钠溶液（250g/L），摇匀，再各加入 10.0mL 二硫腙使用液，剧烈振摇 2min。静置分层后，经脱脂棉将四氯化碳层滤入 1cm 比色杯中，以四氯化碳调节零点，于波长 530nm 处测吸光度，标准各点吸收值减去零管吸收值后绘制标准曲线，或计算直线回归方程，样液吸收值与曲线比较或代入方程求得含量。

3. 计算

$$X_2 = \frac{(m_3 - m_4) \times 1000}{m_2 \times (V_3/V_2) \times 1000}$$

式中　X_2——样品中锌的含量，mg/kg 或 mg/L；

m_3——测定用样品消化液中锌的质量，μg；

m_4——试剂空白液中锌的质量，μg；

m_2——样品质量（体积），g（mL）；

V_2——样品消化液的总体积，mL；

V_3——测定用消化液的体积，mL。

报告平行测定的算术平均值保留二位有效数字。

【实训十九】 强化乳粉中锌的测定

1. 目的与要求

（1）掌握二硫腙比色法的基本原理。

（2）掌握锌离子的标准贮备液、标准使用液的配制和使用方法，掌握对乳粉样品的处理方法。

（3）掌握分光光度计的使用方法及操作技能。

（4）掌握标准曲线的绘制和测定结果的计算方法及技能。

2. 原理

依据样品的特点，参考通用的分析方法：《食品中锌的测定》（GB/T 5009.14—2003）中的第三法［二硫腙比色法（一次提取）］进行分析。

样品经消化后，在 pH 为 4.0～5.5 时，锌离子与二硫腙形成紫红色配合物，溶于四氯化碳。加入硫代硫酸钠，可防止铜、汞、铅、铋、银、镉等离子的干扰，与标准系列比较定量。

3. 试剂与材料

（1）混合酸消化液 硝酸＋高氯酸（4＋1）。

（2）浓硫酸。

（3）乙酸－乙酸钠缓冲液 取等量的乙酸钠（2mol/L）和乙酸（2mol/L）混合，此溶液 pH 为 4.7 左右。用 0.1g/L 二硫腙－四氯化碳溶液提取数次，每次 10mL，除去其中微量的锌，至四氯化碳层绿色不变为止，弃去四氯化碳层，再用四氯化碳提取缓冲液中过剩的二硫腙，至四氯化碳无色，弃去四氯化碳层。

（4）氨水（1＋1）。

（5）25% 硫代硫酸钠溶液 用乙酸（2mol/L）调节 pH 至 4.0～5.5，以下按乙酸－乙酸钠缓冲液处理方法用二硫腙－四氯化碳溶液处理。

（6）0.1g/L 二硫腙－四氯化碳溶液。

（7）100.0μg/mL 锌标准贮备液 准确称取 0.1000g 锌，加 10mL 盐酸（2mol/L），溶解后移入 1000mL 容量瓶中，加水稀释至刻度。

（8）1.0μg/mL 锌标准使用液 吸取上述锌标准贮备液 1.0mL，置于 100mL 容量瓶中，加 1mL 盐酸（2mol/L），加水稀释至刻度。

（9）2g/L 酚红指示剂。

4. 仪器与设备

（1）分析天平　感量0.0001g。

（2）分光光度计。

（3）消化装置。

（4）常用玻璃仪器。

5. 操作步骤

称取均匀乳粉样品5.00g或1.00g，置于250～500mL烧瓶中，先加少许水使样品湿润，加数粒玻璃珠、5～10mL混合酸消化液摇匀。缓缓加入5mL或10mL硫酸，待作用缓和停止起泡沫后，先用小火缓缓加热（糖分易炭化），不断沿瓶壁补加混合酸消化液，待泡沫全部消失后，再加大火力，至有机物分解完全，发生白烟，溶液应澄清无色或微带黄色，放冷。加20mL水煮沸，除去残余的硝酸至产生白烟为止，如此处理两次，放冷。将冷后的溶液移入50mL或100mL容量瓶中，用水洗涤烧瓶，洗液并入容量瓶中，放冷，加水至刻度，混匀。定容后的溶液每10mL相当于1g样品，相当加入1mL硫酸。同时按上述操作做试剂空白实验。

准确吸取5～10mL定容的消化液和相同量的空白试剂液，分别置于125mL分液漏斗中，各加水至10mL。吸取0.0mL、1.0mL、2.0mL、3.0mL、4.0mL、5.0mL锌标准溶液（相当0μg、1μg、2μg、3μg、4μg、5μg锌），分别置于125mL分液漏斗中，各加水至10mL。

于上述各分液漏斗中各加1滴甲基橙指示剂，用氨水调至由红变黄，再各加5mL乙酸-乙酸钠缓冲液及1mL硫代硫酸钠溶液混匀，各加10.0mL二硫腙-四氯化碳溶液（0.01g/L），剧烈振荡4min，静置分层，四氯化碳层经脱脂棉滤入1cm比色杯中，以四氯化碳调节零点，于波长530nm处测吸光度，各点吸收值减去试剂空白吸收值后绘制标准曲线，求得样品消化液中锌含量。

6. 结果分析

$$X = \frac{(m_1 - m_2) \times 1000}{m \times (V_2/V_1) \times 1000}$$

式中　X——强化奶粉中锌的含量，mg/kg或mg/L；

m_1——测定用样品消化液中锌的质量，μg；

m_2——试剂空白液中锌的质量，μg；

m——样品质量（体积），g或mL；

V_1——样品消化液的总体积，mL；

V_2——测定用消化液的体积，mL。

计算结果精确到小数点后两位。

在重复性条件下获得的两次独立测定结果的绝对值不得超过10%。

任务五 │ 食品中铅的测定 🔍

此处只介绍二硫腙比色法。

1. 原理

样品经消化后，在 pH8.5 ~ 9.0 时，铅离子与二硫腙生成红色配合物，溶于三氯甲烷（氯仿）。加入柠檬酸铵、氰化钾和盐酸羟胺等，防止铁、铜、锌等离子干扰，与标准系列比较定量。

2. 仪器

分光光度计。

3. 试剂

（1）氨水（1 + 1）。

（2）盐酸（1 + 1）　量取 100mL 浓盐酸，加入 100mL 水中。

（3）酚红指示液（1g/L）　称取 0.10g 酚红，用少量多次乙醇溶解后移入 100mL 容量瓶中并定容至刻度。

（4）盐酸羟胺溶液（200g/L）　称取 20g 盐酸羟胺，加水溶解至 50mL，加 2 滴酚红指示液，加氨水（1 + 1），调 pH 至 8.5 ~ 9.0（由黄变红，再多加 2 滴），用二硫腙 – 三氯甲烷溶液提取至三氯甲烷层绿色不变为止，再用三氯甲烷洗二次，弃去三氯甲烷层，水层加盐酸（1 + 1）呈酸性，加水至 100mL。

（5）柠檬酸铵溶液（200g/L）　称取 50g 柠檬酸铵，溶于 100mL 水中，加 2 滴酚红指示液，加氨水（1 + 1），调 pH 至 8.5 ~ 9.0，用二硫腙 – 三氯甲烷溶液提取数次，每次 10 ~ 20mL，至三氯甲烷层绿色不变为止，弃去三氯甲烷层，再用三氯甲烷洗两次，每次 5mL，弃去三氯甲烷层，加水稀释至 250mL。

（6）氰化钾溶液（100g/L）　称取 10.0g 氰化钾，用水溶解后稀释至 100mL。

（7）三氯甲烷　不应含氧化物。

（8）淀粉指示液　称取 0.5g 可溶性淀粉，加 5mL 水搅匀后，慢慢倒入 100mL 沸水中，随倒随搅拌，煮沸，放冷备用。临用时配制。

（9）硝酸（1 + 99）　量取 1mL 硝酸，加入 99mL 水中。

（10）二硫腙 – 三氯甲烷溶液（0.5g/L）　保存于冰箱中，必要时用下述方法纯化。

称取 0.5g 研细的二硫腙，溶于 50mL 三氯甲烷中，如不全溶，可用滤纸过滤于 250mL 分液漏斗中，用氨水（1 + 99）提取三次，每次 100mL，将提取液用棉花过滤至 500mL 分液漏斗中，用盐酸（1 + 1）调至酸性，将沉淀出的二硫腙用三氯甲烷提取 2~3 次，每次 20mL，合并三氯甲烷层，用等量水洗涤二次，弃去洗涤液，在 50℃ 水浴上蒸去三氯甲烷。精制的二硫腙置硫酸干燥器中，干燥备用。或将沉淀出的二硫腙用 200mL、200mL、100mL 三氯甲烷提取三次，合并三氯甲烷层为二硫腙溶液。

(11) 二硫腙使用液　吸取 1.0mL 二硫腙溶液，加三氯甲烷至 10mL 混匀。用 1cm 比色杯，以三氯甲烷调节零点，于波长 510 nm 处测吸光度（A），用下式算出配制 100mL 二硫腙使用液（70% 透光率）所需二硫腙溶液的体积（V）；

$$V = \frac{10 \times (2 - \lg 70)}{A} = \frac{1.55}{A}$$

(12) 硝酸 – 硫酸混合液（4 + 1）。

(13) 铅标准溶液　精密称取 0.1598g 硝酸铅，加 10mL 硝酸（1 + 99），全部溶解后，移入 100mL 容量瓶中，加水稀释至刻度。此溶液每毫升相当于 1.0mg 铅。

(14) 铅标准使用液　吸取 1.0mL 铅标准溶液，置于 100mL 容量瓶中，加水稀释至刻度。此溶液每毫升相当于 10.0μg 铅。

4. 操作方法

(1) 样品预处理　采样和制备过程中，应注意不使样品污染。

粮食、豆类去杂物后，磨碎，过 20 目筛，贮于塑料瓶中，保存备用。

蔬菜、水果、鱼类、肉类及蛋类等水分含量高的鲜样，用食品加工机或匀浆机打成匀浆，贮于塑料瓶中，保存备用。

(2) 样品消化（灰化法）

①粮食及其他含水分少的食品：称取 5.00g 样品，置于石英或瓷坩埚中，加热至炭化，然后移入马弗炉中，500℃ 灰化 3h，放冷，取出坩埚，加硝酸（1 + 1），润湿灰分，用小火蒸干，在 500℃ 灼烧 1h，放冷，取出坩埚。加 1mL 硝酸（1 + 1），加热，使灰分溶解，移入 50mL 容量瓶中，用水洗涤坩埚，洗液并入容量瓶中，加水至刻度，混匀备用。

②含水分多的食品或液体样品：称取 5.0g 或吸取 5.00mL 样品，置于蒸发皿中，先在水浴上蒸干，再按①自"加热至炭化"起，依法操作。

(3) 测定　吸取 10.0mL 消化后的定容溶液和同量的试剂空白液，分别置于 125mL 分液漏斗中，各加水至 20mL。

吸取 0mL、0.10mL、0.20mL、0.30mL、0.40mL、0.50mL 铅标准使用液（相当 0μg、1μg、2μg、3μg、4μg、5μg 铅），分别置于 125mL 分液漏斗中，各加 1mL 硝酸（1 + 99）至 20mL。

于样品消化液、试剂空白液和铅标准液中各加 2mL 柠檬酸铵溶液（20g/L）、1mL 盐酸羟胺溶液（200 g/L）和 2 滴酚红指示液，用氨水（1 + 1）调至红色，再各加 2mL 氰化钾溶液（100 g/L），混匀。各加 5.0mL 二硫腙使用液，剧烈振摇 1min，静置分层后，三氯甲烷层经脱脂棉滤入 1cm 比色杯中，以三氯甲烷调节零点，于波长 510nm 处测吸光度，各点减去零管吸收值后，绘制标准曲线或计算一元回归方程，样品与曲线比较。

5. 计算

$$X = \frac{(m_1 - m_2) \times 1000}{m \times \frac{V_2}{V_1} \times 1000}$$

式中　X——样品中铅的含量，mg/kg 或 mg/L；

m_1——测定用样品消化液中铅的质量，μg；

m_2——试剂空白液中铅的质量，μg；

m——样品质量（体积），g（mL）；

V_2——样品消化液的总体积，mL；

V_1——测定用样品消化液体积，mL。

结果的表述：报告平行测定算术平均值的两位有效数字。

【实训二十】　皮蛋中铅的测定

1. 目的与要求

（1）掌握原子吸收光谱的概念及相关理论，原子吸收光谱法的基本原理。

（2）掌握铅离子标准贮备溶液、标准使用液的配制和使用方法。

（3）掌握对皮蛋样品的处理方法。

（4）掌握原子吸收光谱仪的使用方法及操作技能，掌握标准曲线的绘制和测定结果的计算方法及技能。

2. 原理

依据样品的特点，参考通用的分析方法《GB/T 5009. 12—2010 食品安全国家标准　食品中铅的测定方法》中的第三法（火焰原子吸收光谱法）进行分析。

试样经处理后，铅离子在一定 pH 条件下与二乙基二硫代氨基甲酸钠（DDTC）形成络合物，经 4 - 甲基 - 2 - 戊酮萃取分离，导入原子吸收光谱仪中，火焰原子化后，吸收 283. 3 nm 共振线，其吸收量与铅含量成正比，与标准系列比较定量。

3. 试剂与材料

（1）硝酸　优级纯。

（2）硝酸（1 + 1）　取 50mL 硝酸慢慢加入 50mL 水中。

（3）混合酸　硝酸 - 高氯酸（9 + 1）。分别量取硝酸 900mL，高氯酸 100mL，混匀。

（4）硫酸铵溶液（300g/L）　称取30g硫酸铵［$(NH_4)_2SO_4$］，用水溶解并稀释至100mL。

（5）柠檬酸铵溶液（250g/L）　称取25g柠檬酸铵，用水溶解并稀释至100mL。

（6）溴百里酚蓝水溶液（1g/L）。

（7）二乙基二硫代氨基甲酸钠（DDTC）溶液（50g/L）　称取5g二乙基二硫代氨基甲酸钠，用水溶解并加水至100mL。

（8）氨水（1+1）。

（9）4-甲基-2-戊酮（MIBK）。

（10）铅标准贮备溶液　准确称取1.000g金属铅（99.99%），分次加少量硝酸（1+1），加热溶解，总量不超过37mL，移入1000mL容量瓶，加水至刻度。混匀。此溶液每毫升含1.0mg铅。

（11）铅标准使用液　精确吸取铅标准贮备液，逐级稀释至1.0μg/mL。

（12）盐酸（1+11）　取10mL盐酸加入110mL水中，混匀。

（13）磷酸溶液（1+10）　取10mL磷酸加入100mL水中，混匀。

4. 仪器与设备

（1）原子吸收光谱仪火焰原子化器。

（2）天平　感量为1mg。

（3）马弗炉。

（4）恒温干燥箱。

（5）瓷坩埚。

（6）压力消解器、压力消解罐或压力溶弹。

（7）可调式电热板、可调式电炉。

5. 操作步骤

（1）试样处理　取皮蛋充分混匀，称取5～10g（精确到0.01g）于瓷坩埚中，小火炭化，然后移入马弗炉中，500℃以下灰化16h后，取出坩埚，放冷后再加少量混合酸，小火加热，不使干涸，必要时再加少许混合酸，如此反复处理，直至残渣中无炭粒。待坩埚稍冷，加10mL盐酸，溶解残渣并移入50mL容量瓶中，再用水反复洗涤坩埚，洗液并入容量瓶中，并稀释至刻度，混匀备用。

（2）标准系列处理　视试样情况，吸取25.0～50.0mL上述制备的样液及试剂空白液，分别置于125mL分液漏斗中，补加水至60mL。加2mL柠檬酸铵溶液、溴百里酚蓝水溶液3～5滴，用氨水调pH至溶液由黄变蓝，加硫酸铵溶液10.0mL、DDTC溶液10mL，摇匀。放置5min左右，加入10.0mL MIBK，剧烈振摇提取1min，静置分层后，弃去水层，将MIBK层放入10mL带塞刻度管中，备用。分别吸取铅标准使用液0.00mL、0.25mL、0.50mL、1.00mL、1.50mL、

2.00mL（相当0.0μg、2.5μg、5.0μg、10.0μg、15.0μg、20.0μg铅）于125mL分液漏斗中。同时按上述操作做试剂空白实验。

（3）测定

①萃取液进样，可适当减小乙炔气的流量。

②仪器参考条件：空心阴极灯电流8mA；共振线283.3nm；狭缝0.4nm；空气流量8L/min；燃烧器高度6mm。

6. 结果分析

试样中铅含量按下式进行计算：

$$X = \frac{(\rho_1 - \rho_0) \times V_1 \times 1000}{m \times V_3 / V_2 \times 1000}$$

式中　X——试样中铅的含量，mg/kg 或 mg/L；

　　　ρ_1——测定用试样中铅的含量，μg/mL；

　　　ρ_0——试剂空白液中铅的含量，μg/mL；

　　　m——试样质量或体积，g 或 mL；

　　　V_1——试样萃取液体积，mL；

　　　V_2——试样处理液的总体积，mL；

　　　V_3——测定用试样处理液的总体积，mL。

以重复性条件下获得的两次独立测定结果的算术平均值表示，结果保留两位有效数字。

在重复性条件下获得的两次独立测定结果的绝对差值不得超过算术平均值的20％。

任务六　食品中总砷及无机砷的测定　🔍

1. 原理

试样经消化，其中砷以五价形态存在，当溶液氢离子浓度大于1.0mol/L时，加入碘化钾－硫脲并结合加热，能将五价砷还原为三价砷。在酸性条件下，硼氢化钾将三价砷还原为负三价，形成砷化氢气体，导入吸收液呈黄色，其黄色深浅与溶液中砷含量成正比，与标准系列比较定量。

2. 仪器

①原子荧光光度计。

②砷化氢发生装置，如图7-2所示。

图 7-2 砷化氢发生瓶及吸收管

3. 试剂

(1) 碘化钾（500g/L）+硫脲溶液（50g/L）（1+1）。

(2) 氢氧化钠溶液（400g/L 和 100g/L）。

(3) 硫酸（1+1）。

(4) 吸收液：

硝酸银溶液（8g/L）：称取 4.0g 硝酸银于 500mL 烧杯中，加入适量水溶解后加入 30mL 硝酸，加水至 500mL，贮于棕色瓶中。

聚乙烯醇溶液（4g/L）：称取 0.4g 聚乙烯醇（聚合度 1500～1800）于小烧杯中，加入 100mL 水，沸水浴中加热，搅拌至溶解，保温 10min，取出放冷备用。

取硝酸银溶液和聚乙烯醇溶液各一份，加入两份体积的乙醇（95%），混匀作为吸收液。使用时现配。

(5) 硼氢化钾片：将硼氢化钾与氯化钠按 1:4 质量比混合磨细，充分混匀后在压片机上制成直径 10mm、厚 4mm 的片剂，每片为 0.5g。避免在潮湿天气时压片。

(6) 乙酸铅（100g/L）棉花：将脱脂棉泡于乙酸铅（100g/L）中，数分钟后挤去多余溶液，摊开棉花，80℃烘干后贮于广口玻璃瓶中。

(7) 柠檬酸（1.0mol/L）- 柠檬酸铵（1.0mol/L）：称取 192g 柠檬酸、243g 柠檬酸铵，加水溶解后稀释至 1000mL。

(8) 砷标准贮备液：称取经 105℃干燥 1h 并置干燥器中冷却至室温的三氧

化二砷 0.1320g 于 100mL 烧杯中，加入 10mL 氢氧化钠溶液柠檬酸（2.5mol/L），待溶解后加入 5mL 高氯酸、5mL 硫酸，置电热板上加热至冒白烟，冷却后，转入 1000mL 容量瓶中，并用水稀释定容至刻度。此溶液每毫升含砷（五价）0.100mg。

（9）砷标准使用液：吸取 1.00mL 砷标准贮备液于 100mL 容量瓶中，加水稀释至刻度。此溶液每毫升含砷（五价）1.00μg。

（10）甲基红指示剂（2g/L）：称取 0.1g 甲基红溶解于 50mL95% 乙醇中。

4. 操作方法

（1）试样处理

①粮食类食品：称取 5.00g 试样于 250mL 三角烧瓶中，加入 5.0mL 高氯酸、20mL 硝酸、2.5mL 硫酸（1+1），放置数小时后（或过夜），置电热板上加热，若溶液变为棕色，应补加硝酸使有机物分解完全。取下放冷，加 15mL 水，再加热至冒白烟，取下，以 20mL 水分数次将消化液定量转入 100mL 砷化氢发生瓶中。同时作试剂空白。

②蔬菜、水果类：称取 10.00 ~ 20.00g 试样于 250mL 三角烧瓶中，加入 3mL 高氯酸、20mL 硝酸、2.5mL 硫酸（1+1），以下按①"放置数小时"起，依法操作。

③动物性食品（海产品除外）：称取 5.00 ~ 10.00g 试样于 250mL 三角烧瓶中，以下按①"放置数小时"起，依法操作。

④海产品：称取 0.100 ~ 1.00g 试样于 250mL 三角烧瓶中，加入 2mL 高氯酸、10mL 硝酸、2.5mL 硫酸（1+1），以下按①"放置数小时"起，依法操作。

⑤含乙醇或二氧化碳的饮料：吸取 10.0mL 试样于 250mL 三角烧瓶中，低温加热除去乙醇或二氧化碳后加入 2mL 高氯酸、10mL 硝酸、2.5mL 硫酸（1+1），以下按①"放置数小时"起，依法操作。

⑥酱油类食品：吸取 5.0 ~ 10.0mL 代表性试样于 250mL 三角烧瓶中，加入 5mL 高氯酸、20mL 硝酸、2.5mL 硫酸（1+1），以下按①"放置数小时"起，依法操作。

（2）标准系列的准备　于 6 支 100mL 砷化氢发生瓶中，依次加入砷标准使用液 0mL、0.25mL、0.50mL、1.0mL、2.0mL、3.0mL（相当于 0.00μg、0.25μg、0.50μg、1.00μg、2.00μg、3.00μg），分别加水至 3mL，再加 2.0mL 硫酸（1+1）。

（3）试样及标准样的测定　于试样及标准砷化氢发生瓶中，分别加入 0.1g 抗坏血酸、2.0mL 碘化钾（500g/L）– 硫脲溶液（50g/L），置沸水浴中加热 5min（此时瓶内温度不得超过 80℃），取出放冷，加入甲基红指示剂（2g/L）1 滴，加入约 3.5mL 氢氧化钠溶液（400g/L），以氢氧化钠溶液（100g/L）调至溶液刚呈黄色，加入 1.5mL 柠檬酸（1.0mol/L）– 柠檬酸铵溶液（1.0mol/L），加水至40mL，加入一粒硼氢化钾片剂，立即通过塞有乙酸铅棉花的导管与盛有4.0mL吸收液的吸收管相连接，不时摇动砷化氢发生瓶，反应5min后再加入一粒硼氢化钾片剂，继续反应5min。取下吸收管，用1cm比色皿，在400nm波长，以标准管零管吸光度为零，测定各管吸光度。将标准系列各管砷含量对吸光度绘制标准曲线或计算回归方程。

5. 计算

$$X = \frac{m_2 \times 1000}{m_1 \times 1000}$$

式中　X——试样中砷的含量，mg/kg 或 mg/L；

　　　m_2——测定用消化液从标准曲线查得的质量，μg；

　　　m_1——试样质量或体积，g 或 mL。

任务七　食品中总汞及有机汞的测定　🔍

此处介绍冷原子吸收光谱法。

1. 原理

汞蒸气对波长253.7nm的共振线具有强烈的吸收作用。试样经过酸消解或催化酸消解使汞转为离子状态，在强酸性介质中用氯化亚锡将其还原成元素汞。以氩气或干燥空气作为载体，将元素汞吹入汞测定仪，进行冷原子吸收测定，在一定浓度范围其吸收值与汞含量成正比，与标准系列比较定量。

2. 仪器

（1）双光束测汞仪。

（2）恒温干燥箱。

（3）压力消解器、压力消解罐或压力溶弹。

3. 试剂

（1）硝酸。

（2）盐酸。

（3）过氧化氢（30%）。

（4）硝酸（0.5+99.5）：取0.5mL硝酸慢慢加入50mL水中，然后加水稀释至100mL。

（5）高锰酸钾溶液（50g/L）：称取5.0g高锰酸钾置于100mL棕色瓶中，以水溶解稀释至100mL。

（6）硝酸-重铬酸钾溶液：称取0.05g重铬酸钾溶于水中，加入5mL硝酸，用水稀释至100mL。

（7）氯化亚锡溶液（100g/L）：称取10g氯化亚锡溶于20mL盐酸中，以水稀释至100mL，临用时现配。

（8）无水氯化钙。

（9）汞标准贮备液：准确称取0.1354g经干燥器干燥过的二氧化汞溶于硝酸－重铬酸钾溶液中，移入100mL容量瓶中，以硝酸－重铬酸钾溶液稀释至刻度，混匀。此溶液每毫升含1.0mg汞。

（10）汞标准使用液：由1.0mg/mL汞标准贮备液经硝酸－重铬酸钾溶液稀释成0ng/mL、2.0ng/mL、4.0ng/mL、6.0ng/mL、8.0ng/mL、10.0ng/mL的汞标准使用液。临用时现配。

4. 操作方法

（1）试样预处理　在采用和制备过程中，应注意不使试样污染。

粮食、豆类去杂质后，磨碎，过20目筛，贮于塑料瓶中，保存备用。

蔬菜、水果、鱼类、肉类及蛋类等水分含量高的鲜样用食品加工机或匀浆机打成匀浆，贮于塑料瓶中，保存备用。

（2）试样消解　压力消解罐消解法：称取1.00～3.00g试样（干样、含脂肪高的试样少于1.00g，鲜样少于3.00g，或按压力消解罐使用说明书称取试样）于聚四氯乙烯内罐，加硝酸2～4mL浸泡过滤。再加过氧化氢（30%）2～3mL（总量不能超过罐容积的1/3），盖好内盖，旋紧不锈钢外套，放入恒温干燥箱，120～140℃保持3～4h，在箱内自然冷却至室温，用滴管将消化液洗入或滤入10.0mL容量瓶中，用水少量多次洗涤罐，洗液合并于容量瓶中并定容至刻度，混匀备用；同时作试剂空白。

（3）测定

①仪器条件：打开测汞仪，预热1～2h，并将仪器性能调至最佳状态。

标准曲线绘制：吸取上面配制的汞标准使用液0ng/mL、2.0ng/mL、4.0ng/mL、6.0ng/mL、8.0ng/mL、10.0ng/mL各5.0mL（相当于0ng、10.0 ng、20.0ng、30.0ng、40.0ng、50.0ng）置于测汞仪的汞蒸气发生器的还原瓶中，分别加入1.0mL还原剂氯化亚锡（100g/L），迅速盖紧瓶塞，随后有气泡产生，从仪器读数显示的最高点测得其吸收值。然后，打开吸收瓶上的三通阀将产生的汞蒸气吸收于高锰酸钾溶液（50g/L）中，待测汞仪上的读数达到零点时进行下一次测定，并求得吸光度与汞质量关系的一元线性回归方程。

②试样测定：分别吸取样液或试剂空白各5.0mL置于测汞仪的汞蒸气发生器的还原瓶中，各加入1.0mL还原剂氯化亚锡（100g/L），迅速盖紧瓶塞，随后有气泡产生，从仪器读数显示的最高点测得其吸收值。然后，打开吸收瓶上的三通阀将产生的汞蒸气吸收于高锰酸钾溶液（50g/L）中。

5. 结果分析

$$X_1 = \frac{(m_1 - m_2) \times (V_1/V_2) \times 1000}{m \times 1000}$$

式中　X——试样中汞含量，μg/kg 或 μg/L；

　　　m_1——测得试样消化液中汞质量，ng；

　　　m_2——试样空白液中汞质量，ng；

　　　V_1——试样消化液总体积，mL；

　　　V_2——测定用试样消化液体积，mL；

　　　m——试样质量或体积，g 或 mL。

情境八　食品中有毒有害物质的测定

自然界中，按其原来的用途正常使用导致人体生理机能、自然环境或生态平衡遭受破坏的物质或含有该物质的物料，称为有害物质。凡是以小剂量进入机体，通过化学或物理化学作用能够导致健康受损的物质，称为有毒物质。有害物质包括普通的有害物质、有毒物质、致癌物质和危险物质。

食品中的有毒有害物质有的来自食品原料的固有毒素，有的是因为农药、兽药使用不当或环境污染，还有一些特定的食品加工工艺、食品包装材料及加工、贮藏、运输过程也会带来有害物质。食品中的有害元素主要有铅、镉、汞、砷等，其主要来源是工业"三废"、化学农药、食品加工辅料等方面的污染。有害元素污染食品后，随食品进入体内，会危害人体健康，甚至致人终身残废或死亡。

食品中有害物质常用的检测方法有薄层色谱法、气相色谱法、高效液相色谱法、质谱法、色－质联用、酶联免疫吸附法和比色法。因比色法操作简便迅速，因此实验室中较常用。检测食品中有害元素可以分析食品中有害元素的种类及含量，防止有害元素危害人体健康，也为加强食品生产和卫生管理提供依据。

任务一　食品中农药残留的测定　🔍

一、概述

1. 农药和农药残留

农药是指用于预防、消灭或者控制危害农业、林业的病、虫、草及其他有害生物，以及调节植物、昆虫生长的药物总称。

农药的种类很多，目前全世界实际生产和使用的农药有上千种，其中大量使用的有 100 种，主要是化学合成生产的。我国现有主要农药合成企业近 400 家，已建成 70 万 t 以上的原药生产装置，可常年生产 250 多种原药、农药，产量居世界第二位，农药产量呈逐年增长的趋势。农药原料及中间体已经满足了国内需求，但是其产品结构不合理（见表 8-1），个别品种老化；生产规模小，工艺技术落后，产品质量差；农药加工落后，助剂研究滞后；原药与制剂比例较低，目前为 1:9，但发达国家为 1:(10~30)；另外，生物农药还应大力发展。

表 8-1　　　　　　　　　　我国与发达国家农药产品结构比例

国家	杀虫剂	杀菌剂	除草剂
中国	68.5%	10.4%	18.3%
发达国家	40%	20%	40%

农药按用途可分为杀虫剂、杀菌剂、除草剂、杀螨剂、植物生长调节剂、杀鼠药、昆虫不育剂等；按化学成分可分为有机磷类、氨基甲酸酯类、有机氯类、拟除虫菊酯类、苯氧乙酸类、有机锡类等；按其毒性分为剧毒、中毒、低毒三类；按农药在植物体内残留时间的长短可分为高残留、中残留和低残留三类。

农药残留是农药使用后，残存于生物体、食品（农副产品）和环境中的微量农药原体、有毒代谢物、降解物和杂质的总称。残存的数量称为残留量，表示单位为 mg/kg 或 μg/kg（食品或食品农作物）。

农药在防治农作物病虫害、控制人类传染病、提高农畜产品的产量和质量以及确保人体健康等方面，都起着重要的作用。但是，大量广泛使用农药也会对食物造成污染。

2. 食品中农药残留的危害与限量

食品中普遍存在农药残留，残留量因食品种类及农药种类的不同而有很大差异。农药残留量超过最大残留限量时经常对人体或动物产生不良影响。1994 年，我国农药中毒人数已超过 10 万人，大部分是由于农药残留而引起的。由于农药的毒性都很大，有的还可以在人体内蓄积，食品中残留农药过高会导致癌症和帕金森综合征。

农药的残留毒性（残毒）是指残留农药在食物上达到一定的浓度（即残留量）后，人或其他高等动物长期进食这些食物，就会使农药在体内积累起来，引起慢性中毒。农药的残毒有三个来源：一是施用农药后药剂对作物的直接污染；二是作物对污染环境中农药的吸收；三是生物富集与食物链。

为提高食品的卫生质量，保证食品的安全性，保障消费者的身体健康，许多国家都对食品中农药允许残留量做出了规定。我国和 WHO 制定的有机氯农药六六六、滴滴涕在食品中的允许残留量标准见表 8-2、表 8-3；FAO/WHO 推荐的部分食品中有机磷农药允许残留量标准见表 8-4。

表8-2 我国主要食品中有机氯农药六六六（BHC）、滴滴涕（DDT）的允许残留量标准

项目	食物名称	BHC含量/（mg/kg）	DDT含量/（mg/kg）
粮食（成品粮）、麦乳精（含乳固体饮料）		≤0.3	≤0.2
蔬菜、水果、干食用菌		≤0.2	≤0.1
鱼类（包括其他水产品）		≤2.0	≤1.0
肉类（脂肪含量≤10%，以鲜重计）		≤0.4	≤0.2
肉类（脂肪含量>10%，以脂肪计）		≤4.0	≤2.0
蛋（去壳）		≤1.0	≤1.0
牛乳、鲜食用菌、蘑菇罐头		≤0.1	≤0.1
绿茶及红茶		≤0.4	≤0.2

注：1. 蛋制品按蛋折算，乳制品按牛乳折算；

2. BHC以 α、β、λ、δ 四种异构体总量计；

3. DDT以 p，p' – DDT、o，p' – DDT、p，p' – DDD、p，p'DDE 总量计。

表8-3 WHO建议的有机氯农药六六六、滴滴涕在食品中的允许残留量标准

农药名称	食品中允许残留量标准/（mg/kg）	
DDT	瓜果、蔬菜	≤7.0
	热带水果	≤3.5
	全脂乳	≤0.05
	蛋（去壳）	≤0.5
	莴苣、畜肉脂肪	≤2.0
γ – BHC	水果、蔬菜	≤0.5
	乳脂、甜菜根及叶、米、蛋（去壳）	≤0.1
	马铃薯	≤0.05

表8-4 FAO/WHO推荐的部分有机磷农药在食品中允许残留量标准

农药	食品中允许残留量标准/（mg/kg）
内吸磷（1059）	杏、葡萄、桃子1.0；苹果、柑橘、樱桃0.5；李子0.2；甜瓜、草莓0.1
对硫磷（1605）	蔬菜（胡萝卜除外）0.7；桃、杏、柑橘1.0；其他水果、棉籽油0.5
甲拌磷（3911）	胡萝卜0.5；莴苣0.2；菜豆、芹菜、茄子、番茄、油菜籽0.1；大麦、小麦、大豆、玉米、高粱、棉籽、花生仁、马铃薯、葡萄0.05
杀螟松	原粮10；全小麦粉5；白麦粉3；大米1；玉米、卷心菜、莴苣、豌豆、番茄、樱桃、葡萄、草莓、茶、洋梨0.5；白面包、韭菜、橙子、萝卜0.2；黄瓜、葱、马铃薯0.05；花椰菜、可可豆、茄子、辣大豆0.1
倍硫磷	苹果、樱桃、柑橘、桃、洋梨、草莓、肉（脂肪）、莴苣2；卷心菜、花椰菜、橄榄油、洋李、香蕉1.0；葡萄、豌豆、番茄0.5；全乳、马铃薯0.05；南瓜、柑橘汁0.2；稻、小麦、菜豆、甘薯、乳制品（以脂肪计）、葱0.1

续表

农药	食品中允许残留量标准/（mg/kg）
敌敌畏	原粮、大豆、花生 2；莴苣 1；磨碎的原粮产品、蔬菜 0.5；全脂奶 0.02；水果 0.1；禽畜肉、蛋（去壳）0.05
乐果	水果 2.0；草莓、辣椒、番茄 1.0；马铃薯、甜菜块根 0.05
马拉硫磷	原粮、蔬菜 8.0；樱桃、李、梅 6.0、柑橘类水果 4.0；卷心菜 5.0；绿叶甘蓝、番茄、芫荽 3.0；芸豆荚、苹果 2.0；芹菜、草莓、马铃薯 1.0；叶菜、豌豆、辣椒、茄子 0.5

我国已于 2007 年 1 月 1 日全面禁用 5 种高毒农药，包括甲胺磷、久效磷、甲基对硫磷、对硫磷和磷铵。

农药的残毒所造成的污染是多方面的。在农药残留的分析过程中，分离技术往往占主导地位。由于各种色谱检测器的选择性，针对不同类型的有机化合物常需要不同的前处理技术。

二、 有机磷农药残留的测定

有机磷农药是含有 C—P 键或 C—O—P、C—S—P、C—N—P 键的有机化合物，包括磷酸酯类化合物及硫代磷酸酯类化合物。目前正式商品化的有机磷农药有上百种，具有代表性的有：敌敌畏、敌百虫、马拉硫磷、对硫磷、乐果、辛硫磷、甲胺磷、甲拌磷（3911）、氧化乐果、二溴磷、久效磷、磷铵、杀螟硫磷、甲基对硫磷、倍硫磷、内吸磷（1059）、双硫磷、乙酰甲胺磷、二嗪磷、丙溴磷等。

有机磷农药中，除敌百虫、乐果为白色晶体外，其余有机磷农药的工业品均为棕色油状。有机磷农药有特殊的蒜臭味，挥发性大，对光、热不稳定。大部分不溶于水，而溶于有机溶剂。在中性和酸性条件下稳定，不易水解，在碱性条件、高温、水分含量高等环境中易水解失效。如敌百虫在碱性溶液中易水解为毒性较大的敌敌畏；硫代磷酸酯类农药在溴作用下或在紫外线照射下，分子中的 S 易被 O 取代，生成毒性较大的硫酸酯类农药。

接触有机磷类农药可造成中毒，它们的毒性依赖于其结构和官能团。例如，含 $P=O$ 键（如敌百虫、对氧磷）的毒性通常比含 $P=S$ 键（如马拉硫磷）的大。这些化合物主要是抑制生物体内胆碱酯酶的活性，导致乙酰胆碱这种传导介质代谢紊乱，产生迟发型神经毒性，引起运动失调、昏迷、呼吸中枢麻痹甚至死亡。

有机磷杀虫剂具有高效光谱，易被水、酶及微生物所降解，很少残留毒性，半衰期短，人体、动物体内不易蓄积等优势，因此目前在杀虫剂的使用方面，它依然起主要作用。常见几种有机磷农药的比较见表 8-5。

表 8 – 5　　　　　　　　　　　几种有机磷农药比较表

名称	毒性	残效期/d	用途与特点	我国允许残留量标准/（mg/kg）		
				粮食	蔬菜、水果	植物油
甲拌磷	剧	30 ~ 40	拌种	0.2	ND	ND
杀螟磷硫	低	短	粮食作物	0.4	0.4	ND
倍硫磷	低	短	水果、蔬菜、粮食	0.05	0.05	0.01
乐果	低	5	使用范围广		1.0	
敌敌畏	剧	短	煎煮破坏	N	0.2	
对硫磷	剧	7	粮食作物	0.1	ND	0.1
马拉硫磷	低	短	粮食熏蒸	3	N	

注：N 为暂不定；ND 为不得检出。

由于某些有机磷农药急性毒性强，常因使用、保管、运输等不慎，污染食品，造成人畜急性中毒，因此食品中需要测定有机磷农药残留。

1. 定性测定 （速测卡法）

蔬菜中有机磷的快速检测方法依据《GB/T 5009.199—2003 蔬菜中有机磷和氨基甲酸酯类农药残留的快速检测》中的速测卡法（纸片法）。

（1）原理　胆碱酯酶可催化淀酚乙酸酯（红色）水解为乙酸与淀酚（蓝色），有机磷或氨基甲酸酯类农药对胆碱酯酶有抑制作用，使催化、水解、变色过程发生改变，由此可判断出样品中是否存在此类物质。

（2）试剂

①固化有胆碱酯酶和淀酚乙酸酯试剂的卡片（速测卡）。

②pH = 7.5 的磷酸盐缓冲液：分别称取 15.0g 磷酸氢二钠（$Na_2HPO_4 \cdot 12H_2O$）与 1.59g 无水磷酸二氢钾（KH_2PO_4）用 500mL 蒸馏水溶解。

（3）仪器　称量天平。

（4）操作步骤

①整体测定法：

a. 选取具有代表性的蔬菜样品，擦去表面泥土，剪成 $1cm^2$ 左右的方形碎片，取 5g 放入带盖瓶中，加入 10mL 缓冲溶液，振荡 50 次，静置 2min 以上。

b. 取一片速测卡，用白色药片蘸取提取液，放置 10min 以上进行预反应，有条件时在 37℃ 恒温装置中放置 10min。预反应后的药片表面必须保持湿润。

c. 将速测卡对折，用手捏 3min 或用恒温装置恒温 3min，使红色药片与白色药片叠合发生反应。

d. 每批测定应设一个缓冲液的空白对照卡。

②表面测定法（粗筛法）：

a. 擦去蔬菜表面泥土，滴 3~4 滴缓冲液在蔬菜表面，用另一片蔬菜在滴液处轻轻摩擦。

b. 取一张速测卡，将蔬菜上的液滴滴在白色药片上。

c. 放置 10min 以上进行预反应，有条件时在 37℃ 恒温装置中放置 10min。预反应 10min，预反应后的药品表面必须保持湿润。

d. 将速测卡对折，用手捏 3min 或用恒温装置恒温 3min，使红色药片与白色药片叠合发生反应。

（5）结果判断　结果以酶被有机磷或氨基甲酸酯类农药抑制（阳性）、未抑制（阴性）表示。

与空白对照卡比较，白色药片不变色或略有浅蓝色均为阳性结果；白色药片变为天蓝色或与空白对照卡相同，为阴性结果。

对阳性结果的样品，可用其他方法进一步确定具体农药品种和含量。

（6）注意事项

①葱、蒜、萝卜、韭菜、香菜、茭白、蘑菇和番茄汁液中，含有对酶有影响的植物次生物质，容易产生假阳性。处理样品时，可采取整株（体）蔬菜浸提或采用表观测定法。对一些含叶绿素较高的蔬菜，也可采取整株（体）蔬菜浸提法，以减少色素的干扰。

②当温度低于 37℃ 时，酶反应速度随之放慢，药片加液后开始反应的时间也相对延长，延长时间的确定，应以空白对照卡用手指（体温）捏 3min 时可以变蓝，即可往下操作。注意样品放置的时间应与空白对照卡放置的时间一致，才有可比性。空白对照卡不变色的原因：一是药片表面缓冲溶液加得少，预反应后的药片表面不够湿润；二是温度太低。

③红色药片与白色药片叠合反应时间以 3min 为准，3min 后蓝色会逐渐加深，24h 后颜色会逐渐退去。

④速测卡对部分农药检出限见表 8-6。

表 8-6　　　　　　　　　　速测卡对部分农药的检出限

农药名称	检出限/（mg/kg）	农药名称	检出限/（mg/kg）	农药名称	检出限/（mg/kg）
甲胺磷	1.7	乙酰甲胺磷	3.5	久效磷	2.5
对硫磷	1.7	敌敌畏	0.3	甲萘威	2.5
水胺硫磷	3.1	敌百虫	0.3	好年冬	1.0
马拉硫磷	2.0	乐果	1.3	呋喃丹	0.5
氧化乐果	2.3				

2. 定量测定　（气相色谱法）

国际分析家协会（AOAC）在 20 世纪 80 年代就对大部分有机磷农药建立了

气相色谱分析方法。我国食品理化检验国家标准中也采用了气相色谱法检测有机磷杀虫剂。

随着气相色谱仪的普及，对可能存在有机磷农药残留的样品，如食品、果蔬、饲料、水产品、土壤、水体及血液、化妆品等都建立了气相色谱分析办法。

蔬菜和水果中有机磷农药多残留检测办法依据《NY/T 761—2008 蔬菜和水果中有机磷、有机氯、拟除虫菊酯和氨基甲酸酯类农药多残留的测定》第一部分：气相色谱法。此部分规定了蔬菜和水果中敌敌畏、甲拌磷、乐果、对氧磷、对硫磷、甲基对硫磷、杀螟硫磷、异硫磷、乙硫磷、喹硫磷、伏杀硫磷、敌百虫、氧化乐果、磷胺、甲基嘧啶磷、马拉硫磷、辛硫磷、亚胺硫磷、甲胺磷、二嗪磷、甲基毒死蜱、毒死蜱、倍硫磷、杀扑磷、乙酰甲胺磷、胺丙畏等 54 种农药残留量的检测。

（1）原理　试样中有机磷类农药经乙腈提取，提取溶液经过滤、浓缩后，用丙酮定容，用双自动进样器同时注入气相色谱的两个进样口。样品中农药组分经不同极性的两根毛细管柱分离，用火焰光度检测器（FPD 磷滤光片）检测。用双柱的保留时间定性，外标法定量。此方法的检出限在 0.0010~0.2500mg/kg。

（2）试剂
①乙腈。
②丙酮：重蒸。
③氯化钠：140℃烘烤 4h。
④滤膜：0.2μm，有机溶剂膜。
⑤铝箔。
⑥农药标准品，见表 8-7。

表 8-7　　　　　54 种有机磷农药标准品

组别	农药名称	纯度	溶剂
I	敌敌畏、乙酰甲胺磷、百治磷、乙拌磷、乐果、甲基对硫磷、毒死蜱、嘧啶磷、倍硫磷、辛硫磷、灭菌磷、三唑磷、亚胺硫磷	≥96%	丙酮
II	敌百虫、灭残磷、甲拌磷、氧化乐果、二嗪磷、地虫硫磷、甲基毒死蜱、对氧磷、杀螟硫磷、溴硫磷、乙基溴硫磷、丙溴磷、乙硫磷、吡菌磷、绳毒磷	≥96%	丙酮
III	甲胺磷、治螟磷、特丁硫磷、久效磷、除线磷、皮绳磷、甲基嘧啶磷、对硫磷、异硫磷、杀扑磷、甲基磷环磷、伐灭磷、伏杀硫磷、益棉磷	≥96%	丙酮
IV	二溴磷、述灭磷、胺丙畏、磷胺、地霉磷、马拉硫磷、水胺磷、喹硫磷、杀虫畏、硫环磷、苯硫磷、保棉磷	≥96%	丙酮

⑦农药标准溶液的配制。

a. 单一农药标准溶液：准确称取一定量（精确至 0.1mg）某农药标准品，用丙酮稀释，逐一配制成 1000mg/L 的单一农药标准贮备液，贮备在 -18℃以下冰箱中。使用时根据各农药在对应检测器上的响应值，吸取适量的标准贮备液，用丙酮稀释配制成所需的标准工作液。

b. 混合农药标准溶液：将 54 种农药分为 4 组，按照表 8-7 中的组别，根据各农药在仪器上的响应值，逐一准确吸取一定体积的同组别的单个农药贮备液分别注入同一容量瓶中，用丙酮稀释至刻度，采取同样方法配制成 4 组混合农药标准贮备溶液。使用前用丙酮稀释成所需浓度的标准工作液。

（3）仪器设备　气相色谱仪［带有双火焰的光度检测器（FPD 磷滤光片），双自动进样器，双分流/不分流进样口］，分析实验室常用仪器设备，食品加工器，漩涡混合器，匀浆机，氮吹仪。

（4）操作步骤

①试样制备：取不少于 1000g 的蔬菜、水果样品，取可食部分，用干净纱布轻轻擦去样品表面的附着物，采用对角线分割法，取对角部分，经缩分后，将其切碎，充分混匀放入食品加工器中粉碎，制成待测样，放入分装容器中，-20 ~ -16℃条件下保存，备用。

②提取：准确称取 25.0g 试样放入匀浆机中，加入 50.0mL 乙腈，在匀浆机中高速匀浆 2min 后用滤纸过滤，滤液收集到装有 5~7g 氯化钠的 100mL 具塞量筒中，收集滤液 40~50mL，盖上塞子，剧烈振荡 1min，在室温下静置 30min，使乙腈相和水相分层。

③净化：从具塞筒中吸取 10.00mL 乙腈溶液，放入 150mL 烧杯中，将烧杯放在 80℃水浴锅上加热，杯内缓缓通入氮气或空气流，蒸发近干，加入 2.0mL 丙酮，盖上铝箔，备用。

将上述备用液完全转移至 15mL 刻度离心管中，再用约 3mL 丙酮分三次冲洗烧杯，并转移至离心管，最后定容至 5.0mL，在漩涡混合器上混匀，分别移入两个 2mL 自动进样器样品瓶中，供色谱测定。如定容后的样品溶液过于浑浊，应用 0.2μm 滤膜过滤后再进行测定。

④测定。

a. 色谱参考条件：色谱柱预柱为 1.0m，0.53mm 内径，脱活石英毛细管柱。采用两根色谱柱，A 柱，50% 聚苯基甲基硅氧烷（DB-17 或 HP-50+）柱，30mm×0.53mm×1.0μm，或相当者；B 柱，100% 聚甲基硅氧烷（DB-1 或 HP-1）柱，30mm×0.53mm×1.50μm，或相当者。

温度：进样口温度，220℃；检测器温度，250℃；柱温，150℃（保持 2min），以 8℃/min 加热至 250℃（保持 12min）。

气体及流量：载气为氮气，纯度不低于 99.999%，流速为 10mL/min；燃气为氢气，纯度不低于 99.999%，流速为 75mL/min；助燃气为空气，流速为 100mL/min。

进样方式：不分流进样。样品溶液一式两份，由双自动进样同时进样。

b. 色谱分析：由自动进样器分别吸取 1.0μL 标准混合溶液和净化后的样品溶液注入色谱仪中，以双柱保留时间定性，以 A 柱获得的样品溶液峰面积与标准溶液峰面积比较定量。

（5）结果分析

①定性分析：双柱测得的样品中未知组分的保留时间（RT）分别与标准溶液在同一色谱柱上的保留时间（RT）相比较，如果样品中某组分的两组保留时间与标准溶液中某一农药的两组保留时间相差都在 ±0.05min 内，可认定为该农药。

②定量结果计算：试样中被测农药残留量以质量分数 w 计，单位以毫克每千克（mg/kg）表示，按下式计算：

$$w = \frac{V_1 A V_3}{V_2 A_S m} \times \rho$$

式中　ρ——标准溶液中农药的质量浓度，mg/L；

　　　A——样品中被测农药的峰面积；

　　　A_S——农药标准溶液中被测农药的峰面积；

　　　V_1——提取溶剂总体积，mL；

　　　V_2——吸取出用于检测的提取溶液体积，mL；

　　　V_3——样品溶液定容体积，mL；

　　　m——试样的质量，g。

计算结果保留两位有效数字，当结果大于 1mg/kg 时保留三位有效数字。

三、 氨基甲酸酯类农药残留的测定

氨基甲酸酯类农药是氨基甲酸的衍生物，杀虫力强，作用迅速，对虫体有较强的选择性，对人畜毒性较低并易分解失效，在体内无蓄积中毒作用。氨基甲酸是极不稳定的，会自动分解为二氧化碳和水，但氨基甲酸的盐和酯均相当稳定。

大多数氨基甲酸酯类的纯品为无色或白色晶状固体，易溶于多种有机溶剂，但在水中溶解度较小，只有少数如涕灭威、灭多虫等例外。氨基甲酸酯一般没有腐蚀性，其贮存稳定性很好，只是在水中能缓慢分解，提高温度和碱性时分解加快。

常见的氨基甲酸酯类农药有西维因（甲萘威）、呋喃丹、涕灭威、速灭威、害扑威、灭杀威、异丙威（叶蝉散）、抗蚜威、灭草、灭草猛等，在农业生产与日常生活中，主要用作杀虫剂、杀螨剂、除草剂、杀软体动物剂、杀线虫剂等。20 世纪 70 年代以来，由于有机氯农药受到禁用或限用，且抗有机磷农药的昆虫品种日益增多，因而氨基甲酸酯的用量逐年增加，这就使得氨基甲酸酯的残留情况备受关注。

目前 WHO 和我国仅对西维因的残留量有规定，见表 8－8。

表 8－8　　　　　　　　　　各类食品中西维因的最高残留量

食品种类	最高残留量/（mg/kg）	食品种类	最高残留量/（mg/kg）
稻米和小麦	5.0	全麦粉和根茎类	2.0
家禽和蛋类	0.5	马铃薯和白面粉	0.2
畜禽肉	0.2	乳制品	0.1

1. 定性测定 （速测卡法）

同前面介绍的速测卡法。

2. 定量测定 （高效液相色谱法）

蔬菜和水果中氨基甲酸酯类农药多残留检测方法依据《NY/T 761—2008 蔬菜和水果中有机磷、有机氯、拟除虫菊酯和氨基甲酸酯类农药多残留的测定》第三部分：液相色谱法。此部分规定了蔬菜和水果中的涕灭威砜、涕灭威亚砜、灭多威、3－羟基克百威、涕灭威、克百威、甲萘威、异丙威、速灭威、仲丁威10种农药残留量的检测。

（1）原理　样品中氨基甲酸酯类农药及其代谢物用乙腈提取，提取液经过滤、浓缩后，采用固相萃取技术分离、净化，淋洗液经浓缩后，使用带荧光检测器和柱后衍生系统的高效液相色谱进行检测。以保留时间定性，外标法定量。此方法检出限为 0.008～0.02mg/kg。

（2）试剂

①乙腈。

②丙酮：重蒸。

③甲醇：色谱纯。

④氯化钠：140℃烘烤 4h。

⑤柱后衍生试剂：

a. 0.05mol/L NaOH 溶液：Pickering© （cat. NO CB130）（可用等效产品）。

b. OPA 稀释溶液：Pickering© （cat. NO CB910）。

c. 邻笨二甲醛：Pickering© （cat. NO 0120）。

d. 巯基乙醇：Pickering© （cat. No3700—2000）。

⑥固相萃取柱：氨基柱（Aminopropyl©），容积 6mL，填充物 500mg。

⑦滤膜：0.2μm，0.45μm，溶剂膜。

⑧农药标准品：见表 8－9。

表 8 – 9   10 种氨基甲酸酯类农药标准品

序号	农药名称	纯度	溶剂	序号	农药名称	纯度	溶剂
1	涕灭威亚砜	≥96%	甲醇	6	速灭威	≥96%	甲醇
2	涕灭威砜	≥96%	甲醇	7	克百威	≥96%	甲醇
3	灭多威	≥96%	甲醇	8	甲萘威	≥96%	甲醇
4	3 – 羟基克百威	≥96%	甲醇	9	异丙威	≥96%	甲醇
5	涕灭威	≥96%	甲醇	10	仲丁威	≥96%	甲醇

⑨农药标准溶液的配制：

a. 单一农药标准溶液：准确称取一定剂量（精确至 0.1mg）的农药标准品，用甲醇做溶剂，逐一配制成 1000mg/L 的单一农药标准贮备液，贮存在 –18℃ 的冰箱中，使用时根据各农药在对应检测器上的响应值，吸取适量的标准贮备液，用甲醇稀释配制成所需的标准工作液。

b. 混合农药标准溶液：根据各农药在仪器上的响应值，逐一准确吸取一定体积的单个农药贮备液分别注入同一容量瓶中，用甲醇稀释至刻度配制成混合农药标准贮备溶液，使用前用甲醇稀释成所需质量浓度的标准工作液。

（3）仪器设备　液相色谱仪［可进行梯度淋选，配有柱后衍生反应装置和荧光检测器（FLD）］，食品加工器，匀浆器，氮吹仪。

（4）操作步骤

①试样制备：同有机磷农药残留的定量测定——气相色谱法。

②提取：同有机磷农药残留的定量测定——气相色谱法。

③净化：从 100mL 具塞量筒中准确吸取 10.00mL 乙腈相溶液，放入 150mL 的烧杯中，将烧杯放在 80℃ 水浴锅上加热，杯内缓缓通入氮气或空气流，将乙腈蒸发近干。加入 2.0mL 的甲醇 – 二氯甲烷（1 + 99）溶解残渣，盖上铝箔，待净化。

将氨基柱用 4.0mL 甲醇 – 二氯甲烷（1 + 99）预洗，当溶剂液面到达柱吸附层表面时，立即加入上述待净化溶液，用 15mL 离心管收集洗脱液，用 2mL 甲醇 – 二氯甲烷（1 + 99）洗烧杯后过柱，并重复一次，将离心管置于氮吹仪上，水浴温度 50℃，氮吹蒸发至近干，用甲醇准确定容至 2.5mL，在混合器上混匀后，用 0.2μm 滤膜过滤，待测。

④色谱参考条件

色谱柱：预柱为 C_{18}，4.6mm × 4.5cm；分析柱为 C_8，4.6mm × 25cm × 5μm，或 C_{18}，4.6mm × 25cm × 5μm。

柱温：42℃。

荧光检测器：λ_{ex} = 330mm，λ_{ex} = 465mm。

溶剂梯度与流速见表 8 – 10。

表8-10 溶剂梯度与速度

时间/min	水含量/%	甲醇含量/%	流速/（mL/min）
0.00	85	15	0.5
2.00	75	25	0.5
8.00	75	25	0.5
9.00	60	40	0.8
10.00	55	45	0.8
19.00	20	80	0.8
25.00	20	80	0.8
26.00	85	15	0.5

柱后衍生：0.05mol/L 氢氧化钠溶液，流速 0.3mL/min；OPA 试剂，流速 0.3mL/min。

反应器温度：水解温度，100℃；衍生温度，室温。

⑤色谱分析：分别吸取 20.0μL 标准混合溶液和净化后的样品溶液注入色谱仪中，以保留时间定性，以样品溶液峰面积与标准溶液峰面积比较定量。

（5）结果计算　试样中被检测农药残留量以质量分数 w 计，单位以毫克每千克（mg/kg）表示，按下式计算：

$$w = \frac{V_1 A V_3}{V_2 A_s m} \times \rho$$

式中　ρ——标准溶液中农药的质量浓度，mg/L；

A——样品中被测农药的峰面积；

A_s——农药标准溶液中被测农药的峰面积；

V_1——提取溶液总体积，mL；

V_2——吸取出用于检测的提取溶液的体积，mL；

V_3——样品溶液定容体积，mL；

m——试样的质量，g。

计算结果保留两位有效数字，当结果大于 1mg/kg 时保留三位有效数字。

四、 拟除虫菊酯类农药残留的鉴定

除虫菊酯科植物中的除虫菊成分，对昆虫具有高效速杀作用。拟除虫菊酯农药就是仿天然除虫菊酯而化学合成的杀虫剂，是近年来发展较快的一类重要的杀虫剂，具有高效、广谱、低毒和低残留等特性。

拟除虫菊酯分子较大，亲脂性强，可溶于多种有机溶液，在水中的溶解度小，在酸性条件下稳定，在碱性条件下易分解。在化学结构上的特点之一是分子中含有数个不对称的碳原子，因而包含多个光学和立体异构体。它们具有不同的生物活性，即使同一种拟除虫菊酯，总酯含量相同，若包含的异构体的比例不同，杀虫效果也不大相同。

目前，已合成的菊酯数以万计，迄今已商品化的拟除虫菊酯有近 40 个品种，在全世界的杀虫剂销售额中占 20% 左右。常见的拟除虫菊酯有：烯丙菊酯、胺菊酯、醚菊酯、氯菊酯、氯氰菊酯、溴氰菊酯、氰菊酯、甲氰菊酯、氰戊菊酯、氟氰菊酯、氟胺菊酯、氟氰戊菊酯等。拟除虫菊酯主要应用在农业上，如防治棉花、蔬菜和果树的食叶、食果害虫，特别是在有机磷、氨基甲酸酯出现耐药性的情况下，其优点更为明显。除此之外，拟除虫菊酯还作为家庭用杀虫剂被广泛应用，它可防治蚊蝇、蟑螂及牲畜寄生虫等。

在动物食品中溴氰菊酯的最高残留量 MRL（mg/kg）见表 8 - 11。我国农业部规定的氰戊菊酯和氟氯苯氰菊酯在动物源食品中的允许残留量标准见表 8 - 12。

表 8 - 11　　　　　　　　　　动物性食品中溴氰菊酯的最高残留量

食品种类	最高残留量/（mg/kg）	食品种类	最高残留量/（mg/kg）
牛羊鸡肌肉	0.03	脂肪	0.5
肝肾	0.05	牛乳和鸡蛋	0.03

表 8 - 12　　　氰戊菊酯和氟氯苯氰菊酯在动物源食品中的允许残留量标准

兽药名称	动物源食品	食品中允许残留量标准/（mg/kg）
氰戊菊酯	牛羊猪肌肉、脂肪	≤1.0
	副产品	≤0.02
	牛乳	≤0.01
氟氯苯氰菊酯	牛肌肉、肾	≤0.01
	肝	≤0.02
	乳	≤0.03
	脂肪	≤0.15

蔬菜和水果中有机氯和拟除虫菊酯类农药多残留检测方法依据国家《NY/T 761—2008 蔬菜和水果中有机磷、有机氯、拟除虫菊酯和氨基甲酸酯类农药多残留的测定》第二部分：气相色谱法。此部分规定了蔬菜和水果中 α - 666、β - 666、δ - 666、o, p' - DDE、p, p' - DDD、o, p' - DDT、p, p' - DDT、七氯、艾氏剂、异菌脲、联苯菊酯、顺式氯菊酯、氯菊酯、氟氯氰菊酯、西玛津、莠去津、五氯硝基苯、林丹、乙烯菌核利、敌稗、三氯杀螨醇、硫丹、高效氯氟氰菊酯、氯硝胺、六氯苯、百菌清、三唑酮、腐霉利、丁草胺、狄氏剂、异狄氏剂、胺菊酯、甲氰菊酯、乙酯杀螨醇、氟胺氰菊酯、氟氰戊菊酯、氯氰菊酯、氰戊菊酯、溴氰菊酯 41 种有机氯类、拟除虫

菊酯类农药多残留气相色谱检测方法，适用于蔬菜和水果中上述 41 种农药残留量的检测。此方法检出限为 0.0001～0.01mg/kg。

检测仪器一般用气相色谱带电子捕获检测器，但也有用 HPLC/UV 的报道。气相色谱测定一般采用非极性至弱极性柱。拟除虫菊酯类农药热稳定性较高，使用毛细管色谱柱在高温区段（250～280℃）有利于分离，杂质干扰较少，用 ECD 检测灵敏度较高，可以满足食品中拟除虫菊酯类农药残留量的测定。将有机氯和拟除虫菊酯类农药同时测定，在一般情况下，有机氯出峰在前，而拟除虫菊酯出峰在后。

1. 原理

样品中有机氯类、拟除虫菊酯类农药用乙腈提取，提取液经过滤、浓缩后，采取固相萃取柱分离、净化、淋洗并经浓缩后，用双塔自动进样器同时将样品注入气相色谱的两个进样口，农药组分经不同极性的两根毛细管柱分离，用电子捕获检测器（ECD）检测。用双柱保留时间定性，外标法定量。

2. 试剂

此方法所用试剂，除非另有说明，均使用确认为分析纯的试剂；水为《GB/T 6682—2008　分析实验室用水规格和实验方法》中规定的至少二级水。

（1）乙腈。

（2）丙酮：重蒸。

（3）乙烷：重蒸。

（4）氯化钠：140℃烘烤 4h。

（5）固相萃取柱：弗洛里矽柱（Florisil©），容积 6mL，填充物 1000mg。

（6）铝箔。

（7）农药标准品：见表 8－13。

表 8－13　　　　41 种有机氯农药及拟除虫菊酯类农药标准品

组别	农药名称	纯度	溶剂
I	α－666、西玛津、莠去津、δ－666、七氯、艾氏剂、o,p'－DDE、p,p'－DDE、o,p'－DDD、p,p'－DDT、异菌脲、联苯菊酯、顺式氯菊酯、氟氯氰菊酯、氟胺氰菊酯	≥96%	正己烷
II	β－666、林丹、五氯硝基苯、敌稗、乙烯菌核利、硫丹、p,p'－DDD、三氯杀螨醇、高效氯氟氰菊酯、氯菊酯、氟氰戊菊酯	≥96%	正己烷
III	氯硝胺、六氯苯、百菌清、三唑酮、腐霉利、丁草胺、狄氏剂、异狄氏剂、乙酯杀螨醇、p,p'－DDT、胺菊酯、甲氰菊酯、氯氰菊酯、氰戊菊酯、溴氰菊酯	≥96%	正己烷

（8）农药标准溶液的配制

①单一农药标准配制溶液：准确称取一定量（准确至 0.1mg）某农药标准品，用正己烷稀释，逐一配制成 1000mg/L 的单一农药标准贮备液，贮存在 -18℃以下的冰箱中。使用时根据各农药在对应检测器上的响应值，准确吸取适量的标准贮备液，用正己烷稀释配置成所需的标准工作液。

②混合农药标准溶液：将 41 种农药分成 3 组，按照表 8-13 中组别，根据各农药在仪器上的响应值，逐一吸取一定体积的同组别的单个农药贮备液分别注入同一容量瓶中，用正己烷稀释至刻度，采用同样方法配制成 3 组混合农药标准贮备溶液。使用前用正己烷稀释成所需质量浓度的标准工作液。

3. 仪器设备

气相色谱仪［配有双电子捕获检测器（ECD），双塔自动进样器，双分流/不分流进样口］，分析实验室常用仪器设备，食品加工器，漩涡混合器，匀浆机，氮吹仪。

4. 操作步骤

（1）试样制备　同有机磷农药残留的定量测定——气相色谱法。

（2）提取　同有机磷农药残留的定量测定——气相色谱法。

（3）净化　从 100mL 具塞量筒中吸取 10.00mL 乙腈相溶液，放入 150mL 烧杯中，将烧杯放入 80℃水浴锅中加热，杯内缓缓通入氮气或空气流，将乙腈蒸发近干。加入 2.0mL 正己烷，盖上铝箔，待净化。

将弗罗里矽柱用 5.0mL 丙酮-正己烷（10+90）、5.0mL 正己烷预淋洗，条件化，当溶剂液面到达吸附层表面时，立即倒入上述待净化溶液，用 15mL 刻度离心管接收洗脱液，用 5mL 丙酮-正己烷（10+90）冲洗烧杯后淋洗弗罗里矽柱，并重复一次。将盛有淋洗液的离心管置于氮吹仪上，在水温 50℃条件下，氮吹蒸发至小于 5mL，用正己烷准确定容至 5.0mL，在漩涡混合器上混匀，分别移入两个 2mL 自动进样器样品瓶中，待测。

（4）测定

①色谱参考条件：

色谱柱：预柱为 1.0m，0.25mm 内径，脱活石英毛细管柱。分析柱采用两根色谱柱，A 柱，100% 聚甲基硅氧烷（DB-1 或 HP-1）柱，30mm×0.25mm×0.25μm，或相当者；B 柱，50% 聚苯基甲基硅氧烷（DB-17 或 HP-50+）柱，30mm×0.25mm×0.25μm，或相当者。

温度：进样口温度，200℃；检测器温度，320℃；柱温，150℃（保持 2min），以 6℃/min 加热至 270℃（保持 8min，测定溴氰菊酯保持 23min）。

气体及流量：载气为氮气，纯度不小于 99.999%，流速为 1mL/min；辅助气为氮气，纯度不小于 99.999%，流速为 60mL/min。

进样方式：分流进样，分流比 10:1。样品溶液一式两份，由双塔自动进样器同时进样。

②色谱分析：由自动进样器分别吸取 1.0uL 标准混合溶液和净化后的样品溶液注入色谱仪中，以双柱保留时间定性，以 A 柱获得的样品溶液峰面积与标准溶液峰面积比较定量。

5. 结果分析

（1）定性分析　双柱测得的样品溶液中未知组分的保留时间（RT）分别与标准溶液在同一色谱柱上的保留时间（RT）相比较，如果样品溶液中某组分的两组保留时间与标准溶液中某一农药的两组保留时间相差都在 ±0.05min 内，可认定为该农药。

（2）定量结果计算　试样中被检测农药残留量以质量分数 w 计，单位以毫克每千克（mg/kg）表示，按下式计算：

$$w = \frac{V_1 A V_3}{V_2 A_S m} \times \rho$$

式中　ρ——标准溶液中农药的质量浓度，mg/L；

　A——样品中被测农药的峰面积；

　A_S——农药标准溶液中被测农药的峰面积；

　V_1——提取溶剂总体积，mL；

　V_2——吸取出用于检测的提取溶液体积，mL；

　V_3——样品溶液定容体积，mL；

　m——试样的质量，g。

计算结果保留两位有效数字，当结果大于1mg/kg 时保留三位有效数字。

【实训二十一】　蔬菜中有机磷农药残留的测定

1. 方法依据

依据样品的特点，选择了通用的分析方法：《GB/T 5009.199—2003 蔬菜中有机磷和氨基甲酸酯类农药残留量的快速检测》中的酶抑制率法（分光光度法）进行分析。

2. 原理

在一定条件下，有机磷和氨基甲酸酯类农药对胆碱酯酶的正常功能有抑制作用，其抑制率与农药浓度呈正相关。向蔬菜的提取液中加入生化反应底物碘化乙酰硫苷胆碱和乙酰胆碱酯酶，如果蔬菜不含有机磷或氨基甲酸酯类农药残留或残留量低，酶的活性就不被抑制，试验中加入的底物就能被酶水解，水解产物与加入的显色剂反应产生黄色物质。如果蔬菜的提取液含有农药并残留量较高，酶的活性被抑制，底物就不被水解，当加入显色剂时就不显色或颜色变化很小。用分光光度计在412nm处或用农药残毒快速检测仪测定吸收值，根据计算出的抑制率，就可以判断蔬菜中含有机磷或氨基甲酸酯类农药残留量的情况。

3. 仪器与试剂

（1）仪器 分光光度计或相应的农药残留快速检测仪，常量天平（0.01g），恒温水浴或恒温培养箱。

（2）试剂

①pH=8.0的缓冲液：分别称取11.9g无水磷酸氢二钾，溶解于1000mL蒸馏水中。

②乙酰胆碱酯酶（AChE，实验专用酶）：根据酶的活性情况，用缓冲溶液溶解，3min的吸光度变化ΔA_0值应控制在0.3以上。摇匀后置于4℃冰箱中保存，保存期不超过四天。

③底物：称取25.0mg硫代乙酰胆碱（AsCh），用3.0mL蒸馏水溶解，摇匀后置于4℃冰箱中保存备用。保存期不超过两周。

④显色剂：分别称取160mg二硫代二硝基苯甲酸（DTNB）和15.6mg碳酸氢钠，用20mL缓冲溶液溶解置于4℃冰箱保存。

⑤可选用由以上试剂配制的试剂盒。

4. 操作步骤

（1）样品处理 选取有代表性的蔬菜样品，去掉不可食部分后称取蔬菜试样，冲洗掉表面泥土，剪成1cm²左右碎片。取样品1g，放入烧杯或提取瓶中，加入5mL缓冲液，振荡1~2min，倒出提取液，静置3~5min，备用。

（2）对照溶液测定 先于试管中加入2.5mL缓冲液，再加入0.1mL酶液、0.1mL显色剂，摇匀后于37℃放置15min以上（每批样品的控制时间应一致）。加入0.1mL底物摇匀，此时检液开始显色反应，应立即放入比色皿中，记录反应3min后吸光度的变化值ΔA_0。

（3）样品溶液测定 先于试管中加入2.5mL样品提取液，其他操作与对照测定相同，记录反应3min后吸光度的变化值ΔA_t。

5. 结果分析

（1）结果计算

$$抑制率 = \left[(\Delta A_0 - \Delta A_t) / \Delta A_0 \right] \times 100 （\%）$$

式中 ΔA_0——对照溶液反应3min吸光度的变化值；

ΔA_t——样品溶液反应3min吸光度的变化值。

（2）实验结果判断 结果以酶被抑制的程度（抑制率）表示。

当蔬菜样品提取液对酶的抑制率不小于50%时，表示样品中有高剂量的有机磷或氨基甲酸酯类农药残留，可判断样品为阳性结果。对检验结果为阳性的样品需重复检验2次以上。

6. 说明及注意事项

①对检验结果阳性的样品，需用其他方法进一步确定残留农药的种类并进行定量测定。

②酶抑制率法对部分农药的检出限见表8-14。

表8-14　　　　　　　　　酶抑制率法对部分农药的检出限

农药名称	检出限/（mg/kg）	农药名称	检出限/（mg/kg）
敌敌畏	0.1	氧化果乐	0.8
对硫磷	1.0	甲基异柳磷	5.0
辛硫磷	0.3	灭多威	0.1
甲胺磷	2.0	丁硫克百威	0.05
马拉硫磷	4.0	敌百虫	0.2
乐果	3.0	呋喃丹	0.05

③葱、蒜、萝卜、韭菜、香菜、茭白、蘑菇和番茄汁液含有对酶有影响的植物次生物质，容易产生假阳性，处理样品时，可采取整株（体）蔬菜浸提或采用表面测定法。对一些含叶绿素较高的蔬菜，也可采取整株（体）蔬菜浸提法，减少色素的干扰。

④当温度条件低于37℃，酶反应速率随之放慢，加入酶液和显色剂后放置反应的时间也应相对延长，延长时间的确定，应以胆碱酯酶空白对照测试3min吸光度的变化 ΔA_0 在0.3以上为准。注意样品放置时间应与空白对照溶液放置时间一致才有可比性。酶的活性不够和温度太低都可能造成胆碱酯酶空白对照液3min吸光度的变化 $\Delta A_0 < 0.3$。

⑤该法适用于大量蔬菜样本的筛检，不适用于最后的仲裁检测。

任务二　食品中兽药残留的测定

一、概述

1. 兽药和兽药残留

兽药是指用于预防、治疗、诊断动物疾病或有目的地调节动物生理机能的物质（含药物饲料添加剂）。兽药的主要用途有防病治病、促进生长、提高生产性能、改善动物性食品的品质等。

兽药残留是指对食用动物用药后动物产品的任何食用部分中的原型药物以及其代谢产物，兽药最高残留限量（MRLVDs）是指对食用动物用药后产生的允许存在于食品表面或内部的该兽药残留的最高量（浓度，单位 mg/kg 或 μg/kg，以鲜重计）。

兽药残留主要包括抗生素类药物、磺胺类药物、硝基呋喃类药物、激素类药物和抗寄生虫类药物。

2. 食品中兽药残留的危害

在食用动物饲养过程中广泛使用药物和药物滥用，会造成药物残留在可食用产品中。动物性食品的药物残留会对人类健康产生影响。

另外，休药期（指畜禽停止给药到允许屠宰或动物性产品如肉蛋奶等上市的时间间隔）过短，就会造成动物性产品兽药残留过量，危害消费者健康。

兽药在动物性食品中残留超标会给人体健康带来不利影响，主要表现为毒性作用、过敏反应、表态反应、细菌耐药性、菌群失调、致畸作用、致突变作用、激素作用等。如果样品中确实存在违规的药物残留，就需要使用分析方法来确认，如薄层色谱法、GC、HPLC、GC/MS 和 HPLC/MS。

二、 抗生素残留量的测定

抗生素类药物多为天然酵母产物，是临床应用最多的一类抗菌药物，如青霉素类、氨基糖苷类、大环内酯类、四环素类、土霉素、金霉素、螺旋霉素、链霉素等。青霉素类最容易引起超敏反应，四环素类有时也能引起超敏反应。轻度及中度的超敏反应一般表现为短时间内出现血压下降、皮疹、身体发热、血管神经性水肿、血清病样反应等；极度超敏反应可能导致过敏性休克甚至死亡。

抗生素残留量的测定依据《GB/T 20764—2006 可食动物肌肉中土霉素、四环素、金霉素、强力霉素残留量的测定　液相色谱 – 紫外检测法》。此标准规定了牛肉、羊肉、猪肉、鸡肉和兔肉中土霉素、四环素、金霉素、强力霉素残留量的液相色谱 – 紫外检测法，适用于牛肉、羊肉、猪肉、鸡肉和兔肉中的土霉素、四环素、金霉素、强力霉素残留量的测定。

1. 原理

用 0.1mol/LNa$_2$EDTA – McIlvaine（pH = 4.0 ± 0.05）缓冲溶液提取可食动物肌肉中四环素族抗生素残留，提取液经离心后，上清液用 Oasis HLB 或相当的固相萃取柱和羧酸型阳离子交换柱净化，用液相色谱 – 紫外检测器测定，以外标法测定。此标准检出限：土霉素、四环素、金霉素、强力霉素均为 0.005mg/kg。

2. 仪器与试剂

（1）仪器

①高效液相色谱仪：配有紫外检测器。

②分析天平：感量 0.1mg，0.01g。

③液体混匀器。

④固相萃取装置。

⑤贮液器：50mL。

⑥高速冷冻离心机：最大转速 13000r/min。

⑦刻度样品管：5mL。

⑧真空泵：真空度应达到80kPa。

⑨振荡器。

⑩平底烧瓶：100mL。

⑪pH 计：测量精度 ±0.02。

（2）试剂　除另有说明外，所用试剂均为分析纯；水为《GB/T 6682—2008 分析实验室用水规格和实验方法》中规定的一级水。

①甲醇：色谱纯。

②乙腈：色谱纯。

③乙酸乙酯：色谱纯。

④磷酸氢二钠：优级纯。

⑤柠檬酸（$C_6H_8O_7 \cdot H_2O$）

⑥乙二胺四乙酸二钠（$Na_2EDTA \cdot 2H_2O$）

⑦草酸。

⑧磷酸氢二钠溶液（0.2mol/L）：称取 28.41g 磷酸氢二钠，用水溶解，定容至 1000mL。

⑨柠檬酸溶液（0.1mol/L）：称取 21.01g 柠檬酸，用水溶解，定容至 1000mL。

⑩Mcllvaine 缓冲溶液：将 1000mL 0.1mol/L 柠檬酸溶液与 625mL 0.2 mol/L 磷酸氢二钠溶液混合，必要时用 NaOH 或 HCl 调 pH = 4.0 ±0.05。

⑪Na_2EDTA – Mcllvaine 缓冲溶液（0.1mol/L）：称取 60.5g 乙二胺四乙酸二钠放入 1625mL Mcllvaine 缓冲溶液中，使其溶解，摇匀。

⑫甲醇–水（1 +19）：量取 5mL 甲醇与 95mL 水混合。

⑬流动相：乙腈–甲醇–0.01mol/L 草酸溶液（2 +1 +7）。

⑭土霉素、四环素、金霉素、强力霉素标准物质：纯度不低于95%。

⑮土霉素、四环素、金霉素、强力霉素标准贮备溶液（0.1mg/mL）：准确称取适量的土霉素、四环素、金霉素、强力霉素标准物质，分别用甲醇配成 0.1mol/L 的标准贮备溶液。贮备溶液于 –18℃贮存。

⑯土霉素、四环素、金霉素、强力霉素混合标准工作溶液：根据需要用流动相将土霉素、四环素、金霉素、强力霉素稀释成 5ng/mL、10ng/mL、50ng/mL、100ng/mL、200ng/mL 系列浓度的混合标准工作溶液。此工作溶液当天配制。

⑰Oasis HLB 固相萃取柱或相当者：500mg，6mL。使用前分别用 5mL 甲醇和

10mL 水预处理，保持柱体湿润。

⑱阳离子交换柱：羧酸型，500mg，3mL。使用前用 5mL 乙酸乙酯预处理，保持柱体湿润。

3. 操作步骤

（1）试样的制备与保存

①试样的制备：从全部样品中取出有代表性的样品约1kg，充分绞碎，混匀，均分成两份，分别装入洁净容器内。密封作为试样，标明标记。在抽样和制样的操作过程中，应防止样品受到污染或发生残留物含量的变化。

②试样的保存：将试样于 -18℃冷冻保存。

（2）测定步骤

①提取：称取 6g 试样，精确到 0.01g，置于 50mL 具塞聚丙烯离心管中，加入 30mL 0.1mol/L Na$_2$EDTA - Mcllvaine 缓冲溶液（pH = 4），于液体混匀器上快速混合 1min，再用振荡器振荡 10min，以 10000r/min 离心 10min，上清液倒入另一离心管中，残渣中再加入 20mL 缓冲溶液，重复提取一次，合并上清液。

②净化：将上述上清液倒入下接 Oasis HLB 固相萃取柱的贮液器中，上清液以不高于 3mL/min 的流速通过固相萃取柱，待上清液完全流出后，用 5mL 甲醇 - 水洗柱，弃出全部流出液。在 65kPa 的负压下，减压抽干 40min，最后用 15mL 乙酸乙酯洗脱，收集洗脱液于 100mL 平底烧瓶中。

将上述洗脱液在减压情况下以不高于 3mL/min 的流速通过羧酸型阳离子交换柱，待洗脱液全部流出后，用 5mL 甲醇洗柱，弃去全部流出液。在 65kPa 的负压下，减压抽干 5min，再用 4mL 流动相洗脱，收集洗脱液于 5mL 样品管中，定容至 4mL，供液相色谱 - 紫外检测器测定。

（3）测定

①液相色谱条件：

色谱柱：Mightsil RP - 18 GP，3μm，150mm×4.6mm，或相当者。

流动相：乙腈 - 甲醇 -0.01mol/L 草酸溶液（2 +1 +7）。

流速：0.5mL/min。

柱温：25℃。

检测波长：350nm。

进样量：60。

②液相色谱测定：将混合标准工作溶液分别进样，以浓度为横坐标，峰面积为纵坐标，绘制标准工作曲线。用标准工作曲线对样品进行定量，样品溶液中土霉素、四环素、金霉素、强力霉素的响应值均应在仪器测定的线性范围内。在上述色谱条件下，土霉素、四环素、金霉素、强力霉素的参考保留时间见表 8 - 15。

表 8 - 15   土霉素、四环素、金霉素、强力霉素的参考保留时间

药物名称	保留时间/min
土霉素	4.816
四环素	5.420
金霉素	10.323
强力霉素	15.445

③平行实验：按以上步骤，对同一试样进行平行实验测定。

④空白实验：除不称取试样外，均按上述步骤同时完成空白实验。

4. 结果计算

$$X = \rho \times \frac{V}{m} \times \frac{1000}{1000}$$

式中 X——试样中被测组分残留量，mg/kg；

  ρ——从标准工作曲线得到的被测组分溶液浓度，$\mu g/mL$；

  V——试样溶液定容体积，mL；

  m——试样溶液所代表试样的质量，g。

计算结果应扣除空白值。

【实训二十二】   牛乳中抗生素残留的测定

1. 方法依据

依据样品的特点，选择了通用的分析方法：《GB/T 4789.27—2008 食品卫生微生物学检验 鲜乳中抗生素残留检验》进行分析。

2. 原理

本方法规定了鲜乳中抗生素残留的检验方法。本方法的第一法适用于鲜乳中能抑制湿热链球菌的抗生素的检验；第二法适用于鲜乳中能抑制嗜热脂肪芽孢杆菌卡利德变种的抗生素的检验，也可用于复原乳、乳粉中抗生素的检测。

（1）第一法——嗜热链球菌抑制法 样品经过 80℃ 杀菌后，添加嗜热链球菌菌液。培养一段时间后，嗜热链球菌开始增殖。这时加入代谢底物 2，3，5 - 氯化三苯四氮唑（TTC），若该样品中不含有抗生素或抗生素的浓度低于检测限，嗜热链球菌将继续增殖，还原 TTC 成为红色物质。相反，如果样品中还有高于检测限的抑菌剂，则嗜热链球菌受到抑制，因此指示剂 TTC 不还原，保持原色。

（2）第二法——嗜热脂肪芽孢杆菌抑制法 培养基预先混合嗜热脂肪芽孢杆菌的芽孢，并含有 pH 指示剂。加入样品并孵育后，若该样品中不含有抗生素或抗生素的浓度低于检测限，细菌芽孢将在培养基中生长并利用糖产酸，pH 指

示剂的紫色变黄色。相反，如果样品中含有高于检测限的抗生素，则细菌芽孢不会生长，pH 指示剂的颜色不变，仍为紫色。

3. 仪器与材料

（1）仪器　除微生物实验室常规灭菌及培养设备外，其他设备和仪器如下。

①冰箱：2~5℃、-20 ~ -5℃。

②恒温培养箱：36℃ ±1℃、56℃ ±1℃。

③带盖恒温水浴锅：36℃ ±1℃、65℃ ±2℃、80℃ ±2℃。

④天平：感量 0.1g、0.001g。

⑤无菌吸管或 1mL（具 0.01mL 刻度）、10.0mL（具 0.1mL 刻度）、100μL、200μL 微量移液器及吸头。

⑥无菌试管：18mm × 180mm、15mm × 100mm。

⑦温度计：0 ~ 100℃。

⑧漩涡混匀器。

⑨离心机：转速 5000r/min。

（2）菌种、培养基和试剂

①菌种：嗜热链球菌、嗜热脂肪芽孢杆菌卡利德变种。

②灭菌脱脂乳：无抗生素的脱脂乳，经 115℃ 灭菌 20min。也可采用无抗生素的脱脂牛乳粉，以蒸馏水 10 倍稀释，加热至完全溶解，115℃ 灭菌 20min。

③4% 2，3，5 - 氯化三苯四氮唑（TTC）水溶液：称取 1g TTC，溶于 5mL 灭菌蒸馏水中，装褐色瓶内于 2 ~ 5℃ 保存。如果溶液变为半透明的白色或淡褐色，则不能再用。临时用灭菌蒸馏水 5 倍稀释，成为 4% 水溶液。

④无菌磷酸盐缓冲液：称取 2.83g 磷酸二氢钠，1.36g 磷酸二氢钾，溶于 1000mL 蒸馏水中，充分混匀，调节 pH 至 7.3 ±0.1，121℃ 高压灭菌 20min。

⑤溴甲酚紫葡萄糖蛋白胨培养基：称取 10.0g 蛋白胨，5.0g 葡萄糖，4.0g 琼脂，溶于 1000mL 蒸馏水中，加热搅拌至完全溶解，调节 pH 至 7.1 ±0.1，然后再加入 0.6mL 2% 溴甲酚紫乙醇溶液，混匀后，115℃ 高压灭菌 30min。

⑥青霉素 G 参照溶液：精密称取 30.0mg 青霉素 G 钾盐标注品，溶于适量无菌磷酸盐缓冲液中，使其浓度为 100 ~ 1000IU/mL。再将该溶液用适量灭菌的无抗生素的脱脂乳稀释至 0.006IU/mL，分装于无菌小试管中，密封备用。-20℃ 保存不超过 6 个月。

4. 操作步骤

（1）嗜热链球菌抑制法

①活化菌种：取一接种环嗜热链球菌菌种，接种在 9mL 灭菌脱脂乳中，置于 36℃ ±1℃ 恒温培养箱中培养 12 ~ 15h 后，置于 2 ~ 5℃ 冰箱保存备用。每 15d 转种一次。

②测试菌液：将经过活化的嗜热链球菌菌种接种在灭菌脱脂乳中，36℃±1℃培养15h±1h，加入相同体积的灭菌脱脂乳混匀稀释成为测试菌液。

③培养：取样品9mL，置于18mm×180mm试管内，每份样品另外做一份平行样。同时再做阴性和阳性对照各一份，阳性对照管用9mL青霉素G参照溶液，阴性对照管用9mL灭菌脱脂乳。所有试管置于80℃±2℃水浴加热5min，冷却至37℃以下，加入测试菌液1mL，轻轻旋转试管混匀。36℃±1℃水浴培养2h，加4%TTC水溶液0.3mL，在漩涡混匀器上混合15s或振动试管混匀。36℃±1℃水浴避光培养30min，观察颜色变化。如果颜色没有变化，于水浴中继续避光培养30min做最终观察。观察时要迅速，避免光照过久出现干扰。

④判断方法：在白色背景前观察，试管中样品呈乳的颜色时，指示乳中有抗生素存在，为阳性结果。试管中样品呈红色为阴性结果。如果最终观察现象仍可疑，建议重新检测。

（2）嗜热脂肪芽孢杆菌抑制法

①芽孢悬液的制备：每块平板用1~3mL无菌磷酸盐缓冲液洗脱培养基表面的菌苔（如果使用克氏瓶，每瓶使用无菌磷酸盐缓冲液10~20mL）。将洗脱液以500r/min离心15min。取沉淀物加0.03mol/L的无菌磷酸盐缓冲液（pH=7.2），制成10^9cfu/mL芽孢悬液，置于80℃±2℃恒温水浴中10min后，密封防止水蒸发，置于2~5℃保存备用。

②测试培养基：在溴甲酚紫葡萄糖蛋白胨培养基中加入适量芽孢悬液，混合均匀，使最终的芽孢浓度为$8×10^5$~$2×10^6$cfu/mL。混合芽孢悬液的溴甲酚紫葡萄糖蛋白胨培养基分装小试管，每管200μL，密封防止水分蒸发。配置好的测试培养基可以在2~5℃保存6个月。

③培养操作：吸取样品100μL加入含有芽孢的测试培养基中，轻轻旋转试管混匀。每份检样做两份，另外再做阴性和阳性对照各一份，阳性对照管为100μL青霉素G参照溶液，阴性对照管为100μL无抗生素的脱脂乳。于65℃±2℃水浴培养2.5h，观察培养基颜色的变化。如果颜色没有变化，须再于水浴中培养30min做最终观察。

④判断方法：在白色背景前从侧面和底部观察小试管内培养基颜色。保持培养基原有的紫色为阳性结果，培养基变成黄色或黄绿色为阴性结果，颜色处于二者之间，为可疑结果。对于可疑结果应继续培养30min再进行最终观察。如果培养基颜色仍然处于黄色 – 紫色之间，表示抗生素浓度接近方法的最低检出限，此时建议重新检测一次。

5. 结果表示

（1）嗜热链球菌抑制法　最终观察时，若样品变成红色，报告为抗生素残留阴性；若样品依然呈乳的颜色，报告为抗生素残留阳性。此方法检测几种常见抗生素的最低检出限见表8－16。

表 8 – 16　　　　　　　　嗜热链球菌抑制法检测各种抗生素的灵敏度

抗生素名称	最低检出量
青霉素	0.004IU
链霉素	0.5IU
庆大霉素	0.4IU
卡那霉素	5IU

（2）嗜热脂肪芽孢杆菌抑制法　最终观察时，若培养基依然保持原有的紫色，可以报告为抗生素残留阳性；若培养基变为黄色或绿色时，可以报告为抗生素残留阴性。此方法检测几种常见抗生素的最低检出限见表 8 – 17。

表 8 – 17　　　　　　　嗜热脂肪芽孢杆菌抑制法检测各种抗生素的灵敏度

抗生素名称	最低检出量
青霉素	$3\mu g/L$
链霉素	$50\mu g/L$
庆大霉素	$30\mu g/L$
卡那霉素	$50\mu g/L$

任务三　食品中黄曲霉毒素的测定　🔍

黄曲霉毒素（alfatoxin，简称 AFT 或 AT）是黄曲霉和寄生曲霉的代谢产物。黄曲霉是我国粮食和饲料中常见的真菌，由于黄曲霉毒素的致癌力强，因而受到重视。但并非所有的黄曲霉都是产毒菌株，即使是产毒菌株也必须在适合产毒的环境条件下才能产毒。

黄曲霉毒素的化学结构是一个双氢呋喃和一个氧杂萘邻酮。现已分离出 B_1、B_2、G_1、G_2、B_{2a}、G_{2a}、M_1、M_2、P_1 等十几种，其中以 B_1 的毒性和致癌性最强，它的毒性比氰化钾大 100 倍，仅次于肉毒毒素，是真菌毒素中最强的；致癌作用比已知的化学致癌物都强，比二甲基亚硝胺强 75 倍。黄曲霉毒素具有耐热的特点，裂解温度为 280℃，在水中溶解度很低，能溶于油脂和多种有机溶剂。

黄曲霉毒素污染可发生在多种食品上，如粮食、油料、水果、干果、调味品、乳和乳制品、蔬菜、肉类等，其中以玉米、花生和棉籽油最易受到污染，其次是稻谷、小麦、大麦、豆类等。花生和玉米等谷物是黄曲霉毒素菌株适宜生长并产生黄曲霉毒素的基质。花生和玉米在收获前就可能被黄曲霉污染，使成熟的花生不仅污染黄曲霉而且可能带有毒素，玉米果穗成熟时，不仅能从果穗上分离出黄曲霉，并能够检出黄曲霉毒素。

在我国，长江沿岸以及长江以南等高温高湿地区黄曲霉毒素污染严重，北方地区污染较轻，如广西70%的玉米受AFT污染。而在世界范围内，一般高温高湿地区（热带和亚热带地区）食品污染AFT较重，而且也是花生和玉米污染较严重。

1. 适用范围

本方法适用于粮食、花生及其制品、薯类、豆类、发酵食品及酒类等各种食品中黄曲霉毒素 B_1 的测定。

薄层板上黄曲霉毒素 B_1 的最低检出量为 $0.0004\mu g$，最低检出浓度为 $5\mu g/kg$。

2. 原理

样品中黄曲霉毒素 B_1 经提取、浓缩、薄层分离后，在波长365nm紫外光下产生蓝紫色荧光，根据其在薄层上显示荧光的最低检出量来测定含量。

3. 试剂

（1）三氯甲烷。

（2）正己烷或石油醚（沸程 $30 \sim 60℃$ 或 $60 \sim 90℃$）。

（3）甲醇。

（4）苯。

（5）乙腈。

（6）无水乙醚或乙醚经无水硫酸钠脱水。

（7）丙酮。

以上试剂在试验时先进行一次试剂空白试验，如不干扰测定即可使用，否则需逐一进行重蒸。

（8）硅胶G 薄层色谱用。

（9）三氟乙酸。

（10）无水硫酸钠。

（11）氯化钠。

（12）苯 – 乙腈混合液 量取98mL苯，加2mL乙腈，混匀。

（13）甲醇水溶液 55:45。

（14）黄曲霉毒素 B_1 标准溶液。

①仪器校正：测定重铬酸钾溶液的摩尔消光系数，以求出使用仪器的校正因子。准确称取25mg经干燥的重铬酸钾（基准级），用硫酸（0.5 + 1000）溶解并准确稀释至200mL，相当于 $c_{K_2Cr_2O_7} = 0.0004mol/L$。再吸取25mL此稀释液于50mL容量瓶中，加硫酸（0.5 + 1000）稀释至刻度，相当于 $c_{K_2Cr_2O_7} = 0.0002mol/L$ 溶液。再

吸取 25mL 此稀释液于 50mL 容量瓶中，加硫酸（0.5 + 1000）稀释至刻度，相当于 $c_{K_2Cr_2O_7} = 0.0001mol/L$ 溶液。用 1cm 石英杯，在最大吸收峰的波长（接近 350nm 处）用硫酸（0.5 + 1000）作空白，测得以上三种不同浓度溶液的吸光度，并按下式计算出以上三种浓度的摩尔消光系数的平均值。

$$E_1 = \frac{A}{c}$$

式中　E_1——重铬酸钾溶液的摩尔消光系数；

　　　A——测得重铬酸钾溶液的吸光度；

　　　c——重铬酸钾溶液的量浓度。

再以此平均值与重铬酸钾的摩尔消光系数值 3160 比较，即求出使用仪器的校正因子。

$$f = \frac{3160}{E}$$

式中　f——使用仪器的校正因子；

　　　E——测得的重铬酸钾摩尔消光系数平均值。

若 f 大于 0.95 或小于 1.05，则使用仪器的校正因子可略而不计。

②黄曲霉毒素 B_1 标准溶液的制备：准确称取 1～1.2mg 黄曲霉毒素 B_1 标准品，先加入 2mL 乙腈溶解后，再用苯稀释至 100mL，避光，置于 4℃ 冰箱保存。该标准溶液约为 10μg/mL。用紫外分光光度计测此标准溶液的最大吸收峰的波长及该波长的吸光度。

计算

$$X_1 = \frac{A \times M_r \times 1000 \times f}{E_2}$$

式中　X_1——黄曲霉毒素 B_1 标准溶液的浓度，μg/mL；

　　　A——测得的吸光度；

　　　f——使用仪器的校正因子；

　　M_r——黄曲霉毒素 B_1 的相对分子质量 312；

　　　E_2——黄曲霉毒素 B_1 在苯 - 乙腈混合液中的摩尔消光系数，19800。

根据计算，用苯 - 乙腈混合液调到标准溶液浓度恰为 10.0μg/mL，并用分光光度计核对其浓度。

③纯度的测定：取 5μL 10 μg/mL 黄曲霉毒素 B_1 标准溶液，滴加于涂层厚度 0.25mm 的硅胶 G 薄层板上，用甲醇 - 三氯甲烷（4 + 96）与丙酮 - 三氯甲烷（8 + 92）展开剂展开，在紫外光灯下观察荧光的产生，必须符合以下条件。

a. 在展开后，只有单一的荧光点，无其他杂质荧光点。

b. 原点上没有任何残留的荧光物质。

（15）黄曲霉毒素 B_1 标准使用液　准确吸取 1mL 标准溶液（10μg/mL）于 10mL 容量瓶中，加苯 - 乙腈混合液至刻度，混匀。此溶液每毫升相当于 1.0μg

黄曲霉毒素 B_1。吸取 1.0mL 此稀释液，置于 5mL 容量瓶中，加苯 – 乙腈混合液稀释至刻度，此溶液每毫升相当于 $0.2\mu g$ 黄曲霉毒素 B_1。再吸取黄曲霉毒素 B_1 标准溶液（$0.2\mu g/mL$）1.0mL 置于 5mL 容量瓶中，加苯 – 乙腈混合液稀释至刻度。此溶液每毫升相当于 $0.04\mu g$ 黄曲霉毒素 B_1。

（16）次氯酸钠溶液（消毒用）　取 100g 漂白粉，加入 500mL 水，搅拌均匀。另将 80g 工业用碳酸钠（$Na_2CO_3 \cdot 10H_2O$）溶于 500mL 温水中，再将两液混合、搅拌，澄清后过滤。此滤液含次氯酸浓度约为 25g/L。若用漂粉精制备，则碳酸钠的量可以加倍，所得溶液的浓度约为 50g/L。污染的玻璃仪器用 10g/L 次氯酸钠溶液浸泡半天或用 50g/L 次氯酸钠溶液浸泡片刻后，即可达到去毒效果。

4. 仪器

（1）小型粉碎机。

（2）样筛。

（3）电动振荡器。

（4）全玻璃浓缩器。

（5）玻璃板　5cm×20cm。

（6）薄层板涂布器。

（7）展开槽　内长 25cm、宽 6cm、高 4cm。

（8）紫外光灯　100～125W，带有波长 365nm 滤光片。

（9）微量注射器或血色素吸管。

5. 操作步骤

（1）取样　样品中污染黄曲霉毒素高的霉粒，一粒即可以左右测定结果，而且有毒霉粒的比例小，同时分布不均匀。为避免取样带来的误差，必须大量取样，并将该大量样品粉碎，混合均匀，才有可能得到确能代表一批样品的相对可靠的结果，因此采样必须注意以下几点。

①根据规定采取有代表性的样品。

②对局部发霉变质的样品检验时，应单独取样。

③每份分析测定用的样品应从大样经粗碎与连续多次用四分法缩减至 0.5～1kg，然后全部粉碎。粮食样品全部通过 20 目筛，混匀。花生样品全部通过 10 目筛，混匀。或将好、坏分别测定，再计算其含量。花生油和花生酱等样品不需制备，但取样时应搅拌均匀。必要时，每批样品可采取 3 份大样作样品制备及分析测定用，以观察所采样品是否具有一定的代表性。

（2）提取

①玉米、大米、麦类、面粉、薯干、豆类、花生、花生酱等。

a. 甲法：称取 20.00g 粉碎过筛样品（面粉、花生酱不需粉碎），置于

250mL 具塞锥形瓶中，加 30mL 正己烷或石油醚和 100mL 甲醇水溶液，在瓶塞上涂上一层水，盖严防漏。振荡 30min，静置片刻，以叠成折叠式的快速定性滤纸过滤于分液漏斗中，待下层甲醇水溶液分清后，放出甲醇水溶液于另一具塞锥形瓶内。取 20.00mL 甲醇水溶液（相当于 4g 样品）置于另一 125mL 分液漏斗中，加 20mL 三氯甲烷，振摇 2min，静置分层，如出现乳化现象可滴加甲醇促使分层。放出三氯甲烷层，经盛有约 10g 预先用三氯甲烷湿润的无水硫酸钠的定量慢速滤纸过滤于 50mL 蒸发皿中，再加 5mL 三氯甲烷于分液漏斗中，重复振摇提取，三氯甲烷层一并滤于蒸发皿中，最后用少量三氯甲烷洗过滤器，洗液并于蒸发皿中。将蒸发皿放在通风柜，于 65℃ 水浴上通风挥干，然后放在冰盒上冷却 2~3min 后，准确加入 1mL 苯 - 乙腈混合液（或将三氯甲烷用浓缩蒸馏器减压吹气蒸干后，准确加入 1mL 苯 - 乙腈混合液）。用带橡皮头的滴管的管尖将残渣充分混合，若有苯的结晶析出，将蒸发皿从冰盒上取出，继续溶解、混合，晶体即消失，再用此滴管吸取上清液转移于 2mL 具塞试管中。

　　b. 乙法（限于玉米、大米、小麦及其制品）：称取 20.00g 粉碎过筛样品于 250mL 具塞锥形瓶中，用滴管滴加约 6mL 水，使样品湿润，准确加入 60mL 三氯甲烷，振荡 30min，加 12g 无水硫酸钠，振摇后，静置 30min，用叠成折叠式的快速定性滤纸过滤于 100mL 具塞锥形瓶中。取 12mL 滤液（相当 4g 样品）于蒸发皿中，在 65℃ 水浴上通风挥干，准确加入 1mL 苯 - 乙腈混合液，以下按 a. 自"用带橡皮头的滴管的管尖将残渣充分混合"起，依法操作。

　　②花生油、香油、菜油等：称取 4.00g 样品置于小烧杯中，用 20mL 正己烷或石油醚将样品移于 125mL 分液漏斗中。用 20mL 甲醇水溶液分次洗烧杯，洗液一并移入分液漏斗中，振摇 2min，静置分层后，将下层甲醇水溶液移入第二个分液漏斗中，再用 5mL 甲醇水溶液重复振摇提取一次，提取液一并移入第二个分液漏斗中，在第二个分液漏斗中加入 20mL 三氯甲烷，以下按 a. 自"振摇 2min，静置分层"起，依法操作。

　　③酱油、醋：称取 10.00g 样品于小烧杯中，为防止提取时乳化，加 0.4g 氯化钠，移入分液漏斗中，用 15mL 三氯甲烷分次洗涤烧杯，洗液并入分液漏斗中。以下按 a. 自"振摇 2min，静置分层"起，依法操作，最后加入 2.5mL 苯 - 乙腈混合液，此溶液每毫升相当于 4g 样品。

　　或称取 10.00g 样品，置于分液漏斗中，再加 12mL 甲醇（以酱油体积代替水，故甲醇与水的体积比仍约为 55 + 45），用 20mL 三氯甲烷提取，以下按 a. 自"振摇 2min，静置分层"起，依法操作。最后加入 2.5mL 苯 - 乙腈混合液。此溶液每毫升相当于 4g 样品。

　　④干酱类（包括豆豉、腐乳制品）：称取 20.00g 研磨均匀的样品，置于 250mL 具塞锥形瓶中，加入 20mL 正己烷或石油醚与 50mL 甲醇水溶液。振荡 30min，静置片刻，以叠成折叠式的快速定性滤纸过滤，滤液静置分层后，取

24mL 甲醇水层（相当 8g 样品，其中包括 8g 干酱类本身约含有的 4mL 水的体积在内）置于分液漏斗中，加入 20mL 三氯甲烷，以下按 a. 自"振摇 2min，静置分层"起，依法操作。最后加入 2mL 苯 - 乙腈混合液。此溶液每毫升相当于 4g 样品。

⑤发酵酒类：同③处理方法，但不加氯化钠。

（3）测定

①单向展开法。

a. 薄层板的制备：称取约 3g 硅胶 G，加相当于硅胶量 2 ~ 3 倍左右的水，用力研磨 1 ~ 2min 至成糊状后立即倒于涂布器内，推成 5cm × 20cm、厚度约 0.25mm 的薄层板三块。在空气中干燥约 15min 后，在 100℃活化 2h，取出，放干燥器中保存。一般可保存 2 ~ 3d，若放置时间较长，可再活化后使用。

b. 点样：将薄层板边缘附着的吸附剂刮净，在距薄层板下端 3cm 的基线上用微量注射器或血色素吸管滴加样液。一块板可滴加 4 个点，点距边缘和点间距约为 1cm，点直径约 3mm。在同一板上滴加点的大小应一致，滴加时可用吹风机用冷风边吹边加。滴加样式如下。

第一点：10μL 黄曲霉毒素 B_1 标准使用液（0.04μg/mL）。

第二点：20μL 样液。

第三点：20μL 样液 + 10μL 0.04μg/mL 黄曲霉毒素 B_1 标准使用液。

第四点：20μL 样液 + 10μL 0.2μg/mL 黄曲霉毒素 B_1 标准使用液。

c. 展开与观察：在展开槽内加 10mL 无水乙醚，预展 12cm，取出挥干。再于另一展开槽内加 10mL 丙酮 - 三氯甲烷（8 + 92），展开 10 ~ 12cm，取出。在紫外光下观察结果，方法如下。

由于样液点上加滴黄曲霉毒素 B_1 标准使用液，可使黄曲霉毒素 B_1 标准点与样液中的黄曲霉毒素 B_1 荧光点重叠。如样液为阴性，薄层板上的第三点中黄曲霉毒素 B_1 为 0.0004μg，可用作检查在样液内黄曲霉毒素 B_1 最低检出量是否正常出现；如为阳性，则起定性作用。薄层板上的第四点中黄曲霉毒素 B_1 为 0.002μg，主要起定位作用。

若第二点在与黄曲霉毒素 B_1 标准点的相应位置上无蓝紫色荧光点，表示样品中黄曲霉毒素 B_1 含量在 5μg/kg 以下；如在相应位置上有蓝紫色荧光点，则需进行确证试验。

d. 确证试验：为了证实薄层板上样液荧光系由黄曲霉毒素 B_1 产生的，加滴三氟乙酸，产生黄曲霉毒素 B_1 的衍生物，展开后此衍生物的比移值约在 0.1。于薄层板左边依次滴加两个点。

第一点：10μL 0.04μg/mL 黄曲霉毒素 B_1 标准使用液。

第二点：20μL 样液。

于以上两点各加一小滴三氟乙酸盖于其上，反应 5min 后，用吹风机吹热风

2min（使热风吹到薄层板上的温度不高于40℃），再于薄层板上滴加以下两个点。

第三点：10μL0.04μg/mL黄曲霉毒素B₁标准使用液。

第四点：20μL样液。

再展开（同c），在紫外光灯下观察样液是否产生与黄曲霉毒素B₁标准点相同的衍生物。未加三氟乙酸的三、四两点，可依次作为样液与标准的衍生物空白对照。

e. 稀释定量：样液中的黄曲霉毒素B₁荧光点的荧光强度如与黄曲霉毒素B₁标准点的最低检出量（0.0004μg）的荧光强度一致，则样品中黄曲霉毒素B₁含量即为5μg/kg。如样液中荧光强度比最低检出量强，则根据其强度估计减少滴加微升数或将样液稀释后再滴加不同微升数，直至样液点的荧光强度与最低检出量的荧光强度一致为止。滴加式样如下。

第一点：10μL黄曲霉毒素B₁标准使用液（0.04μg/mL）。

第二点：根据情况滴加10μL样液。

第三点：根据情况滴加15μL样液。

第四点：根据情况滴加20μL样液。

f. 计算：

$$X_2 = 0.0004 \times \frac{V_1 \times D}{V_2} \times \frac{1000}{m_1}$$

式中　X_2——样品中黄曲霉毒素B₁的含量，μg/kg；

　　　V_1——加入苯-乙腈混合液的体积，mL；

　　　V_2——出现最低荧光时滴加样液的体积，mL；

　　　D——样液的总稀释倍数；

　　　m_1——加入苯-乙腈混合液溶解时相当样品的质量，g；

　0.0004——黄曲霉毒素B₁的最低检出量，μg。

结果的表述：报告测定值的整数位。

②双向展开法。

如用单向展开法展开后，薄层色谱由于杂质干扰掩盖了黄曲霉毒素B₁的荧光强度，需采用双向展开法。薄层板先用无水乙醚作横向展开，将干扰的杂质展至样液点的一边而黄曲霉毒素B₁不动，然后再用丙酮-三氯甲烷（8+92）作纵向展开，样品在黄曲霉毒素B₁相应处的杂质底色大量减少，因而提高了方法的灵敏度。如用双向展开中滴加两点法展开仍有杂质干扰时，则可改用滴加一点法。

a. 滴加两点法。

点样：取薄层板三块，在距下端3cm的基线上滴加黄曲霉毒素B₁标准使用液与样液。即在三块板的距左边缘0.8~1cm处各滴加10μL黄曲霉毒素B₁标准使用液（0.04μg/mL），在距左边缘 2.8 ~ 3cm 处各滴加 20μL 样液，然后在第二块板的样液点上加滴 10μL 黄曲霉毒素 B_1 标准使用液（0.04μg/mL），在第三块板的样液点上加滴 10μL0.2μg/mL 黄曲霉毒素 B_1 标准使用液。

横向展开：在展开槽内的长边置一玻璃支架，加 10mL 无水乙醇，将上述点好的薄层板靠标准点的长边置于展开槽内展开，展至板端后，取出挥干，或根据情况需要可再重复展开 1 ~ 2 次。

纵向展开：挥干的薄层板以丙酮 – 三氯甲烷（8 + 92）展开至 10 ~ 12cm 为止。丙酮与三氯甲烷的比例根据不同条件自行调节。

在紫外光灯下观察第一、第二板，若第二板的第二点在黄曲霉毒素 B_1 标准点的相应处出现最低检出量，而第一板在与第二板的相同位置上未出现荧光点，则样品中黄曲霉毒素 B_1 含量在 5μg/kg 以下。

若第一板在与第二板的相同位置上出现荧光点，则将第一板与第三板比较，看第三板上第二点与第一板上第二点的相同位置上的荧光点是否与黄曲霉毒素 B_1 标准点重叠，如果重叠，再进行确证试验。在具体测定中，第一、第二、第三板可以同时做，也可按照顺序做。如按顺序做，当在第一板出现阴性时，第三板可以省略；如第一板为阳性，则第二板可以省略，直接作第三板。

确证试验：另取薄层板两块，于第四、第五两板距左边缘 0.8 ~ 1cm 处各滴加 10μL 黄曲霉毒素 B_1 标准使用液（0.04μg/mL）及 1 小滴三氟乙酸。在距左边缘 2.8 ~ 3cm 处，于第四板滴加 20μL 样液及 1 小滴三氟乙酸；于第五板滴加 20μL 样液、10μL 黄曲霉毒素 B_1 标准使用液（0.04μg/mL）及 1 小滴三氟乙酸。反应 5min 后，用吹风机吹热风 2min，使热风吹到薄层板上的温度不高于 40℃。再用双向展开法展开后，观察样液是否产生与黄曲霉毒素 B_1 标准点重叠的衍生物。观察时，可将第一板作为样液的衍生物空白板。如样液黄曲霉毒素 B_1 含量高时，则将样液稀释后，按单向展开法中 d 做确证试验。

稀释定量：如样液黄曲霉毒素 B_1 含量高时，按单向展开法中 e 稀释定量操作。如黄曲霉毒素 B_1 含量低，稀释倍数小，在定量的纵向展开板上仍有杂质干扰，影响结果的判断，可将样液再做双向展开法测定，以确定含量。

计算：同单向展开法。

b. 滴加一点法。

点样：取薄层板三块，在距下端 3cm 基线上滴加黄曲霉毒素 B_1 标准使用液与样液。即在三块板距左边缘 0.8 ~ 1cm 处各滴加 20μL 样液，在第二板的点上加滴 10μL 黄曲霉毒素 B_1 标准使用液（0.04μg/mL），在第三板的点上加滴 10μL 黄曲霉毒素 B_1 标准使用液（0.2μg/mL）。

展开：同单向展开法。

观察及评定结果：在紫外光灯下观察第一、第二板，如第二板出现最低检出量的黄曲霉毒素 B_1 标准点，而第一板与其相同位置上未出现荧光点，样品中黄

曲霉毒素 B_1 含量在 5μg/kg 以下。如第一板在与第二板黄曲霉毒素 B_1 相同位置上出现荧光点，则将第一板与第三板比较，看第三板上与第一板相同位置的荧光点是否与黄曲霉毒素 B_1 标准点重叠，如果重叠再进行以下确证试验。

　　确证试验：另取两板，于距左边缘 0.8 ~ 1cm 处，第四板滴加 20μL 样液、1 滴三氟乙酸；第五板滴加 20μL 样液、10μL 0.04μg/mL 黄曲霉毒素 B_1 标准使用液及 1 滴三氟乙酸。产生衍生物及展开方法同上述方法。再将以上二板在紫外光灯下观察，以确定样液点是否产生与黄曲霉毒素 B_1 标准点重叠的衍生物，观察时可将第一板作为样液的衍生物空白板。经过以上确证试验定为阳性后，再进行稀释定量，如含黄曲霉毒素 B_1 低，不需稀释或稀释倍数小，杂质荧光仍有严重干扰，可根据样液中黄曲霉毒素 B_1 荧光的强弱，直接用双向展开法定量。

　　计算：同单向展开法。

情境九　食品微生物检验

任务一　食品微生物检验概述

一、食品微生物检验的意义

食品微生物检验是食品检验的重要组成部分。

食品的微生物污染情况是食品卫生质量的重要指标之一。通过微生物检验，可以判断食品的卫生质量（微生物指标方面）及是否可食用，从而也可以判断食品的加工环境和食品原料及其在加工过程中被微生物污染及生长的情况，为食品环境卫生管理和食品生产管理及对某些传染病的防疫措施提供科学依据，以防止人类因食物而发生微生物性中毒或感染，保障人类健康。

食品微生物检验就是应用微生物学及其相关学科的理论与方法，研究外界环境和食品中微生物的种类、数量、性质、活动规律及其对人体健康的影响。

二、食品微生物检验的种类

感官检验：通过观察食品表面有无霉斑、霉状物、粒状物、粉状物及毛状物等；色泽是否变灰、变黄等；有无霉味及其他异味；食品内部是否霉变，从而确定食品的霉变程度。

直接镜检：对送检样品在显微镜下进行菌体计数测定。

培养检验：根据食品的特点和分析目的选择适宜的培养方法求得带菌量。

三、食品微生物检验中样品的采集

1. 采样工具

灭菌探子、铲子、匙、采样器、吸管、广口瓶、剪子、开罐器等。

2. 样品的采集

在食品检验中，所采集的样品必须具有代表性。因为其加工批号、原料情况（来源、种类、地区、季节等）、加工方法、运输、保藏条件、销售中的各个环节及销售人员的责任心和卫生认识水平等均可影响食品的卫生质量，因此必须考虑周密。

（1）样品种类 样品种类可分为大样、中样、小样三种。大样系指一整批，中样是从样品各部分取得混合样品，小样系指做分析用的检样。定型包装及散装食品均采样250g。

（2）采样方法 采样必须在无菌操作条件下进行。

根据样品种类（袋装、瓶装和罐装食品），应采完整的未开封的样品。如果样品很大，则需用无菌采样器取样；固体粉末样品，应边取边混合；液体样品通过振摇混匀；冷冻食品应保持冷冻状态（可放在冰内、冰箱的冰盒内或低温冰箱内保存），非冷冻食品需在0~5℃保存。

（3）采样数量 根据不同种类，采样数量有所不同，见表9-1。

表9-1 **各种样品采样数量**

检样种类	采样数量	备注
肉及肉制品	生肉：取屠宰后两腿内侧肌肉或背最长肌250g； 脏器：根据检样目的而定； 光禽：每份样品一只； 熟肉制品：熟禽、肴肉、烧烤肉、肉灌肠、酱卤肉、熏煮火腿，取250g； 熟肉干制品：肉松、油酥肉松、肉松粉、肉干、肉脯、肉糜脯，其他熟肉干制品等，取250g	要在容器的不同部位采取
乳及乳制品	鲜乳：250mL； 干酪：250g； 消毒、灭菌乳：250mL； 乳粉：250g； 稀奶油、奶油：250g； 酸乳：250g（mL）； 全脂炼乳：250g； 乳清粉：250g	每批样品按千分之一采样，不足千件者抽250g
蛋品	巴氏杀菌冰全蛋、冰蛋黄、冰蛋白：每件各采样250g； 巴氏杀菌冰全蛋粉、蛋黄粉、蛋白片：每件各采样250g； 皮蛋、糟蛋、咸蛋等：每件各采样250g	一日或一班生产为一批，检验沙门菌按5%抽样，每批不少于三个检样；测定菌落总数和大肠菌群：每批按装听过程前、中、后流动取样三次，每次100g，每批合为一个样品

续表

检样种类	采样数量	备注
水产食品	鱼、大贝甲类：每个为一件（不少于250g）； 小虾蟹类，鱼糜制品（鱼丸、虾丸等）， 即食动物性水产干制品（鱼干、鱿鱼干），腌制生食动物性水产品、即食藻类食品：每件样品均取250g	
罐头	可采样下述方法之一。 1. 按杀菌锅抽样 （1）低酸性食品罐头杀菌冷却后抽样两罐，3kg以上大罐每锅抽样一罐。 （2）酸性食品罐头每锅抽一罐，一般一个班的产品组成一个检验批，各锅的样罐组成一个样批组，每批每个品种取样基数不得少于三罐。 2. 按生产班（批）次抽样 （1）取样数为1/6000，尾数超过2000者增取一罐，每班（批）每个品种不得少于三罐。 （2）某些产品班产量较大，则以30000罐为基数，其取样数按1/6000；超过30000罐以上的按1/20000；尾数超过4000罐者增取一罐。 （3）个别产品量过小，同品种同规格可合并班次为一批取样，但并班总数不超过5000罐，每个批次样数不得少于三罐	产品如按锅分堆放，在遇到由于杀菌操作不当引起问题时，也可以按锅处理
冷冻饮品	冰棍、雪糕：每批不得少于三件，每件不得少于三支； 冰淇淋：原装四杯为一件，散装250g； 食用冰块：每件样品取250g	班产量20万支以下者，一班为一批；以上者以工作台为一批
饮料	瓶（桶）装饮用纯净水：原装一瓶（不少于250mL）； 瓶（桶）装饮用水：原装一瓶（不少于250mL）； 茶饮料、碳酸饮料、低温复原果汁、含乳饮料、乳酸菌饮料、植物蛋白饮料、果蔬汁饮料：原装一瓶（不少于250mL） 固体饮料：原装一瓶（或袋，不少于250g）； 可可粉固体饮料：原装一瓶（或袋，不少于250g）； 茶叶：罐装取一瓶（不少于250g），散装取250g	
调味品	酱油：原装一瓶（不少于250mL）； 酱：原装一瓶（不少于250mL）； 食醋：原装一瓶（不少于250mL）； 袋装调味料：原装一瓶（不少于250g）； 水产调味品：鱼露、蚝油、虾油、虾酱等原装一瓶［不少于250g（mL）］	

续表

检样种类	采样数量	备注
糕点、蜜饯、糖果	糖果、糕点、饼干、面包、巧克力、淀粉糖等，蜂蜜、胶母糖、果冻、食糖等：每件样品各取 250g（mL）	
酒类	鲜啤酒、熟啤酒、葡萄糖、果酒、黄酒等：瓶装两瓶为一件	
非发酵豆制品及面筋、发酵豆制品	非发酵豆制品及面筋：定性包装取一袋（不少于250g）；发酵豆制品：原装一瓶（不少于250g）	
方便面	采取 250g	
油炸小食品、膨化食品	采取 250g	
果冻	采取 250g	
酱腌菜	采取 250g	
速冻预包装面、米食品，麦片	采取 250g	

（4）采样标签　采样前或后应立即贴上标签，每件样品必须标记清楚，如样品、来源、数量、采样地点、采样人及采样时间等。

四、 食品微生物检验中样品的处理

1. 固体样品

用灭菌刀、剪刀或镊子分取不同部位的样品 10g，剪碎放入灭菌容器内，加一定量的水（不易剪碎的可加海砂研磨）混匀，制成 1:10 混悬液，进行检验。在处理蛋制品时，加入约 30 个玻璃球，以便振荡均匀。生肉及内脏，先进行表面消毒，再剪去表面样品采集深层样品。

2. 液体样品

（1）原包装样品　用点燃的酒精棉球消毒瓶口，再用经石碳酸或来苏尔消毒液消毒过的纱布将瓶口盖上，用经火焰消毒的开罐器开启。摇匀后用无菌吸管吸取。

（2）含有二氧化碳的液体样品　按上述方法开启瓶盖后，将样品倒入无菌磨口瓶中，盖上消毒纱布，经盖开一缝，轻轻摇动，使气体逸出后进行检验。

（3）冷冻食品　将冷冻食品放入无菌容器内，溶化后检验。

3. 罐头

（1）密闭试验　将被检验罐头置于 85℃ 以上的水浴中，使罐头沉入水面以下 5cm，观察 5min，如有小气泡连续上升，表明漏气。

（2）膨胀试验　将罐头放在 37℃ ±2℃ 环境下 7d，如是水果、蔬菜罐头放在 20 ~ 25℃ 环境下 7d，观察其盖和底有无膨胀现象。

（3）检验　先用酒精棉球擦去罐上油污，然后用点燃的酒精棉球消毒开口的一端。用来苏尔消毒液纱布盖上，再用灭菌的开罐器打开罐头，除去表层，用灭菌匙或吸管取出中间部分的样品进行检验。

五、 食品微生物检验的范围和指标

1. 食品微生物检验的范围

（1）生产环境的检验　包括车间用水、空气、地面、墙壁等的微生物学检验。

（2）原辅料的检验　包括主料、辅料、添加剂等一切原辅材料的微生物学检验。

（3）食品加工、贮藏、销售环节的检验　包括生产工人的卫生状况、加工工具、运输车辆、包装材料等的微生物学检验。

（4）食品的检验　重点是对出厂食品、可疑食品及食物中毒食品的检验，这是食品微生物检验的重点范围。

2. 食品微生物检验的指标

（1）菌落总数　食品中细菌总数通常以每克、每毫升或每平方厘米面积食品上的细菌数来表示，但不考虑其种类。根据所用检测计数方法的不同，有两种表示方法。一是在严格规定的条件下（样品处理、培养基及其 pH、培养温度与时间、计数方法等），使适应这一条件的每一个活菌总数细胞必须而且只能生成一个肉眼可见的菌落，经过计数所获得结果称为该食品的菌落总数。二是将食品经过适当处理（溶解和稀释），在显微镜下对细菌细胞数进行直接计数。这样计数的结果，既包括活菌，也包括尚未被分解的死菌体，因此称为细菌总数。目前中国的食品卫生标准中规定的细菌总数实际上是指菌落总数。

检测食品中细菌总数可用以判断食品被污染的程度，还可预测食品存放的期限。据报道，在 0℃ 条件下，每平方厘米细菌总数为 10^5 个的鱼只能保存 6d，如果细菌总数为 10^3 个，则可延至 12d。

细菌总数必须与其他检测指标配合，才能对食品的质量做出正确的判断，因有时食品中的细菌总数很多，而食品不一定出现腐败变质现象。

（2）大肠菌群　大肠杆菌是指一群好氧及兼性厌氧，在 37℃、24h 能分解乳糖产酸产气的革兰阴性无芽孢菌。主要包括埃希菌属，称为典型大肠杆菌；其次还有柠檬细菌属、肠杆菌属、克雷伯菌属等，习惯上称为非典型大肠杆菌。

大肠杆菌能在很多培养基和食品上繁殖，在 −2 ~ 50℃ 范围内均能生长。适应 pH 范围也较广，为 4.4 ~ 9.0。大肠菌群能在只有一种有机碳（如葡萄糖）和一种氮源（如硫酸铵）以及一些无机盐类组成的培养基上生长。在肉汤培养基上，37℃培养24h，就出现可见菌落。它们能够在含有胆盐的培养基上生长（胆盐能抑制革兰阳性杆菌）。大肠菌群的一个最显著特点是能分解乳糖而产酸产气。利用这一点能够把大肠菌群与其他细菌区别开来。

检测大肠菌群既可作为食品被粪便污染的指标，也可作为肠道致病菌污染食品的指标菌。

大肠菌群的检验结果，中国和其他许多国家均采用每100mL（g）样品中大肠菌群最近似数来表示，简称为大肠菌群MPN，它是按一定方案检验结果的统计数值。这种检验方案，在我国统一采用两个稀释度样品各三管的乳糖发酵三步法。根据各种可能的检验结果，编制相应的MPN检索表供实际查阅用。

（3）致病菌 致病菌指肠道致病菌、致病性球菌、沙门菌等。食品卫生标准规定食品中不得检出致病菌，否则人们食用后会发生食物中毒，危害身体健康。

由于致病菌种类多，特性不一，在食品中进行致病菌检验时不可能对各种致病菌都进行检验，而应根据不同的食品或不同场合选检某一种或某几种致病菌。如罐头食品常选检肉毒梭状芽孢杆菌，蛋及蛋制品选检沙门菌、金黄色葡萄球菌等。当某种病流行时，则有必要选检引起该病的病原菌。

另外，目前我国还没有制定出霉菌的具体指标，但实际上有多种霉菌会产生毒素，引起疾病，故也要根据具体情况对产毒霉菌进行检验。如黄曲霉、橘青霉、岛青霉等。

肝炎病毒、口蹄疫病毒、猪瘟病毒等与人类健康有直接关系的病毒类微生物在一定场合也是食品微生物检验的指标。

任务二 菌落总数的测定 🔍

菌落总数是指食品检样经过处理，在一定条件下培养后，所得1g或1mL或1cm^{2}表面积检样中所含细菌菌落的总数。

菌落总数主要作为判定食品被污染程度的标志，也可以应用这一方法观察在食品中繁殖的动态，以便对被检样品进行卫生学评价时提供依据。每种细菌都有它一定的生理特性。培养时，应用不同的营养条件及其他生理条件（如温度、培养时间、pH、需氧性质等）去满足其要求，才能分别将各种细菌培养出来。但在实际工作中，一般都只用一种常用的方法去做细菌菌落总数的测定。如用标准平板培养计数法，所得结果只包括一群能在营养琼脂上发育的嗜中温需氧菌的菌落总数；又如用显微镜直接计数法，所得结果包括所有的细菌（但在食品检验中除少数食品外此法通常不适用）；再如嗜冷菌计数法所得结果则只包括嗜冷菌。

一、标准平板培养计数法

按国家标准方法规定，菌落总数指在需氧情况下，37℃培养48h，能在普通营养琼脂平板上生长的细菌菌落总数，所以厌氧或微需氧菌、有特殊营养要求的以及非嗜中温的细菌，由于现有条件不能满足其生理需求，故难以繁殖生长。因此菌落总数并不表示实际中的所有细菌总数。菌落总数也并不能区分其中细菌的种类，所以有时被称为杂菌数、需氧菌数等。

1. 设备和材料

（1）冰箱　0~4℃。

（2）恒温培养箱　36℃±1℃。

（3）恒温水浴锅　46℃±1℃。

（4）均质器或灭菌乳钵。

（5）天平　0~500g，精确至0.5g。

（6）菌落计数器。

（7）放大镜（4×）。

（8）灭菌吸管　1mL（具0.01刻度）、10mL（具0.1mL刻度）。

（9）灭菌锥形瓶　500mL。

（10）灭菌玻璃珠　直径约5mm。

（11）灭菌培养皿　直径为90mm。

（12）灭菌试管　16mm×160mm。

（13）灭菌刀、剪子、镊子等。

2. 培养基和试剂

（1）营养琼脂培养基

①成分：见表9-2。

表9-2　　　　　　　　　　　营养琼脂培养基的组成

成分	含量
蛋白胨	10g
牛肉膏	3g
氯化钠	5g
琼脂	15~20g
蒸馏水	定容至1000mL

②制法：将除琼脂以外的各成分溶解于蒸馏水内，加入15%氢氧化钠溶液约2mL，校正pH至7.2~7.4。加入琼脂，加热煮沸，使琼脂熔化。分装烧瓶，

121℃高压灭菌15min。

注：此培养基可供一般细菌培养之用，可倾注平板或制成斜面。如用于菌落计数，琼脂量为1.5%；如作成平板或斜面，则应为2%。

（2）磷酸盐缓冲稀释液

①贮存液：见表9-3。

表9-3　　　　　　　　　　　磷酸盐缓冲稀释液的组成

成分	含量
磷酸二氢钾	34g
1mol/L 氢氧化钠溶液	175mL
蒸馏水	定容至1000mL
pH	7.2

②制法：先将磷酸盐溶解于500mL蒸馏水中，用1mol/L氢氧化钠溶液校正pH后，再用蒸馏水稀释至1000mL。

③稀释液：取贮存液1.25mL，用蒸馏水稀释至1000mL。分装每瓶100mL或每管10mL，121℃高压灭菌15min。

（3）0.85%灭菌生理盐水。

（4）75%乙醇。

3. 检验程序

菌落总数的检验程序见图9-1。

图9-1　菌落总数的检验程序

4. 操作步骤

（1）检样稀释及培养

①以无菌操作将检样25g（或mL）剪碎放于含有225mL灭菌生理盐水或其他稀释液的灭菌玻璃瓶内（瓶内预置适当数量的玻璃珠）或灭菌乳钵内，经充分振摇或研磨做成1:10的均匀稀释液。

固体检样在加入稀释液后，最好置均质器中以8000~10 000r/min的速度处理1min，做成1:10的均匀稀释液。

②用1mL灭菌吸管吸取1:10稀释液1mL，沿管壁徐徐注入含有9mL灭菌生理盐水或其他稀释液的试管内（注意吸管尖端不要触及管内稀释液），振摇试管，混合均匀，做成1:100的稀释液。

③另取1mL灭菌吸管，按上条操作顺序，做10倍递增稀释液，如此每递增稀释一次，即换用1支1mL灭菌吸管。

④根据食品卫生标准要求或对标本污染情况的估计，选择2~3个适宜稀释度，分别在做10倍递增稀释的同时，即以吸取该稀释液的吸管移1mL稀释液于灭菌培养皿内。每个稀释度做两个培养皿。

⑤稀释液移入培养皿后，应及时将凉至46℃的营养琼脂培养基（可放置于46℃±1℃水浴保温）注入培养皿约15mL，并转动培养皿使混合均匀。同时将营养琼脂培养基倾入加有1mL稀释液的灭菌培养皿内作空白对照。

⑥待琼脂凝固后，翻转平板，置36℃±1℃温箱内培养48h±2h。

（2）菌落计数方法 做平板菌落计数时，可用肉眼观察，必要时用放大镜检查，以防遗漏。在记下各平板的菌落数后，求出同稀释度的各平板平均菌落总数。

（3）菌落计数的报告

①平板菌落数的选择：选取菌落数在30~300的平板作为菌落总数测定标准。一个稀释度使用两个平板，应采用两个平板的平均数。其中一个平板有较大片状菌落生长时，则不宜采用，而应以无片状菌落生长的平板作为该稀释度的菌落数。若片状菌落不到平板的一半，而其余一半中菌落分布又很均匀，即可计算半个平板后乘以2代表全皿菌落数。培养皿内如有链状菌落生长时（菌落之间无明显界线），若仅有一条链，可视为一个菌落；如果有不同来源的几条链，则应将每条链作为一个菌落计。

②稀释度的选择：

a. 应选择平均菌落数在30~300cfu的稀释度，乘以稀释倍数报告之（见表9-4中例次1）。

b. 若有两个稀释度，其生长的菌落数均在30~300cfu，则视两者之比来决定。若其比值小于或等于2，应报告其平均数；若大于2则报告其中较小的数字（见表9-4中例次2及3）。

c. 若所有稀释度的平均菌落数均大于300cfu，则应按稀释度最高的平均菌落数乘以稀释倍数报告之（见表9－4中例次4）。

d. 若所有稀释度的平均菌落数均小于30cfu，则应按稀释度最低的平均菌落数乘以稀释倍数报告之（见表9－4中例次5）。

e. 若所有稀释度均无菌落生长，则以小于1乘以最低稀释倍数报告之（见表9－4中例次6）。

f. 若所有稀释度的平均菌落数均不在30～300cfu，其中一部分大于300cfu或小于30cfu时，则以最接近30cfu或300cfu的平均菌落数乘以稀释倍数报告之（见表9－4中例次7）。

③菌落数的报告：菌落数在100cfu以内时，按其实有数报告，大于100cfu时，采用二位有效数字，在二位有效数字后面的数值，以四舍五入方法计算。为了缩短数字后面的零数，也可用10的指数来表示（见表9－4中"报告方式"栏）。

表9－4　　　　　　　　　稀释度选择及菌落数报告方式

例次	稀释液及菌落数			两稀释液之比	菌落总数/ [cfu/g（mL）]	报告方式/ [cfu/g（mL）]
	10^{-1}	10^{-2}	10^{-3}			
1	多不可计	164	20	—	16400	16000 或 1.6×10^4
2	多不可计	295	46	1.6	37750	38000 或 3.8×10^4
3	多不可计	271	60	2.2	27100	27000 或 2.7×10^4
4	多不可计	多不可计	313	—	313000	310000 或 3.1×10^5
5	27	11	5	—	270	270 或 2.7×10^2
6	0	0	0	—	$<1 \times 10$	<10
7	多不可计	305	12	—	30500	31000 或 3.1×10^4

5. 注意事项

为了正确地反映食品中各种需氧和兼性厌氧菌存在的情况，检验时必须遵循以下一些要求和规定。

（1）检验所用玻璃器皿，如培养皿、吸管、试管等必须是完全灭菌的，并在灭菌前彻底洗涤干净，不得残留有抑菌物质。

（2）用作样品稀释的液体，每批都要有空白对照。如果在琼脂对照平板上出现几个菌落时，要追加对照平板，以判定是空白稀释液用于倾注平皿的培养基存在污染，还是平皿、吸管或空气可能存在的污染。

（3）检样的稀释液可用灭菌盐水或蒸馏水。如果对含盐量较高的食品进行稀释，则宜采用蒸馏水。

（4）注意每递增稀释一次，必须另换一支 1mL 灭菌吸管，这样所得检样的稀释倍数方为准确。吸管在进出装有稀释液的玻璃瓶和试管时，不要触及瓶口及试管口的外侧部分，因力这些部分都可能接触过手或其他沾污物。

（5）在做 10 倍递增稀释过程中，吸管插入检样稀释液内不能低于液面 2.5cm；吸入液体时，应先高于吸管刻度，然后提起吸管尖端离开液画，将尖端贴于玻璃瓶或试管的内壁使吸管内液体调至所要求的刻度，这样取样较准确，而且在吸管从稀释液内取出时不会有多余的液体黏附于管外。当用吸管将检样稀释液加至另一装有 9mL 空白稀释液的管内时，应小心沿管壁加入，不要触及管内稀释液，以防吸管尖端外侧部分黏附的检液也混入其中。

（6）营养琼脂底部带有沉淀的部分应弃去。

（7）为了防止细菌增殖及产生片状菌落，在检液加入平皿后，应在 20min 内倾入琼脂，并立即使其与琼脂混合均匀。检样与琼脂混合时，可将皿底在平面上先前后左右摇动，然后按顺时针方向和逆时针方向旋转，以使充分混匀。混合过程中应非常小心，不要使混合物溅到皿边的上方。

（8）皿内琼脂凝固后，在数分钟内即应将平皿翻转，进行培养，这样可避免菌落蔓延生长。

（9）为了控制和了解污染，在取样进行检验的同时，于工作台上打开一块琼脂平板，其暴露的时间，应与该检样从制备、稀释到加入平皿时所暴露的最长的时间相当，然后与加有检样的平皿一并置于温箱内培养，以了解检样在检验操作过程中有无受到来自空气的污染。

（10）培养温度应根据食品种类而定。肉、乳、蛋类食品用 37℃ 培养，水产品用 30℃ 培养。培养时间为 48h ± 2h。其他食品，如清凉饮料、调味品、糖果、糕点、果脯、酒类、豆制品和酱腌菜均用 37℃ ，24h ± 2h 培养。培养温度和时间之所以有所不同是因为在制定这些食品卫生标准中关于菌落总数的规定时，分别采用了不同的温度和培养时间所取得的数据之故。水产品因来自淡水或海水，水底温度较低，因而制定水产品细菌方面的卫生标准时，用 30℃ 作为培养的温度。

（11）加入平皿内的检样稀释液（特别是 10^{-1} 的稀释液），有时带有食品颗粒，在这种情况下，为了避免与细菌菌落发生混淆，可做一检样稀释液与琼脂混合的平皿，不经培养，而于 4℃ 环境中放置，以便在计数检样菌落时用作对照。

（12）如果稀释度大的平板上菌落数反比稀释度小的平板上菌落数高，则系检验工作中发生的差错，属实验失误。此外，也可能因抑菌剂混入样品中所致，均不可用作检样计数报告的依据。

（13）如果平板上出现链状菌落，菌落之间没有明显的界限，这是在琼脂与检样混合时，一个细菌块被分散所造成的。一条链作为一个菌落计，如有来源不同的几条链，每条链作为一个菌落计，不要把链上生长的各个菌落分开来数。

（14）检样如系微生物类制剂（如酸乳、酵母制酸性饮料），则平板计数中应相应地将有关微生物排除，不可并入检样的菌落总数内做报告。一般在校正检样的 pH 至 7.6 后，再进行稀释和培养，此类嗜酸性微生物往往不易生长，并可以用革兰法染色鉴别。染色鉴别时，要用不校正 pH 的检样做成相同稀释度的稀释液培养所生成的菌落涂片染色作对照，以此辨别。酵母菌呈卵圆形，远比细菌大，大小为（2~5）μm×（3~5）μm，革兰阳性着色。乳酸杆菌在 24h 内，于普通营养琼脂平板上在有氧条件下培养，通常是不生长的。

二、 其他菌落总数的测定方法

标准平板培养计数法是国家制定的菌落总数测定方法，能反映多数食品的卫生质量，但对某些食品却不适用，这是因为不同细菌的生长温度、生长 pH 和营养条件有差异。并且能否形成菌落也和培养时间有关。如引起新鲜鱼贝类食品腐败变质的细菌常常是低温细菌，为了了解这类食品的新鲜度，就必须采取低温培养；又如罐装食品，其中可能存在的细菌一般是嗜热菌，所以就必须以测定嗜热菌的多少来判定含菌的情况，即必须用较高的培养温度。如果食品中混杂有多种细菌，菌种之间的生长速度就会存在差异，这样，为了尽可能正确地反映出食品的卫生质量，就希望尽可能使更多的细菌能在平板上产生菌落。另外，培养的时间与培养的温度有关，一般培养温度低，培养的时间就长。现介绍几种其他菌落总数的测定方法。

1. 嗜冷菌计数

采样后应尽快进行冷藏、检验，用无菌吸管吸取冷检样液 0.1mL 或 1mL 于表面已十分干燥的 TS 琼脂（表 9-5）或 CVT 琼脂平板上，继以用无菌 L 形玻璃棒涂布开来，放置片刻，使水分被琼脂吸入，然后将平皿倒置于 7℃±1℃ 的冰箱或其他设备中培养，10d 后进行菌落计数。

表 9-5 TS 琼脂的组成

成分	含量	成分	含量
胰蛋白胨	15g	琼脂	15g
大豆蛋白胨	15g	蒸馏水	定容至 1000mL
氯化钠	5g	pH	7.3±0.2

CVT 琼脂：于平板计数琼脂或下述葡萄糖–胰蛋白胨琼脂（表 9-6）内，加入 1mg/kg 结晶紫或 0.5mg/kg 四氯唑（TTS），121℃ 灭菌 15min（用本培养基培养计数时应以红色菌落计算）。

表9-6 葡萄糖-胰蛋白胨琼脂的组成

成分	含量	成分	含量
溴甲酚紫	0.04g	琼脂	15g
胰蛋白胨	10g	蒸馏水	定容至1000mL
葡萄糖	5g	pH	6.8~7.0

2. 嗜热菌（芽孢）计数

将检样25g加入到盛有225mL无菌水的三角烧瓶内，迅速煮沸5min以杀死细菌繁殖体及耐热性低的芽孢，然后将烧瓶浸于冷水中冷却。

（1）平酸菌计数　在5只无菌培养皿中各注入2mL上述已处理过的样品，用葡萄糖-胰蛋白胨琼脂做倾注平板，凝固后在50~55℃培养48~72h，计算5个平板上菌落的平均数。

平酸菌在上述琼脂平板上的菌落为圆形。直径2~5mm，具不透明的中心及黄色晕，晕很狭，产酸弱的细菌其菌落周围不存在此特征，或不易观察到。平板从培养箱内取出后应立即进行计数，因为黄色会很快消退。如在培养48h后不易辨别是否产酸，则可培养到72h。

（2）不产生硫化氢的嗜热性厌氧菌检验　将上述已处理过的样品加入等量新制备的去氧肝汤（总量为20mL）中，以无菌2%琼脂封顶，先加热到50~55℃，然后在55℃中培养72h，当有气体生成（琼脂塞破裂，气味似干酪）时，可以认为有嗜热性厌氧菌存在。

（3）产生硫化氢的嗜热性厌氧菌计数　将上述处理过的样品加入到已熔化的亚硫酸盐琼脂（表9-7）试管中（总量20mL），共6份。将试管浸于冷水中，培养基固化后，加热到50~55℃，然后在55℃培养48h。能产生硫化氢的细菌会在亚硫酸盐琼脂管内形成特征性的黑小片（因为硫化氢被转化为硫化铁等硫化物）。计算黑小片数目。某些嗜热菌不生成H_2S，但代之以生成强还原性氢，使全部培养基变黑色。

表9-7 亚硫酸盐琼脂的组成

成分	含量	成分	含量
胰蛋白胨	10g	5%柠檬酸铁	10mL
亚硫酸钠	1g	蒸馏水	定容至1000mL
琼脂	20g	121℃高压灭菌	20min
硫乙醇酸钠	5g	自然pH	

3. 厌氧菌计数

将检样稀释液1mL，注入已溶化并晾至45~50℃的硫乙醇酸盐琼脂（表9-8）

管内，摇匀，倾注平板。冷凝后，在其上再叠一层3%无菌琼脂，凝固后，在37℃培养96h，计数菌落。

表 9 - 8   硫乙醇酸盐琼脂的组成

成分	含量	成分	含量
胰消化干酪素	15g	刃天青	0.001g
L – 胱氨酸	0.5g	琼脂	15g
酵母浸膏	5g	蒸馏水	定容至1000mL
葡萄糖	5g	pH	7.0 ~ 7.1
氯化钠	2.5g	121℃高压灭菌	15min
硫乙醇酸钠	0.5g		

4. 革兰阴性菌计数

倾注15~20mL平板计数用琼脂于无菌培养皿中，凝固后，在37℃烘去表面水分。吸注检样稀释液0.1mL于平板上，共2份，立即用无菌L形玻棒涂开，放置片刻，再层叠已熔化并凉到45~50℃的VRB琼脂（表9 – 9）3~4mL。在30℃培养48h后，计数菌落。

表 9 - 9   VRB 琼脂的组成

成分	含量	成分	含量
胰蛋白胨	7g	中性红	0.03g
酵母浸膏	5g	结晶紫	0.002g
氯化钠	5g	琼脂	15g
乳糖	10g	蒸馏水	定容至1000mL
胆盐	1.5g	pH	7.4 ±0.2

上述成分加热融化后，再煮沸2min，不可高压。

【实训二十三】   纯净水菌落总数的测定

1. 目的与要求

纯净水中菌落总数的测定，目的在于了解纯净水在生产过程中，从原料加工到成品包装受到外界污染的情况，也可以应用这一方法观察细菌在纯净水中繁殖的动态，确定纯净水的保质期，以便对被检样品进行卫生学评价时提供依据。

我国现行检测菌落总数的标准为《GB 4789.2—2010 食品安全国家标准   食

品微生物学检验 菌落总数测定》第一法。

2. 原理

按国家标准方法规定，菌落总数指在需氧情况下，37℃培养48h，能在普通营养琼脂平板上生长的细菌菌落总数。所以厌氧或微需氧菌、有特殊营养要求的以及非嗜中温的细菌，由于现有条件不能满足其生理需求，故难以在其上繁殖生长。因此菌落总数并不表示实际中的所有细菌总数，也并不能区分其中细菌的种类，所以有时被称为杂菌数、需氧菌数等。

3. 试剂与材料

（1）平板计数琼脂培养基。

（2）0.85%灭菌生理盐水。

（3）75%乙醇。

4. 仪器与设备

（1）烘箱（干热灭菌）和高压灭菌器（湿热灭菌）。

（2）恒温培养箱：36℃±1℃。

（3）冰箱：0~4℃。

（4）恒温水浴锅：46℃±1℃。

（5）电子天平：精确至0.1g。

（6）摇床。

（7）灭菌吸管：1mL（具0.01mL刻度）、10mL（具0.1mL刻度）。

（8）灭菌三角瓶：容量为500mL。

（9）灭菌玻璃珠：直径约5mm。

（10）灭菌培养皿：直径90mm。

（11）灭菌试管：16mm×160mm。

（12）菌落计数器。

（13）酒精灯。

（14）试管架。

（15）灭菌刀、剪子、镊子、药匙等。

5. 操作步骤

操作步骤参考本情境中任务二，菌落总数的测定。

6. 结果的表述

（1）菌落总数的计数方法

①若只有一个平板上的菌落数在计数范围内，可计算两个平板菌落数的平均值，再将平均值乘以稀释倍数，作为每1g（mL）中菌落总数的结果。

②若有两个连续稀释度的平板菌落数在适宜计数范围内时，按下式计算：

$$N = \frac{\sum C}{(n_1 + 0.1n_2)d}$$

式中　N——样品中菌落数；

　　$\sum C$——平板（含适宜范围菌落数的平板）菌落数之和；

　　n_1——第一稀释度（低稀释倍数）平板个数；

　　n_2——第二稀释度（高稀释倍数）平板个数；

　　d——稀释因子（第一稀释度）。

③若所有稀释度的平板上菌落数均大于300cfu，则对稀释度最高的平板进行计数，其他平板可记录为多不可计，结果按平均菌落数乘以最高稀释倍数计算。

④若所有稀释度的平板菌落数均小于30cfu，则应按稀释度最低的平均菌落数乘以稀释倍数计算。

⑤若所有稀释度（包括液体样品原液）平板均无菌落生长，则以小于1乘以最低稀释倍数计算。

⑥若所有稀释度的平均菌落数均不在30～300cfu，其中一部分大于300cfu或小于30cfu时，则以最接近30cfu或300cfu的平均菌落数乘以稀释倍数计算。

（2）菌落数的报告

①菌落数在100cfu以内时，按"四舍五入"原则修约，采用两位有效数字报告。

②大于或等于100cfu时，第三位数字采用"四舍五入"原则修约后，取前2位数字，后面用0代替位数；也可用10的指数形式来表示，按"四舍五入"原则修约后，采用二位有效数字。

③若所用平板上为蔓延菌落而无法计数，则报告菌落蔓延。

④若空白平板上有菌落生长，则此次检测结果无效。

⑤称重取样以cfu/g为单位报告，体积取样以cfu/mL为单位报告。

任务三　大肠菌群的测定 　🔍

大肠菌群系指一群能发酵乳糖、产酸产气、需氧和兼性厌氧的革兰阴性无芽孢杆菌。该菌主要来自于人畜粪便，故以此作为粪便污染指标来评价食品的卫生质量，推断食品中有否污染肠道致病菌的可能。

食品中大肠菌群数系以100mL（g）检样内大肠菌群最可能数（MPN）表示。

一、乳糖发酵法

1. 设备与材料

（1）冰箱：0～4℃。

（2）恒温培养箱：36℃ ±1℃。

（3）恒温水浴锅：46℃ ±1℃。

（4）显微镜：10 ~ 100 倍。

（5）均质器或灭菌乳钵。

（6）天平：0 ~ 500g，精确至 0.5g。

（7）灭菌吸管：1mL（具 0.01 刻度）、10mL（具 0.1mL 刻度）。

（8）灭菌锥形瓶：500mL。

（9）灭菌玻璃珠：直径约 5mm。

（10）灭菌培养皿：直径为 90mm。

（11）灭菌试管：16mm ×160mm。

（12）灭菌刀、剪子、镊子等。

2. 培养基和试剂

（1）乳糖胆盐发酵管

①成分：见表 9 - 10。

表 9 - 10　　　　　　　　　　乳糖胆盐发酵管的组成

成分	含量	成分	含量
蛋白胨	20g	0.04% 溴甲酚紫水溶液	25mL
猪胆盐（或牛、羊胆盐）	5g	蒸馏水	定容至 1000mL
乳糖	10g	pH	7.4

②制法：将蛋白胨、胆盐及乳糖溶于水中，校正 pH，加入指示剂，分装每管 10mL，并放入一个小倒管，115℃高压灭菌 15min。

注：双料乳糖胆盐发酵管除蒸馏水外，其他成分加倍。

（2）伊红美蓝琼脂平板

①成分：见表 9 - 11。

表 9 - 11　　　　　　　　　　伊红美蓝琼脂平板的组成

成分	含量	成分	含量
琼脂	20g	2% 伊红 Y 溶液	20mL
猪胆盐（或牛、羊胆盐）	5g	0.65% 美蓝溶液	10mL
蛋白胨	10g	蒸馏水	定容至 1000mL
乳糖	10g	pH	7.1
磷酸氢二钾	2g		

②制法：将蛋白胨、磷酸盐和琼脂溶解于蒸馏水中，校正 pH，分装于烧瓶内，121℃高压灭菌 15min 备用。临用时加入乳糖并加热熔化琼脂，冷至 50 ~ 55℃，加入伊红和美蓝溶液，摇匀，倾注平板。

（3）乳糖发酵管

①成分：见表 9 - 12。

表 9 - 12　　　　　　　　　　乳糖发酵管的组成

成分	含量	成分	含量
琼脂	20g	0.04%溴甲酚紫水溶液	25mL
猪胆盐（或牛、羊胆盐）	5g	蒸馏水	定容至 1000mL
蛋白胨	20g	pH	7.4
乳糖	10g		

②制法：将蛋白胨及乳糖溶于水中，校正 pH，加入指示剂，按检验要求分装 30mL、10mL 或 3mL，并放入一个小倒管，115℃高压灭菌 15min。

注：双料乳糖发酵管除蒸馏水外，其他成分加倍。30mL 和 10mL 乳糖发酵管专供酱油及酱类检验用，3mL 乳糖发酵管供大肠菌群证实试验用。

（4）EC 肉汤

①成分：见表 9 - 13。

表 9 - 13　　　　　　　　　　EC 肉汤的组成

成分	含量	成分	含量
琼脂	20g	磷酸氢二钾	4g
猪胆盐（或牛、羊胆盐）	5g	磷酸二氢钾	1.5g
胰蛋白胨	20g	氯化钠	5g
3 号胆盐（或混合胆盐）	1.5g	蒸馏水	定容至 1000mL
乳糖	5g		

②制法：将上述成分混合，溶解后，分装于有发酵倒管的试管中，121℃高压灭菌 15min，最终 pH 为 6.9 ±0.2。

（5）磷酸盐缓冲稀释液

①贮存液参见表 9 - 3。

②制法：先将磷酸盐溶解于 500mL 蒸馏水中，用 1mol/L 氢氧化钠溶液校正 pH 后，再用蒸馏水稀释至 1000mL。

③稀释液：取贮存液 1.25mL，用蒸馏水稀释至 1000mL。分装每瓶 100mL 或

每管 10mL，121℃高压灭菌 15min。

（6）0.85% 灭菌生理盐水。

（7）革兰染色液。

3. 检验程序

大肠菌群检验程序见图 9-2。

图 9-2　大肠菌群检验程序

4. 操作步骤

（1）检样稀释

①以无菌操作将检样 25mL（g）放于有 225mL 灭菌生理盐水或其他稀释液的灭菌玻璃瓶内（瓶内预置适当数量的玻璃珠）或灭菌乳钵内，经充分振摇或研磨做成 1:10 的均匀稀释液。固体检样最好用均质器，以 8000~10000r/min 的速度处理 1min，做成 1:10 的均匀稀释液。

②用 1mL 灭菌吸管吸取 1:10 稀释液 1mL，注入含有 9mL 灭菌生理盐水或其他稀释液的试管内，振摇试管混匀，做成 1:100 的稀释液。

③另取 1mL 灭菌吸管，按上条操作依次做 10 倍递增稀释液，每递增稀释一

次，换用 1 支 1mL 灭菌吸管。

④根据食品卫生标准要求或对检样污染情况的估计，选择三个稀释度，每个稀释度接种 3 管。

（2）乳糖发酵试验　将待检样品接种于乳糖胆盐发酵管内。接种量在 1mL 以上者，用双料乳糖胆盐发酵管；1mL 及 1mL 以下者，用单料乳糖胆盐发酵管。每一稀释度接种 3 管，置 36℃±1℃ 温箱内，培养 24h±2h。如所有乳糖胆盐发酵管都不产气，则可报告为大肠菌群阴性；如有产气者，则按下列程序进行。

（3）分离培养　将产气的发酵管分别转种在伊红美蓝琼脂平板上，置 36℃±1℃ 温箱内，培养 18~24h，然后取出，观察菌落形态，并做革兰染色和证实试验。

（4）证实试验　在上述平板上，挑取可疑大肠菌群菌落 1~2 个进行革兰染色，同时接种乳糖发酵管，置 36℃±1℃ 温箱内培养 24h±2h，观察产气情况。凡乳糖发酵管产气、革兰染色为阴性无芽孢杆菌者，即可报告为大肠菌群阳性。

（5）报告　根据证实为大肠菌群阳性的管数，查 MPN 检索表（表 9-14），报告每 100mL（g）大肠菌群的 MPN 值。

5. 粪大肠菌群

（1）用接种环将所有产气的乳糖胆盐发酵管培养物转种于 EC 肉汤管内，置 44.5℃±0.2℃ 水浴箱内（水浴箱内的水面应高于 EC 肉汤液面），培养 24h±2h，经培养后，如所有 EC 肉汤管均不产气，则可报告为阴性；如有产气者，则将所有产气的 EC 肉汤管分别转种于伊红美蓝琼脂平板上，培养 18~24h，凡平板上有典型菌落者，则证实为粪大肠菌群阳性。

（2）结果报告　根据证实为粪大肠菌群阳性的管数，查 MPN 检索表，报告每 100mL（g）粪大肠菌群的 MPN 值。

表9－14　　　　　　　大肠菌群最可能数（MPN）检索表

阳性管数			MPN 100mL（g）	95%可信限	
1mL（g）×3	0.1mL（g）×3	0.01mL（g）×3		下　限	上　限
0	0	0	<30		
0	0	1	30		
0	0	2	60	<5	90
0	0	3	90		
0	1	0	30		
0	1	1	60		
0	1	2	90	<5	130
0	1	3	120		
0	2	0	60		
0	2	1	90		
0	2	2	120		
0	2	3	160		
0	3	0	90		
0	3	1	130		
0	3	2	160		
0	3	3	190		
1	0	0	40		
1	0	1	70	<5	200
1	0	2	110	10	210
1	0	3	150		
1	1	0	70		
1	1	1	110	10	230
1	1	2	150	30	360
1	1	3	190		
1	2	0	110		
1	2	1	150		
1	2	2	200	30	360
1	2	3	240		

续表

阳性管数			MPN 100mL（g）	95%可信限	
1mL（g）×3	0.1mL（g）×3	0.01mL（g）×3		下　限	上　限
1	3	0	160		
1	3	1	200		
1	3	2	240		
1	3	3	290		
2	0	0	90		
2	0	1	140	10	360
2	0	2	200	30	370
2	0	3	260		
2	1	0	150		
2	1	1	200	30	440
2	1	2	270	70	890
2	1	3	340		
2	2	0	210		
2	2	1	280	40	470
2	2	2	350	100	1500
2	2	3	420		
2	3	0	290		
2	3	1	360		
2	3	2	440		
2	3	3	530		
3	0	0	230	40	1200
3	0	1	390	70	1300
3	0	2	640	150	3800
3	0	3	950		
3	1	0	430	70	2100
3	1	1	750	140	2300
3	1	2	1200	300	3800
3	1	3	1600		

续表

| 阳性管数 | | | MPN 100mL（g） | 95% 可信限 | |
1mL（g）×3	0.1mL（g）×3	0.01mL（g）×3		下　限	上　限
3	2	0	930		
3	2	1	1500	150	3800
3	2	2	2100	300	4400
3	2	3	2900	350	4700
3	3	0	2400		
3	3	1	4600	360	13000
3	3	2	11000	710	24000
3	3	3	≥24000	1500	48000

注：1. 本表采用 3 个稀释度分别为 1mL（g）、0.1mL（g）和 0.01mL（g），每稀释度 3 管。

2. 表内所列检样量如改用 10mL（g）、1mL（g）和 0.1mL（g）时，表内数字应相应降低 10 倍；如改用 0.1mL（g）、0.01mL（g）和 0.001mL（g）时，则表内数字应相应增加 10 倍。其余可类推。

二、 LTSE 快速检验法

由于国标乳糖发酵法需 3d，为了快速检测的需要，原卫生部于 1999 年 1 月 21 日颁布 LTSE 快速检验法，此法与国标法符合率很高，达 99% 以上。

1. 原理

不同的细菌以不同途径分解糖类，在其代谢过程中均能产生丙酮酸及转变为各种酸类。大肠菌群能分解乳糖，由于具有甲酸解氢酶作用于甲酸，产生氢和二氧化碳气体，因此气体的产生是在产酸的同时进一步分解酸而形成的。根据这个原理，将样品接种到 LTSE 培养基肉汤内 15h，看结果有无产气现象，然后加氧化酶试验和涂片革兰染色镜检结果综合判断是否有大肠菌群的存在。

2. 设备与材料

（1）高压蒸汽灭菌锅。

（2）干热灭菌箱。

（3）恒温箱。

（4）天平。

（5）均质器。

（6）显微镜。

（7）冰箱。

（8）接种环。

（9）载玻片。

（10）试管、童汉小管、刻度吸管等：置于干热灭菌箱中160℃灭菌2h。

3. 培养基和试剂

（1）LTSE 培养基肉汤

①成分：见表9－15。

表9－15　　　　　　　　　　　　LTSE 培养基肉汤的组成

成分	含量	成分	含量
乳糖	5g	磷酸氢二钠（无水）	5.74g
胰蛋白胨	20g	磷酸二氢钾（无水）	1g
SDS	0.5g	微量元素溶液	0.5mL
氯化钠	5g	蒸馏水	定容至1000mL

②制法：将上述各固体成分加到蒸馏水中，加热溶解，pH 为 7.0 ±1，冷却后再加微量元素溶液 0.5mL，边加边摇匀，分装入有童汉小管的试管各 5mL。双料成分均加倍，即将上述 LTSE 肉汤液浓缩 2 倍配制，分装入内有童汉氏小管的试管各 10mL（仅分装 30mL 的供酱油及酱类检验用）。置高压蒸汽灭菌器中以 115℃灭菌 20～30min，贮存于 4℃冰箱或阴凉处备用。

（2）氧化酶试剂。

（3）革兰染色液。

本方法中，除生化试剂是化学纯（BR）外，所用的化学试剂均为分析纯（AR）；试剂用水为蒸馏水。

4. 检验程序

大肠菌群 LTSE 快速检验法检验程序如图 9－3。

5. 操作步骤

（1）检样稀释　参考本情境任务三、大肠菌群的测定中检样稀释的操作步骤完成。

（2）预测试验　将待检样品接种于 LTSE 发酵管内。接种量在 10mL 或 10mL 以上者，用双料 LTSE 发酵管；1mL 及 1mL 以下者，用单料 LTSE 发酵管。预测试验采用 9 管法，每一稀释度接种 3 管，置37℃ ±1℃试管内，培养 15h ±1h，观察结果，如有浑浊并产气者，即表示为阳性管。

以上阳性管继续按下列程序做证实试验。

（3）证实试验

①菌液涂片：用直径 3～4mm 的接种环挑取菌液 2～3 环进行革兰染色，镜检，革兰阴性无芽孢杆菌者判为大肠菌群阴性。

②氧化酶试验：产气管取约 0.5～1mL 培养物，滴加氧化酶试剂 2～3 滴摇

图 9 – 3　大肠菌群 LTSE 快速检验法检验程序

匀，显粉红色或深红色示为氧化酶阳性，不变色或呈试剂的本色为阴性反应。

6. 结果判断和报告

如有产气，氧化酶阴性并从形态上见到革兰阴性的无芽孢杆菌，表示有大肠菌群存在，然后查 MPN 检查表计算 MPN 值。

7. 操作注意事项及经验介绍

（1）检样要严格遵守操作规程，避免技术操作的差错。由于大肠菌群是呈分裂繁殖生长，在水中往往具有聚集性且分布不均匀的现象，因此检样前固体和液体样如同常规法统一步骤经前处理后，注意稀释固体（或液体）样时，要充分溶解摇匀，使其目的菌分布均匀，每次取样加入 LTSE 发酵管要先混匀，避免或尽量减少取样误差。

（2）培养基灭菌后，童汉小管应无气泡方能使用；做氧化酶试验的小试管要清洁干净。

（3）本方法灵敏度高，37℃ 15h 培养与常规法符合率基本一致（即 99% ~ 100%），超过 15h 可提高检出率。

（4）初次观察试管法氧化酶试验难以辨别真假阳性结果，可采用氧化酶阳性结果的非大肠杆菌科菌株做阳性对照，如绿脓杆菌、脑膜炎双球菌、弧菌科菌株等。

【实训二十四】 原乳中大肠菌群的测定

1. 目的与要求

粪便污染的食品往往是肠道传染病发生的主要原因，因此将大肠菌群作为粪便污染的指标菌，具有十分重要的意义。大肠菌群的检出，不仅反映了检样被粪便污染总的情况，而且在一定程度上也反映了食品在生产加工、运输、保存等过程中的卫生状况，具有广泛的卫生学意义。

由于大肠菌群作为粪便污染指标菌而被列入食品卫生微生物学常规检验项目，若原乳中大肠菌群超过规定的限量，则表示该原乳有被粪便污染的可能，所以凡是大肠菌群超过规定限量的原乳，即可确定其卫生学上是不合格的，该原乳食用是不安全的。

我国现行检测菌落总数的标准为《GB 4789.3—2010 食品安全国家标准 食品微生物学检验 大肠菌群计数》第一法：大肠菌群 MPN 计数。

2. 原理

大肠菌群：在一定培养条件下能发酵乳糖、产酸产气的需氧和兼性厌氧革兰阴性无芽孢杆菌。

最可能数（MPN）：基于泊松分布的间接计数方法。

3. 试剂与材料

（1）月桂基硫酸盐胰蛋白胨（LST）肉汤。

（2）煌绿乳糖胆盐（BGLB）肉汤。

（3）0.85% 灭菌生理盐水。

（4）革兰染色液。

4. 仪器与设备

（1）烘箱（干热灭菌）和高压灭菌器（湿热灭菌）。

（2）恒温培养箱：36℃±1℃。

（3）冰箱：0~4℃。

（4）恒温水浴锅：46℃±1℃。

（5）电子天平：精确至0.1 g。

（6）灭菌吸管：1mL（具0.01mL刻度）、10mL（具0.1mL刻度）。

（7）灭菌三角瓶：容量为500mL。

（8）灭菌玻璃珠：直径约5mm。

（9）灭菌试管：16mm×160mm。

（10）放大镜：4倍。

（11）酒精灯。

（12）试管架。

（13）灭菌刀、剪子、镊子、药匙等。

5. 操作步骤

（1）检样稀释和培养

①按无菌操作取样 25mL，加在装有 225mL 0.85% 灭菌生理盐水的 500mL 三角瓶内（瓶内预置适当数量的直径约 5mm 的玻璃珠），经充分振荡溶解后，制成 1:10 的均匀稀释液。样品均液的 pH 应在 6.5~7.5，必要时分别用 1mol/LNaOH 或 HCl 调节。

②以无菌操作用 10mL 灭菌吸管吸取三角瓶内 1:10 的均匀稀释液 10mL，沿管壁缓缓注入双料 LST 肉汤中（操作过程中使用过的吸管都应放入专用灭菌容器中，待清洗）。

③按上述操作取 1mL 灭菌吸管吸取三角瓶内 1:10 稀释液 1mL，沿管壁缓缓注入单料 LST 肉汤中。

④以无菌操作另取 1mL 灭菌吸管吸取三角瓶内 1:10 稀释液 1mL，注入含有 9mL 灭菌生理盐水的试管内，振摇试管混匀，做成 1:100 的稀释液。

⑤另取 1mL 灭菌吸管，吸取试管内 1:100 的稀释液 1mL，沿管壁缓缓注入单料 LST 肉汤。

注：每释一次，换用 1 支 1mL 灭菌吸管。从制备样品匀液至样品接种完毕，全过程不得超过 15min。

⑥每个稀释度接种 3 管。

⑦将接种好的 LST 肉汤置于 36℃±1℃ 温箱内，培养 48h±2h。

⑧实验过程中产生的废弃物和工具应及时清理，并存放于专用灭菌容器中。

（2）初发酵试验　如所有 LST 肉汤管都不产气，则可报告为大肠菌群阴性；如有产气者，则按下列程序进行。

（3）复发酵试验　用接种环从所有 48h±2h 内发酵产气的 LST 肉汤管中分别取培养物 1 环，移种于 BGLB 肉汤管中，置 36℃±1℃ 温箱内，培养 48±2h，观察产气情况，产气者计为大肠菌群阳性管。

（4）大肠菌群（MPN）的报告　根据证实为大肠菌群阳性的管数，查 MPN 检索表，报告每 1g（mL）大肠菌群的 MPN 值。

$\boxed{\text{任务四} \mid \text{ 常见致病菌的测定 } \quad \varphi}$

自然界有许多微生物存在，其中有少数微生物对人类、动物或植物有病害作用，这类微生物就称为致病微生物或病原微生物，简称致病菌或病原菌。引起人类病害的微生物有多种，其中一部分是因侵入消化道而引起疾病的，这就是与食品卫生有关的一类致病菌。这些致病菌分别属于细菌和病毒，其中尤以细菌最为常见。

本部分主要介绍食品原料及食品中各种致病菌的检验方法，如金黄色葡萄球菌、溶血性链球菌、沙门菌、志贺菌及致泻大肠埃希菌等。

食品中的致病菌检验通常是采用具有选择性作用的培养基对样品进行增菌培养（若样品受致病微生物污染严重，则可以不经增菌培养），然后对培养液进行分离培养，根据分离培养后的菌落生长情况、菌体形态和生化特性进行初步推断，最后经过微生物的生理生化试验、血清凝集试验及动物试验等，根据微生物的形态特征、生理生化特性、抗原特性及动物试验结果等判定样品是否被致病微生物污染，并对致病微生物进行定性和定量。

一、 大肠杆菌的检验

致泻大肠埃希菌俗称大肠杆菌，属肠杆菌科埃希菌属，大肠杆菌是埃希菌属的代表，与非病原性大肠埃希菌一样都是人畜的肠道细菌，可随粪便一起污染环境，污染食品。检验步骤如下。

1. 增菌

样品采集后应尽快检验，除易腐食品在检验之前应预冷藏外，一般不冷藏。

以无菌手续称取检样 25g，加在 225mL 营养肉汤中，以均质器打碎 1min 或用乳钵加灭菌砂磨碎。取出适量，接种乳糖胆盐培养基，以测定大肠菌群 MPN 值，其余的移入 500mL 广口瓶内，于 36℃ ±1℃ 培养 6h，取出一接种环，接种于一管 30mL 肠道菌增菌肉汤内，于 42℃ 培养 18h。

2. 分离

将乳糖发酵阳性的乳糖胆盐发酵管和增菌液分别划线接种麦康凯或伊红美蓝琼脂平板。污染严重的检样，可将检样匀液直接划线接种麦康凯或伊红美蓝琼脂平板，于 36℃ ±1℃ 培养 18 ~ 24h，观察菌落。不但要注意乳糖发酵的菌落，同时也要注意不发酵和迟缓发酵的菌落。

3. 生化试验

（1）自鉴别平板上直接挑取数个菌落分别接种于三糖铁琼脂（TSI）或克式双糖铁琼脂（KI）上。同时将这些培养物分别接种于蛋白胨水、半固体琼脂、pH＝7.2 尿素琼脂、KCN 肉汤和赖氨酸脱羧酶试验培养基上。以上培养物均在 36℃ 培养过夜。

（2）TSI 斜面产酸或不产酸、底层产酸，H_2S 阴性，KCN 阴性和尿素阴性的培养物为大肠埃希菌。

TSI 底层不产酸，或 H_2S、KCN、尿素等试验中有任一项为阳性培养物，均非大肠埃希菌。必要时可做氧化酶试验和革兰染色。

4. 血清学试验

（1）假定试验　挑取经生化试验证实为大肠埃希菌的琼脂培养物，用致病性大肠埃希菌、侵袭性大肠埃希菌和产肠毒素大肠埃希菌多价 O 血清和出血大肠埃希菌 O157 血做玻片凝集试验。当与某一种多价血清凝集时，再与该多价血清所包含的单价 O 血清做试验。如与某一单价 O 血清呈现强凝集反应，即为假定试验阳性。

致泻大肠埃希菌所包括的 O 抗原群有 EPEC、EHEC（如 O157）、EIEC 和 ETEC 诸类群，参见有关致泻大肠埃希菌的 O 抗原菌群。

（2）证实试验　制备 O 抗原悬液，稀释至与 Mac Farland 3 号比浊管相当的浓度。原效价为 1：160 ~ 1：320 的 O 血清，用 0.5% 盐水稀释至 1：40。稀释血清与抗原悬液在 10mm×75mm 管内等量混合，做单凝集试验。混匀后放入 50℃ 水浴箱内，经 16h 后观察结果。如出现凝集，可证实与该 O 抗原。

二、 沙门菌的检验

用于沙门菌的检验方法包括五个基本步骤：①前增菌；②选择性增菌；③选择性平板分离；④生化试验，鉴定到属；⑤血清学分型鉴定。

1. 前增菌和增菌

冻肉、单品、乳品及豆类等加工食品均应经过前增菌。各称取检样 25g，加在装有 225mL 缓冲蛋白胨水的 500mL 广口瓶内。固体食品可先应用均质器，以 8000 ~ 10000r/min 打碎 1min 或用乳钵加灭菌砂磨碎，粉状食品用灭菌匙或玻璃棒研磨使之匀化。于 36℃ ±1℃ 培养 4h（干蛋品需培养 18 ~ 24h）移取 10mL，接种于 100mL 氯化镁孔雀绿（MM）增菌液或四硫磺酸钠煌绿（TTB）增菌液内，于 42℃ 培养 18 ~ 24h。同时，另取 10mL，加于 100mL 亚硒酸盐胱氨酸（SC）增菌液内，于 36℃ ±1℃ 培养 18 ~ 24h。

鲜肉、鲜蛋、鲜乳或其他未经加工的食品不必经过增菌，各取 25g（25mL）加入灭菌生理盐水 25mL，按前法做成检样匀液。取其半量接种于 100mL MM 增菌液或 TTB 增菌液内，于 42℃ 培养 24h；另半量接种于 100mLSC 增菌液内，于 36℃ ±1℃ 培养 18 ~ 24h。

2. 分离

取增菌液 1 环，划线接种于 1 个亚硫酸铋（BS）琼脂平板和 1 个 DHL 琼脂平板（或 HE 琼脂平板、WS、SS 琼脂平板）。两种增菌液可同时划线接种在同一平板上。于 36℃ ±1℃ 培养 18 ~ 24h（DHL、HE、WS、SS）或 40 ~ 48h（BS）。观察各个平板上生长的菌落。沙门菌群Ⅰ、Ⅱ、Ⅳ、Ⅴ、Ⅵ和Ⅲ在各个平板上的菌落特征见表 9 - 16。

表9-16　　　　　沙门菌属各群在各种选择性琼脂平板上的菌落特征

选择性琼脂平板	Ⅰ、Ⅱ、Ⅳ、Ⅴ、Ⅵ	Ⅲ（即亚利桑那菌）
亚硫酸铋琼脂	产硫化氢菌落为黑色有金属光泽，棕褐色或灰色，菌落周围培养基可呈黑色或棕色。有些菌株不产生硫化氢，形成灰绿色菌落，周围培养基不变	黑色有金属光泽
DHL琼脂	无色半透明；产硫化氢菌落中心带黑色或几乎全黑色	乳糖迟缓阳性或阴性的菌株，与亚属Ⅰ、Ⅱ、Ⅳ、Ⅴ、Ⅵ相同；乳糖阳性的菌株为粉红色，中心带黑色
HE琼脂，WS琼脂	蓝绿色或蓝色；多数菌株产硫化氢，菌落中心黑色或几乎全黑色	乳糖阳性的菌株为黄色，中心黑或几乎全黑色；乳糖迟缓阳性或阴性的菌株为蓝绿色或蓝色，中心黑色或几乎全黑色
SS琼脂	无色半透明，产硫化氢菌株有的菌落中心带黑色，但不如以上培养基明显	乳糖迟缓阳性或阴性的菌株，与亚属Ⅰ、Ⅱ、Ⅳ、Ⅴ、Ⅵ相同；乳糖阳性的菌株为粉红色，中心带黑色，但中心无黑色形成时，大肠埃希菌不能区别

3. 生化试验

（1）挑取选择琼脂平板上的可疑菌落，接种三糖铁琼脂。一般应多挑几个菌落，以防遗漏。在三糖铁琼脂内，各个菌属的主要反应见表9-17。

表9-17　　　　　肠杆菌科各菌属在三糖铁琼脂内的反应结果

斜面	底层	产气	硫化氢	可能的菌属和种
-	+	+/-	-	沙门菌属，变形杆菌属，弗劳地枸橼杆菌，缓慢爱德华菌
+	+	+/-	+	沙门菌Ⅲ，弗劳地枸橼杆菌，普通变形杆菌
-	+	+	-	沙门菌属，埃希菌属，蜂窝哈夫尼亚菌，摩根菌，普罗菲登斯菌属
-	+	-	-	伤寒沙门菌，鸡沙门菌，志贺菌属，大肠埃希菌，蜂窝哈夫尼亚菌，摩根菌，普罗菲登斯菌属
+	+	+/-	-	埃希菌属，肠杆菌属，克雷博菌属，沙雷菌属，弗劳地枸橼杆菌

注：+/-表示多数阳性，少数阴性。

表 9 - 17 说明在三糖铁琼脂内只有斜面产酸并同时硫化氢阴性的菌株可以排除，其他的反应结果均有沙门菌的可能，因此都需要做几项最低限度的生化试验。必要时做图片染色镜检应为革兰阴性短杆菌，做氧化酶试验应为阴性。

（2）在接种三糖铁琼脂的同时，再接种蛋白胨水（供作靛基质试验用）、尿素琼脂（pH = 7.2）、氰化钾培养基和赖氨酸脱羧酶试验培养基及对照培养基各一管，于 36℃ ±1℃ 培养 18 ~ 24h，必要时可延长至 48h，按表 9 - 18 判断结果。按反应序号分类，沙门菌属的结果应属于 A1、A2 和 B1，其他五种反应结果均可排除。

表 9 - 18　　　　　　　　　　　　肠杆菌科各属生化反应初步鉴别表

反应序号	硫化氢 (H₂S)	靛基质	pH = 7.2 尿素	氰化钾 (KCN)	赖氨酸 脱羧酶	判定菌属
A1	+	-	-	-	+	沙门菌属
A2	+	+	-	-	+	沙门菌属（少见），缓慢爱德华菌
A3	+	-	+	+	-	弗劳地枸橼杆菌，奇异变形杆菌
A4	+	+	+	+	-	普通变形杆菌
B1	-	-	-	-	+	沙门菌属、大肠埃希菌 甲型副伤寒沙门菌、大肠埃希菌、志贺菌
B2	-	-	-	-	-	大肠埃希菌
	-	+	-	-	-	大肠埃希菌、志贺菌
B3	-	-	+/-	+	+	克雷博菌族各属
	-	-	+	+	-	阴沟肠杆菌，弗劳地枸橼杆菌
B4	-	+	+/-	-	-	摩根菌、普罗菲登斯菌属

注：1. 三糖铁琼脂底层均应产酸，不产酸者可排除，斜面产酸与产气与否均不限。

　　2. KCN 和赖氨酸可选用其中一项，但不能划定结果时，仍需补做另一项。

反应序号 A1：典型反应，判定为沙门菌属。如尿素、KCN 和赖氨酸三项中有一项异常，按表 9 - 19 可判定为沙门菌。如有两项异常，则按 A3 判定为弗劳地枸橼杆菌。

反应序号 A2：可先做血清学鉴定，当 A - F 多价 O 血清不凝集时，补做甘露醇和山梨醇，按表 9 - 20 判定结果。

反应序号 B1：补做 PNPG。若 ONPG（+），为大肠埃希菌；若 ONPG（-），即为沙门菌。同时沙门菌应为赖氨酸（+），若赖氨酸（-），即为甲型副伤寒沙门菌，如表 9 - 20。

必要时可按表 9 - 21 进行沙门菌生化群的鉴别。

表 9 - 19 沙门菌鉴别表

pH = 7.2 尿素	氰化钾（KCN）	赖氨酸	判定结果
-	-	-	甲型副伤寒沙门菌（要求血清学鉴定结果）
-	+	+	沙门菌属Ⅳ或Ⅴ（要求符合本群生化特性）
+	-	+	沙门菌个别变体（要求血清学鉴定结果）

表 9 - 20 沙门菌鉴别表

甘露醇	山梨醇	判定结果
+	+	沙门菌属靛基质阳性变体（要求血清学鉴定结果）
-	-	缓慢爱德华菌

表 9 - 21 沙门菌属各生化群的鉴别

项目	Ⅰ	Ⅱ	Ⅲ	Ⅳ	Ⅴ	Ⅵ
卫矛醇	+	+	-	-	+	-
山梨醇	+	+	+	+	+	-
水杨苷	-	-	-	+	-	-
ONPG	-	-	+	-	-	-
丙二酸盐	-	+	+	-	-	-
KCN	-	-	-	+	+	-

三、 志贺菌检验

志贺菌在食品中的存活期较短，目前仍缺少理想的增菌方法，但其重要性不可忽视。检验步骤如下。

1. 增菌

称取检样 25g，加入装有 225mL GN 增菌液的 500mL 广口瓶内。固体食品可先应用均质器，以 8000 ~ 10000r/min 打碎 1min，或用乳钵加灭菌砂磨碎，粉状食品用灭菌匙或玻璃棒研磨使之匀化，于 36℃ ±1℃ 培养 6 ~ 8h。

2. 分离

取增菌液 1 环，划线接种于 HE 琼脂平板或 SS 琼脂平板一个，麦康凯琼脂平板或伊红美蓝琼脂平板一个，于 36℃ ±1℃ 培养 18 ~ 24h。志贺菌在这些培养基上呈现无色透明不发酵乳糖的菌落。

3. 生化试验

挑取平板上的可逆菌落，接种三糖铁琼脂和半固体各一管。一般应多挑几个菌落以防遗漏。志贺菌属在三糖铁琼脂内的反应结果为底层产酸不产气，斜面产碱，不产生硫化氢，无动力，在半固体管内沿穿刺线生长。具有以上特性的菌株，疑为志贺菌，可做血清凝集试验。

在做血清学试验的同时，应进一步做 V - P、苯丙氨酸脱氨酶、赖氨酸脱羧酶、西蒙柠檬酸盐和葡萄糖铵试验，志贺菌属均为阴性反应。必要时应做革兰染色检查和氧化酶试验，应为氧化酶阴性的革兰阴性杆菌，并以生化试验方法做 4 个生化群的鉴定，见表 9 - 22。

表 9 - 22　　　　　　　　　　志贺菌属 4 个群的生化特性

生化群	5%乳糖	甘露醇	棉籽糖	甘油	靛基质
A 群：痢疾志贺菌	-	-	-	(+)	- / +
B 群：富氏志贺菌	-	+	+	-	(+)
C 群：鲍氏志贺菌	-	-	-	(+)	- / +
D 群：宋内志贺菌	+ / (+)	+	+	d	-

注：+ 阳性；- 阴性；- / + 多数阴性，少数阳性；(+) 迟缓阳性；d 有不同生化型。富氏志贺菌 6 型生化特征与 A 群或 C 群相似。

4. 血清学试验

必要时，可将生化试验分群鉴定的菌株及实验记录，送至上级检验机构进行血清学鉴定。

四、 金黄色葡萄球菌检验

葡萄球菌在自然界分布极广，空气、土壤、水、饲料、食品（剩饭、糕点、牛奶、肉品等）以及人和动物的体表黏膜等处均有存在，大部分是不致病的腐物寄生菌，也有一些致病的球菌。食品中生长有金黄色葡萄球菌，是食品卫生的一种潜在危险，因为金黄色葡萄球菌可以产生肠毒素，食后能引起食物中毒。因此，检查食品中金黄色葡萄球菌有实际意义。

1. 检样处理、 增菌及分离培养

将 25g 检样加 225mL 灭菌生理盐水，或液体检样吸取 5mL 接种于 7.5% 氯化钠肉汤 50mL，同时挑取混悬液接种血平板及 Baird - Parker 培养基，置 36℃ ± 1℃培养 24h，7.5% 氯化钠肉汤经增菌后转种上述平板。挑取金黄色葡萄球菌菌落进行革兰染色镜检及血浆凝固酶试验。

2. 形态

本菌为革兰阳性球菌，排列呈葡萄状，无芽孢，无荚膜，致病性葡萄球菌菌体较小，直径为 0.5 ~ 1μm。

3. 培养特性

在肉汤中呈浑浊生长，血平板上菌落呈金黄色，大而凸起，圆形，不透明，表面光滑，周围有溶血圈。在 Baird – Parker 培养基上为圆形，光滑，凸起，湿润，直径为 2~3mm，颜色呈灰色到黑色，边缘为淡色，周围为一浑浊带，在其外层有一透明带。用接种针接触菌落似有奶油树胶的硬度。偶然会遇到非脂肪溶解的类似菌落；但无浑浊带及透明带。长期保存的冷冻或干燥食品中所分离的菌落比典型菌落所产生的黑色较淡些，外观可能粗糙并干燥。

4. 血浆凝固酶试验

吸取 1:1 新鲜兔血浆 0.5mL，放入小试管中，再加入培养 24h 的葡萄糖肉浸液肉汤培养物 0.5mL 振荡混匀，放 36℃±1℃ 温箱或水浴内，每半小时观察一次，观察 6h，如呈现凝块即为阳性。同时以已知阳性和阴性葡萄球菌菌株及肉浸液肉汤作为对照。

五、 溶血性链球菌检样

链球菌在自然界分别较广，可存在于水、空气、尘埃、牛乳、粪便及人的咽喉和病灶中，根据其抗原结构——族特异性"C"抗原的不同，可进行血清学分群。按其在血平板上溶血的情况可分为甲型溶血性链球菌、乙型溶血性链球菌和丙型溶血性链球菌。与人类疾病有关的大多属于乙型溶血性链球菌，其血清型 90% 属于 A 群链球菌，常可引起皮肤和皮下组织的化脓性炎症及呼吸道感染，还可通过食品引起猩红热、流行性咽炎的暴发性流行。溶血性链球菌的检样步骤如下。

1. 检验处理

称取 25g 固体检样，加入 225mL 灭菌生理盐水，研成匀浆制成混悬液；液体检样可直接培养。

2. 一般培养

将上述混悬液或液体检样直接划线于血平板，并吸取 5mL 接种于 50mL 葡萄糖肉浸液肉汤内，如检样污染较严重，可同时按上述量接种匹克肉汤，经 36℃±1℃ 培养 24h，接种血平板。置 36℃±1℃ 培养 24h，挑取乙型溶血圆形突起的细小菌落，在血平板上分离纯化，然后观察溶血情况及革兰染色，并进行链激酶试验及杆菌肽敏感试验。

3. 形态与染色

本菌呈球形或卵圆形，直径 0.5~1μm，链状排列，链长短不一，短者 4~8 个细胞组成，长者 20~30 个。链的长短常与细菌的种类及生长环境有关，在液体培养基中易呈长链，在固体培养基中常呈短链；不形成芽孢，无鞭毛，不能运动。

4. 培养特性

该菌营养要求较高，在普通培养基上生长不良，在加有血液、血清的培养基中生长较好。溶血性链球菌在血清肉汤中生长时，管底呈絮状或颗粒状沉淀。血平板上菌落呈灰白色，半透明或不透明，表面光滑，有乳光，直径约 0.5 ~ 0.75mm，为圆形突起的细小菌落，乙型溶血性链球菌周围有 2 ~ 4mm 界限分明、五色透明的溶血圈。

5. 链激酶试验

致病性溶血性链球菌能产生链激酶（即溶纤维蛋白酶），此酶能激活正常人体血液中血浆蛋白酶原，使之成为血浆蛋白酶，而后溶解纤维蛋白。

吸取草酸钾血浆 0.2mL（草酸钾 0.01g，加入 5mL 人血混匀，经离心沉淀吸取上清液即为血浆），加入 0.8mL 灭菌生理盐水，混匀，再加入 18 ~ 24h 链球菌肉汤培养物 0.5mL 及 0.25%氯化钙溶液 0.25mL，振荡摇匀。置 36℃ ±1℃水浴中每隔数分钟观察一次（一般约 10min 即可凝固），血浆凝固后，再注意观察及记录溶化的时间。溶化时间越短，表示该菌产生的链激酶越多，含量多时，20min 内凝固的血浆即完全溶解。如无变化，应在水浴中持续放置 2h，不溶解者仍放入水浴 24h 后再观察，如凝块全部溶解为阳性，24h 后仍不溶解者为阴性。

6. 杆菌肽敏感试验

挑取乙型溶血性链球菌浓菌液，涂布于血平板（肉浸液琼脂加入 5% 血）上，用灭菌镊子夹取含有 0.04 单位的杆菌肽纸片，放于上述平板上，于 36℃ ±1℃培养 18 ~ 24h。如有抑菌带出现即为阳性，可初步鉴定为 A 群链球菌。同时用已知阳性菌株作为对照。

【实训二十五】　鲜蛋中致病菌（沙门菌）的测定

1. 目的与要求

沙门菌是最常见的食源性细菌病原体，污染源主要是人和家畜的粪便。沙门菌常存在于动物中，人的沙门菌感染和带菌也非常普遍。沙门菌可在环境中长期存在，有的可存活数年。沙门菌可通过人、畜、禽的粪便或带菌者接触，直接或间接地污染原料、辅料及生产的各个环节。沙门菌常作为出口食品和其他食品的致病菌指标，因此，检验以动物为来源的食品中的沙门菌极为重要。

我国现行检测沙门菌的标准为 GB/T 4789.4—2010　食品安全国家标准《食品微生物学检验　沙门氏菌检验》。为了完善检测中心食品微生物检验实验室的检测方法体系，满足客户的特殊检测要求，特制定本作业指导书。

2. 原理

前增菌：加工过的产品，细菌受到损伤，为了检出处于濒死状态的沙门菌，因此要进行前增菌。

将检样25g（mL）接种于225mL缓冲蛋白胨水（BP）36℃±1℃培养24h。

选择性增菌：目的是使沙门菌以外的细菌（主要是埃希菌属）受到抑制，而使沙门菌得到一定的增殖，提高沙门菌的检出率。

亚硒酸盐胱氨酸（SC）对细菌有一定的抑制作用，对沙门菌有一定的复壮作用。而四硫磺酸钠煌绿增菌液（TTB）中的煌绿抑菌作用较SC要强。

从得到的培养物移取10mL，转种于100mL亚硒酸盐胱氨酸增菌液内，于36℃±1℃培养18~24h。

分离培养：将上述获得的培养物划线接种于一个亚硫酸铋平板（BS）和一个DHL平板上，于36℃±1℃培养18~24h。由于DHL和BS培养基上分别有乳糖、硫化氢指示系统，通过平板上的菌落形态可将沙门菌与其他肠道菌区分开。

鉴定和确认：挑选可疑沙门菌菌落，通过适当的生化试验和血清学试验加以证实。

3. 试剂与材料

（1）前增菌液：缓冲蛋白胨水。

（2）选择性增菌液：亚硒酸盐胱氨酸增菌液。

（3）固体选择性平板培养基：亚硫酸铋琼脂平板、DHL琼脂平板。

（4）生化培养基。

（5）三糖铁琼脂（TSI）。

（6）尿素琼脂（pH7.2）。

（7）蛋白胨水。

（8）赖氨酸脱羧酶试验培养基及对照培养基。

（9）糖发酵管。

（10）ONPG培养基。

（11）V-P反应试剂。

（12）吲哚反应试剂。

（13）0.85%灭菌生理盐水。

（14）沙门菌因子血清。

4. 仪器与设备

（1）烘箱（干热灭菌）和高压灭菌器（湿热灭菌）。

（2）培养箱：能调节温度至37℃±1℃。

（3）水浴：能调节温度至37℃±1℃。

（4）灭菌环：直径约为3mm。

（5）适当容量的试管或烧瓶：可以使用带无菌金属或塑料帽的试管或烧瓶。

（6）刻度吸管或自动移液器：标记容量为 10℃ ±1℃和 1mL，分别以 0.5mL 和 0.1mL 刻度。

（7）培养皿：直径 90mm。

5. 操作步骤

（1）前增菌　按无菌操作取样 25g，加在装有 225mL 缓冲蛋白胨水（BP）的 500mL 广口瓶内，经充分振荡溶解后，36℃ ±1℃培养 24h。

（2）选择性增菌　将（1）获得的培养物 1mL 接种到 100mL 亚硒酸盐胱氨酸增菌液中，于 36℃ ±1℃培养 18 ~24h。

（3）筛选　取一环（2）中获得的培养物划线接种于 BS 和 DHL 琼脂平板上，倒置培养皿使底部在最上面，于 36℃ ±1℃培养，DHL 琼脂平板培养 18 ~24h，BS 琼脂平板培养 40 ~48h。

（4）观察　24h 后把 DHL 琼脂平板从培养箱中拿出，观察是否有可疑菌落。48h 后把亚硫酸铋琼脂平板从培养箱中拿出，观察是否有可疑菌落。

若没有可疑菌落则报告沙门菌阴性。

若在上述两个平皿上发现可疑菌落，则应进行生化试验。沙门菌Ⅰ、Ⅱ、Ⅳ、Ⅴ、Ⅵ和沙门氏菌Ⅲ在各个平板上的菌落特征参见表 9 – 16。

（5）生化实验　选择性琼脂平板上直接挑取数个可疑菌落，分别接种于三糖铁琼脂。在三糖铁琼脂内，肠杆菌科常见属种的反应结果参见表 9 – 17。

表 9 – 17 说明在三糖铁琼脂内只有斜面产酸并同时硫化氨（H_2S）阴性的菌株可以排除，其他的反应结果均有沙门菌的可能，同时也均有不是沙门菌的可能。

在接种三糖铁琼脂的同时，再接种蛋白胨水（供做靛基质试验用）、尿素琼脂（pH7.2）和赖氨酸脱羧酶试验培养基及对照培养基各一管，于 36℃ ±1℃培养 18 ~24h，必要时可延长至 48h，按表 9 – 18 判定结果。按反应序号分类，沙门菌属的结果应属于 A1、A2 和 B1，其他 5 种反应结果均可以排除。

（6）血清学确认

①排出自凝现象的菌株：放一滴生理盐水于仔细清洁过的散玻璃片上。用接种环挑取被测菌落的一部分，并在水滴中研磨，以获得均一的悬浮液。轻轻晃动玻片 30 ~60s，在暗背景下观察结果，如果细菌凝聚成或多或少的明显块状，则可认为是自凝，不能分型。

②抗原测定：用一个无自凝的纯菌落，用一滴 O 血清代替生理盐水，按①步骤操作。如果出现凝集，则认为该反应为阳性。用多价和单价血清接连重复操作以上步骤。

③Vi – 抗原测定：按①步骤操作，但用一滴抗 Vi 血清代替生理盐水。如果出现凝集，则认为该反应为阳性。

④H-抗原测定：将纯的无自凝集的菌落接种于半固体营养琼脂上。在37℃±1℃培养24h±3h。用此培养物来检测H-抗原，用一滴抗H血清代替生理盐水，按①步骤操作。如果出现凝集，则认为该反应为阳性。

⑤确认：被考虑为沙门菌，或可能是沙门菌的菌落。

6. 结果表达

与确认的结果相一致，指明测试样品中是否存在沙门菌。

情境十　食品包装材料的检测

食品包装是食品商品的组成部分，是食品工业过程的主要工程之一。它可以保护食品，使食品在离开工厂到消费者手中的流通过程中，防止生物的、化学的、物理的外来因素的损害，它也有保持食品本身稳定质量的功能，它方便食品的食用，又是表现食品外观、吸引消费的形象，具有物质成本以外的价值。因此，食品包装过程也是食品制造系统工程中不可分割的部分。但食品包装过程的通用性又使它有相对独立的自我体系。

食品容器与食品包装材料主要有纸、竹、木、金属、塑料、橡胶、搪瓷、陶瓷以及各种复合材料等，在贮存和包装食品的过程中，这些容器与食品材料的某些成分可移行到食品中，造成食品的化学污染，引起机体损伤。

任务一　食品包装材料分类　🔍

由于对食品安全的更多关注，更高要求，一些国家对食品包装的法规管理更加强化，从实施营养标准法规、间接添加剂规定等的以推行可降解包装、电子扫描条码等，都在促进食品包装的新发展。食品包装可按包装材料分为金属、玻璃、纸质、塑料、复合材料等；可按包装型式分为罐、瓶、包、袋、卷、盒、箱等；可按包装方式分为罐藏、瓶装、包封、袋装、裹包以及灌注、整集、封口、贴标、喷码等；可按产品层次分为内包装、二级包装、三级包装……外包装等。

食品包装还可按技法分为：防潮包装、防水包装、防霉包装、保鲜包装、速冻包装、透气包装、微波杀菌包装、无菌包装、充气包装、真空包装、脱氧包装、泡罩包装、贴体包装、拉伸包装、蒸煮袋包装等。上述各种包装皆是由不同复合材料制成的，其包装特性是对应不同食品的要求，能有效地保护食品品质。常见食品包装材料和容器分类见表10-1。

表 10 – 1　　　　　　　　　　　食品包装材料和容器分类

包装材料	包装容器类型
塑料	塑料薄膜袋、中空包装容器、编织袋、周转箱、片材热成型容器、热收缩膜包装、软管、软塑箱、钙塑箱
橡胶	奶嘴、容器和管道的垫圈等
纸与纸板	纸盒、纸箱、纸袋、纸杯、纸质托盘、纸浆模塑制品
玻璃、陶瓷	瓶、罐、坛、缸等
金属	马口铁或无锡钢板等制成的金属罐、桶等，铝箔罐、软管、软包装袋
木材	木箱、板条箱、胶合板箱、花格木箱
复合材料	纸、塑料薄膜、铝箔等组合而成的复合软包装材料制成的包装袋、复合软管等
其他	麻袋、布袋、草制或竹制包装容器等

任务二　食品包装纸的检测

一、 纸中有害物质的来源

纯净的纸是无毒的，但由于原料受到污染，或经过加工处理，纸和纸板中通常会有一些杂质、细菌和某些化学残留物，从而影响食品包装的安全性。纸中有害物质的来源主要有以下几个方面。

①造纸原料中的污染物；

②造纸过程中添加的助剂残留；

③浸蜡包装纸中的多环芳烃；

④纸表面杂质及微生物污染；

⑤彩色或印刷图案中油墨的污染。

二、 食品包装纸的卫生要求

由于包装纸存在的安全问题，大多数国家均规定了包装用纸材料中有害物质的限量标准。我国食品包装用纸材料卫生标准见表 10 – 2。

表 10 – 2　　　　　　　　　　我国食品包装用纸材料卫生标准

项　目	标　准
感官指标	色泽正常、无异物、无污染
铅含量（4%乙酸浸泡液中）（以 Pb 计）/（mg/L）	<5.0
砷含量（4%乙酸浸泡液中）（以 As 计）/（mg/L）	<1.0
荧光性物质（波长为 365nm 及 254nm）	不得检出
脱色试验（水、正己烷）	阴性
致病菌（系指肠道致病菌、致病性球菌）	不得检出
大肠菌群/（个/100g）	<3.0

　　我国对食品包装用纸的卫生要求规定：①食品包装用原纸不得采用社会回收废纸用做原料，禁止添加荧光增白剂等有害助剂；②食品包装用原纸的印刷油墨、颜料应符合食品卫生要求，油墨、颜料不得印刷在接触食品的面上；③食品包装用石蜡应采用食品级石蜡，不得使用工业级石蜡。

三、　食品包装纸中水分的测定

　　（1）将装有试样的容器，放入能使温度保持在 105℃ ±2℃ 的烘箱中烘干。烘干时，可将容器的盖子打开，也可将试样取出来摊开，但试样和容器应在同一烘箱中同时烘干（注：当烘干试样时，应保证烘箱中不放入其他试样）。

　　（2）当试样已完全烘干时，应迅速将试样放入容器中并盖好盖子，然后将容器放入干燥器中冷却，冷却时间可根据不同的容器估计出来。将容器的盖子打开并马上盖上，以使容器内外的空气压力相等，然后称量装有试样的容器，并计算出干燥试样的质量。重复上述操作，其烘干时间应至少为第一次烘干时间的一半。当连续两次在规定的时间间隔下，称量的差值不大于烘干前试样质量的 0.1% 时，即可认为试样已达恒重。对于纸张试样，第一次烘干时间应不少于 2h；对于纸浆试样，应不少于 3h。

　　（3）计算方法

$$X = \frac{m_1 - m_2}{m_1} \times 100\%$$

式中　　X——水分含量,%；

　　　　m_1——烘干前的试样质量，g；

　　　　m_2——烘干后的试样质量，g。

　　同时进行两次测定，取其算术平均值作为测定结果。测定结果应修约至小数点后第一位，且两次测定值间的绝对误差应不超过 0.4。

四、 食品包装纸中荧光染料的检测

1. 原理

样品中荧光染料具有不同的发射光谱特性，将其发射光谱图与标准荧光染料对照，可以进行定性和定量分析。

2. 检验方法

（1）样品处理 将 5cm×5cm 纸样置于 80mL 氨水中（pH7.5~9.0），加热至沸腾后，继续微热 2h，并不断地补加 1% 氨水使溶液保持 pH7.5~9.0。用玻璃棉将处理过的样品溶液滤入 100mL 容量瓶中，用水洗涤。如果纸样在紫外灯照射下还有荧光，则再加入 50mL 氨水，如同上述处理。两次滤液合并，浓缩至 100mL，稀释至刻度，混匀。

（2）定性 吸取 2~5μL 样液在纤维素薄层上点样，同时分别点取荧光染料 VBL 标准溶液（2.5μL/mL）和荧光染料 BC 标准溶液（5μL/mL）各 2μL。在此两标准点上再点加标准维生素 B_2 溶液（10μL/mL）各 2μL。将薄层板放入层析槽中，用 10% 氨水展开至 10cm 处，取出，自然干燥后，接通仪器及记录器电源，光源与仪器稳定后，将薄层板面向下，置于薄层层析附件装置内的板架上，并固定。转动手动轮移动板架至激发样点上，激发波长固定在 365nm 处，选择适当的灵敏度、扫描速度、纸速和狭缝，将测定样品点的发射光谱与标准荧光染料发射光谱相对比，鉴定出纸样中荧光染料的类型。

（3）定量 样液经点样、展开，确定其荧光染料种类后，用荧光分光光度计测定发射强度。仪器操作条件如下，光电压 700V，灵敏度粗调 0.1 挡，激发波长 365nm，发射波长 370~600nm，激发狭缝 10nm，发射狭缝 10nm，纸速 15mm/min，扫描速度 10nm/min。

然后由荧光染料 VBL（$C_{36}H_{34}N_{12}Na_2O_8S$，荧光增白剂）或 BC（$C_{32}H_{26}N_{12}Na_2O_8S$，荧光增白剂）的标准含量测得的发射强度，相应地求出样品中荧光染料 VBL 或 BC 的含量。

五、 食品包装纸中铅含量的测定

1. 原理

样品经过处理后，导入原子吸收分光光度计中，经原子化以后，吸收 283.3nm 共振线，其吸收量与铅量成正比，可与标准系列比较定量。

2. 仪器与试剂

（1）仪器 原子吸收分光光度计。

（2）试剂

①硝酸。

②过硫酸铵。

③石油醚。

④6mol/L 硝酸：量取 38mL 硝酸，加水稀释至 100mL。

⑤ 0.5% 硝酸：量取 1mL 硝酸，加水稀释至 200mL。

⑥10% 硝酸：量取 10.0mL 硝酸，加水稀释至 100mL。

⑦0.5% 硫酸钠：称 0.5g 无水硫酸钠，加水至 100mL 溶解。

⑧铅标准溶液：准确称取 1.000g 金属铅（99.99%），分次加入 6mol/L 硝酸溶解，总量不超过 37mL，移入 1000mL 容量瓶中加水稀释至刻度。此溶液每毫升相当于 1mg 铅。

⑨铅标准使用液：吸取 10.0mL 铅标准溶液，置于 100mL 容量瓶中，加 0.5% 硝酸稀释至刻度。此溶液每毫升相当于 100ng 铅。

3. 操作步骤

（1）样品处理　采用定温灰化法。将试样置于蒸发皿中或坩埚内，在空气中，于一定温度范围（500~550℃）内加热分解、灰化，所得残渣用适当溶剂溶解后进行测定。

（2）测定

①标准曲线绘制：吸取 0、0.5、1.0、2.0、3.0、4.0mL 铅标准使用液，分别置于 100mL 容量瓶中，加 0.5% 硝酸稀释至刻度，混匀即相当于 0、5、10、20、30、40ng/mL。

②测定条件：仪器狭缝、空气及乙烯的流量，灯头高度，元素灯电流等均按使用的仪器说明调至最佳状态。

③将处理后的样液、试剂空白液和各容量瓶中铅标准稀释液分别导入火焰进行测定。

4. 结果计算

以各浓度系列标准溶液与对应的吸光度绘制标准曲线，测定用样品液及试剂空白液由标准曲线查出铅含量 m_3 及 m_4，再按下式计算：

$$X_2 = \frac{(m_3 - m_4) \times V_3 \times 1000}{m_2 \times 1000 \times 1000}$$

式中　X_2——样品铅的含量，mg/kg；

m_3——由标准曲线查出测定用样品中铅的含量，ng/mL；

m_4——由标准曲线查出试剂空白液中铅的含量，ng/mL；

V_3——样品处理后的总体积，mL；

m_2——样品质量（体积），g（mL）。

5. 注意事项

（1）所用玻璃仪器均以 10%~20% 硝酸浸泡 24h 以上，用水反复冲洗，最后用去离子水冲洗晾干后，方可使用。

（2）所用试剂应使用优级纯，水应使用去离子水。

六、 食品包装纸中砷含量的测定

1. 原理

砷蒸气对波长 193.7nm 共振线具有强烈的吸收作用。试样经过酸消解或催化酸消解使砷转为离子状态，再由硼氢化钾或硼氢化钠还原成原子态汞，由载气（氩气）带入原子化器中，在特制砷空心阴极灯照射下，基态砷原子被激发至高能态，原子化后砷吸收 193.7nm 共振线，在一定浓度范围，其吸收值与砷含量成正比，与标准系列比较定量。

2. 试剂和仪器

（1）试剂

①硝酸：优级纯。

②高氯酸：优级纯。

③硝酸（0.5mol/L）：取 3.2mL 硝酸加入 50mL 水中，稀释至 100mL。

④硝酸（1mol/L）：取 6.4mL 硝酸加入 50mL 水中，稀释至 100mL。

⑤磷酸二氢铵溶液（20g/L）：称取 2.0g 磷酸二氢铵，以水溶解稀释至 100mL。

⑥硼氢化钠：1%。

⑦氢氧化钠：0.3%

⑧混合酸：硝酸 + 高氯酸（4 + 1）。取 4 份硝酸与 1 份高氯酸混合。

⑨砷标准贮备液：由国家标准物质研究中心提供。

（2）设备 所用玻璃仪器均需以硝酸（1 + 5）浸泡过夜，用水反复冲洗，最后用去离子水冲洗干净。原子吸收分光光度计（附石墨炉、氢化物发生器及砷空心阴极灯）。可调式电热板、可调式电炉。

3. 试样预处理

在采样和制备过程中，应注意不使试样污染。

采用定温灰化法。将试样置于蒸发皿中或坩埚内，在空气中，于一定温度范围（500～550℃）内加热分解、灰化，所得残渣用适当溶剂溶解后进行测定。

湿式消解法：称取试样 1.00～5.00g 于锥形瓶或高脚烧杯中，放数粒玻璃珠，加 10mL 混合酸，加盖浸泡过夜，加一小漏斗电炉上消解，若变棕黑色，再加混合酸，直至冒白烟，消化液呈无色透明或略带黄色，放冷用滴管将试样消化液洗入或过滤入（视消化后试样的盐分而定）10～25mL 容量瓶中，用水少量多次洗涤锥形瓶或高脚烧杯，洗液合并于容量瓶中并定容至刻度，混匀备用。同时作试剂空白。

4. 测定

仪器条件：采用适宜的氢化物发生装置，以含1%硼氢化钠和0.3%氢氧化钠的溶液（临用前配置）作为还原剂，盐酸溶液（1→100）为载体，氩气为载体，检测波长为193.7nm，背景校正为氘灯或塞曼效应。

砷标准贮备液的制备：由国家标准物质研究中心提供。

标准曲线绘制：分别精密量取砷标准贮备液每1mL分别含有0ng、5ng、10ng、20ng、30ng、40ng的溶液，置25mL容量瓶中，加25%碘化钾溶液（临用前配置）1mL，摇匀，用盐酸溶液（20→100）稀释至刻度，摇匀，密塞，置80℃水浴中加热3min，取出，放冷。取适量，吸取氢化物发生装置，测量吸收值，以峰面积（或吸光度）为纵坐标，浓度为横坐标，绘制标准曲线。

试样测定：精密吸取空白溶液与供试品各10μL，照标准曲线的制备项下，自"加25%碘化钾溶液（临用前配置）1mL"起，依法测定。从标准曲线上读出供试品溶液中砷的含量，计算，即得。

5. 结果计算

试样中砷含量按下式进行计算：

$$X = \frac{(c_1 - c_0) \times V \times 1000}{m \times 1000}$$

式中　X——试样中砷含量，$\mu g/kg$ 或 $\mu g/L$；

　　　c_1——测定样液中砷含量，ng/mL；

　　　c_0——空白液中砷含量，ng/mL；

　　　V——试样消化液定量总体积，mL；

　　　m——试样质量或体积，g/mL。

计算结果保留两位有效数字。

6. 精密度

在重复性条件下获得的两次独立测定结果的绝对差值不得超过算术平均值的20%。

7. 食品包装纸脱色试验

取待检验食品包装纸，再取洗净待测食具一个，用沾有冷餐油、乙醇（65%）的棉花，在接触食品部位的小面积内，用力往返擦拭10次，棉花上不得染有颜色。四种浸泡液也不得染有颜色。

任务三 食品包装塑料的检测 🔍

塑料是由大量小分子通过共价键聚合而成的化合物，其小分子单位称为单体。相对分子质量在 1 万 ~ 10 万之间属于高分子化合物，其中单纯由高分子聚合物构成的称为树脂，而加入添加剂以后就是塑料。按性质可以把塑料分为热塑性塑料与热固性塑料两大类。

常用于食品包装材料的热塑性塑料有聚乙烯（PE）、聚丙烯（PP）、聚苯乙烯（PS）、聚氯乙烯（PVC）、聚对苯二甲酸乙二醇酯（PET）、聚碳酸酯（PC）等；热固性塑料有三聚氰胺甲醛、脲醛树脂与酚醛树脂等，但用作食品容器的仅三聚氰胺甲醛，脲醛树脂与酚醛树脂主要用做工程材料。

一、 常用食品塑料包装材料

1. 聚乙烯 （PE） 和聚丙烯 （PP）

由于这两种塑料都是饱和的聚烯烃，它们和其他元素的相容性很差，故能够加入其中的添加剂包括色料的种类很少，因而薄膜的固体成形品都很难印刷上鲜艳的图案。毒性也较低，属于低毒级物质。

高压聚乙烯质地柔软，多制成薄膜，其特点是具透气性、不耐高温、耐油性也差。低压聚乙烯坚硬、耐高温，可以煮沸消毒。聚丙烯透明度好，耐热，具有防潮性（其透气性差），常用于制成薄膜、编织袋和食品周转箱等。

2. 聚苯乙烯 （PS）

聚苯乙烯也属于聚烯烃，但由于在每个乙烯单元中含有一个苯核，因而相对密度较大，C:H 比例为 1:1，燃烧时冒黑烟。聚苯乙烯塑料有透明聚苯乙烯和泡沫聚苯乙烯两个品种（后者在加工中加入发泡剂制成，如快餐饭盒）。

由于属于饱和烃，因而相容性差，可使用的添加剂种类很少。其卫生问题主要是单体苯乙烯及甲苯、乙苯和异丙苯等，当这些物质在一定剂量时，则具毒性。如苯乙烯每天达 400mg/kg 体重可致肝肾质量减轻，抑制动物的繁殖能力。

以聚苯乙烯容器贮存牛奶、肉汁、糖液及酱油等可产生异味；贮放发酵奶饮料后，可能有极少量苯乙烯移入饮料，其移入量与贮存温度、时间成正比。

3. 聚氯乙烯 （PVC）

聚氯乙烯是氯乙烯的聚合物。聚氯乙烯塑料的相容性比较广泛，可以加入多种塑料添加剂。

聚氯乙烯在安全性方面存在的主要问题是：①未参与聚合的游离的氯乙烯单体；②含有多种塑料添加剂；③热解产物。

氯乙烯可在体内与 DNA 结合而引起毒性作用。主要作用于神经、骨髓系统和肝脏，也被证实是一种致癌物质，因而许多国家均订有聚氯乙烯及其制品中氯乙烯含量的控制标准。

聚氯乙烯透明度较高，但易老化和分解。一般用于制作薄膜（大部分为工业用）、盛装液体用瓶，硬聚氯乙烯可制作管道。

4. 聚碳酸酯塑料（PC）

聚碳酸酯塑料具有无味、无毒、耐油脂的特点，广泛用于食品包装，可用于制造食品的模具、婴儿奶瓶等。美国 FDA 允许此种塑料接触多种食品。

5. 聚偏二氯乙烯（PVDC）

聚偏二氯乙烯塑料由聚偏二氯乙烯和少量增塑剂、稳定剂等添加剂组成。聚偏二氯乙烯树脂是由偏二氯乙烯单体聚合而成的高分子化合物。它具有极好的防潮性和气密性。聚偏二氯乙烯薄膜主要用于制造火腿肠、鱼香肠等灌肠类食品的肠衣。

聚偏二氯乙烯塑料残留物主要是偏二氯乙烯（VDC）单体和添加剂。

偏二氯乙烯单体从毒理学试验表现其代谢产物为致突变阳性。日本试验结果表明，聚偏二氯乙烯的单体偏二氯乙烯残留量小于 6mg/kg 时，就不会迁移进入食品中去，因此日本规定偏二氯乙烯残留量应小于 6mg/kg。

聚偏二氯乙烯塑料所用的稳定剂和增塑剂在包装脂溶性食品时可能溶出，造成危害，因此添加剂的选择要谨慎，同时要控制残留量。按 GB 15204—1994 规定，氯乙烯和偏二氯乙烯残留分别低于 2mg/kg 和 10mg/kg。

6. 丙烯腈共聚塑料

丙烯腈共聚塑料是一类含丙烯腈单体的聚合物，被广泛应用于食品容器和食品包装材料的制作，尤其是以橡胶改性的丙烯腈 – 丁二烯 – 苯乙烯（ABS）和丙烯腈 – 苯乙烯塑料（AS）最常应用。

丙烯腈 – 丁二烯塑料和丙烯腈 – 苯乙烯塑料的残留物主要是丙烯腈单体。动物毒性试验表明，丙烯腈对动物急性中毒表现为兴奋、呼吸快而浅、喘气、窒息、抽搐甚至死亡。口服丙烯腈单体还可造成循环系统、肾脏损伤和血液生活物质的改变。不同的国家所做试验中丙烯腈残留量不尽相同，所以制定的残留量标准也不一样。日本规定聚丙烯腈中单体丙烯腈溶出量小于 $0.05\mu g/mL$。

7. 三聚氰胺甲醛塑料与脲醛塑料

三聚氰胺甲醛塑料又名密胺塑料（melamin），为三聚氰胺与甲醛缩合热固而成。脲醛塑料为尿素与甲醛缩合热固而成，称为电玉。二者均可制食具，且可耐 120℃高温。

由于聚合时，可能有未充分参与聚合反应的游离甲醛，后者仍是此类塑料制品的卫生问题。甲醛含量则往往与模压时间有关，时间愈短则含量愈高。

8. 聚对苯二甲酸乙二醇酯塑料

聚对苯二甲酸乙二醇酯塑料可制成直接或间接接触食品的容器和薄膜，特别适合于制复合薄膜。在聚合中使用含锑、锗、钴和锰的催化剂，因此应防止这些催化剂的残留。

9. 不饱和聚酯树脂及玻璃钢制品

以不饱和聚酯树脂加入过氧甲乙酮为引发剂，环烷酸钴为催化剂，玻璃纤维为增强材料制成玻璃的钢，主要用于盛装肉类、水产、蔬菜、饮料以及酒类等食品的贮槽，也大量用作饮用水的水箱。

二、 塑料包装材料对食品的污染

塑料包装材料的主要卫生问题是单体、增塑剂及催化剂对食品的污染。

1. 塑料单体

（1）聚苯乙烯单体　聚苯乙烯的单体为苯乙烯，在摄入量大于 400mg 时，能抑制大鼠的生育，并造成肝、肾质量的减轻。此外，聚苯乙烯还存在苯、甲苯等挥发性成分，这些成分能移行到食品中。

（2）聚氯乙烯单体的毒性　聚氯乙烯的单体为氯乙烯。在体内氯乙烯可与DNA 结合产生毒性。毒性主要表现为神经系统、骨骼和肝脏的损伤。

2. 塑料添加剂

塑料添加剂种类很多，主要有增塑剂、稳定剂、抗氧化剂、抗静电剂、润滑剂、着色剂等。塑料添加剂对于保证塑料制品的质量非常重要，但有些添加剂对人体可能有毒害作用，选用时必须加以注意。

（1）增塑剂　塑化剂（plasticizers），或称增塑剂、可塑剂，是一种增加材料的柔软性等特性的添加剂。它不仅使用在塑料制品的生产中，也会添加在一部分混凝土、墙板泥灰、水泥与石膏等材料中。在不同的材料中，塑化剂所起的效果也不同。在塑料里，它可以使塑料制品更加柔软、具有韧性和弹性、更耐用。

增加塑料制品的可塑性，使其能在较低温度下加工的物质，一般多采用化学性质稳定，在常温下为液态并易与树脂混合的有机化合物。如邻苯二甲酸酯类是应用最广泛的一种，其毒性较低。其中邻苯二甲酸二丁酯、邻苯二甲酸二辛酯在许多国家都允许使用。

中国疾病预防控制中心营养与食品安全所专家介绍，塑化剂作为一种环境激素，普遍存在于空气、土壤和水中。微量塑化剂对人体健康没有明显影响。对动物实验的观察数据显示，猴子体内的微量塑化剂在 24~48h 内可排出体外。目前，世界卫生组织对塑化剂 D 邻苯二甲酸酯规定的每日耐受摄入量为 0.025mg/kg。这意味着，体重 60kg 的人，终生每天摄入塑化剂 1.5~8.5mg，才可能导致明显的健康损害。

（2）稳定剂　防止塑料制品在空气中长期受光的作用，或长期在较高温度下降解的一类物质。大多数为金属盐类，如三盐基硫酸铝、二盐基硫酸铝或硬脂酸铅盐、钡盐、锌盐及镉盐，其中铅盐耐热性强。但铅盐、钡盐和镉盐对人体危害较大，一般食品加工、用具和容器的塑料中不用这类稳定剂。锌盐稳定剂在许多国家均允许使用，其用量规定为 1% ~3%。有机锡稳定剂工艺性能较好，毒性较低（除二丁基锡外），一般二烷基锡碳链越长，毒性越小，二辛基锡可以认为经口无毒。

（3）其他添加剂　抗氧化剂有如丁基羟基茴香醚（BHA）、2，6 - 二叔丁基 - 4 - 甲基苯酚（BHT）。抗静电剂一般为表面活性剂，有阴离子型如烷基苯磺酸盐、α - 烯烃磺酸盐，毒性均较低；阳离子型如月桂醇，非离子型有醚类和酯类。醚类毒性大于酯类。润滑剂主要是一些高级脂肪酸、高级醇类和脂肪酸酯类。着色剂主要是染料及颜料。

3. 甲醛

三聚氰胺甲醛与脲醛树脂能游离出甲醛而迁移入食品，造成食品的甲醛污染。甲醛的溶出量和塑料的膜压时间成反比。

甲醛属于细胞原浆毒，可造成神经、肌肉、感官等组织器官的损伤，大剂量时可导致死亡。

4. 二噁英

含氯塑料包装材料可在加热时及作为城市垃圾焚烧时产生二噁英，对人类健康构成潜在危险。

三、 塑料包装材料的卫生要求及标准

由于原料、加工成型变化及添加剂种类和用量不同，对不同塑料应有不同的要求，但总的要求是对人体无害。根据我国有关规定，对塑料制品提出了树脂和成型品的卫生标准。其中规定了必须进行溶液浸泡的溶出实验，包括 3% ~4% 乙酸（模拟食醋）、己烷或庚烷（模拟食用油）。此外还有用蒸馏水及乳酸、乙醇、碳酸氢钠和蔗糖等的水溶液作为浸泡液，按一定面积接触一定溶液（大约为 $2mL/cm^2$），以统一实验条件。几种塑料制品用无色油脂、冷餐油、65% 乙醇涂擦都不得退色。所有塑料制品浸泡液除少数有针对性的项目（如氯乙烯、甲醛、苯乙烯、乙苯、异丙苯）外，一般不进行单一成分分析。

至于酚醛树脂，我国规定不得用于制作食具、容器、生产管道、输送管道等直接接触食品的包装材料。

四、 多氯联苯的检测

1. 原理

多氯联苯具有高度的脂溶性，用有机溶剂萃取时，同时提取多氯联苯和有机

氯农药，经色谱分离之后，可用带电子捕获检测器的气相色谱仪分析。

2. 色谱条件

色谱柱：硬质玻璃柱，长6m、内径2mm，内充填100~120目Varaport上的2.5% OV–1或2.5% QF–1和2.5% DC–200；

检测器：电子捕获检测器；

温度：柱温275℃，检测器为230℃；

氮气流速：60mL/min。

3. 操作方法

（1）样品处理

①酸水解：将可食部分匀浆用盐酸（1∶1，体积比）回流30min。酸水解液用乙醚提取原有的脂肪。将提取液在硫酸钠柱上干燥，于旋转式蒸发器上蒸发至干。

②碱水解：称取经提取所得的类脂0.5g，加入30mL 2%乙醇–氢氧化钾溶液，在蒸气浴中回流3min，水解物用30mL水将它转移到分液漏斗中。容器及冷凝器用10mL己烷淋洗三次，将下层的溶液分离到第二分液漏斗中，并用2mL己烷振摇，合并己烷提取液于第一分液漏斗中，用20mL乙醇与水（1∶1，体积比）溶液提取合并的己烷提取液两次，将己烷溶液在无水硫酸钠柱中干燥，于60℃下用氮吹浓缩至1mL。

③氧化：在1mL己烷浓缩液中加入5~10mL盐酸与过氧化氢（30∶6，体积比）溶液，置于蒸气浴上回流1h，以稀氢氧化钠溶液中和，用己烷提取两次，合并己烷提取液，用水洗涤，并用硫酸钠柱干燥。

④硫酸消解净化：称取10g白色硅藻土载体545（celite 545）（经130℃加热过夜），用6mL 5%发烟硫酸混合的硫酸液充分研磨，转移至底部有收缩变细的玻璃柱中，此柱需预先用己烷洗涤过，将已经氧化的己烷提取液移至柱中，用50mL己烷洗脱，洗脱液用2%氢氧化钠溶液中和，在硫酸钠柱上干燥，浓缩至2mL，放在小型的有5cm高的弗洛里土吸附剂（经130℃活化过夜）的柱中，用70mL己烷洗脱。在用气相色谱测定前，于60℃温度下吹氮浓缩。

⑤过氯化：将上述己烷提取液放置于玻璃瓶中，在50℃蒸汽浴上用氮吹至干，加入五氯化锑0.3cm，将瓶子封闭，在170℃下反应10h，冷却启封，用5mL6mol/L盐酸淋洗，转移至分液漏斗中，己烷提取液用20mL水、20mL2%氢氧化钾和水洗涤，然后在无水硫酸钠柱中干燥，通过小型弗洛里吸附剂柱，用70mL苯–己烷（1∶1，体积比）洗脱，洗脱液浓缩至适当体积注入色谱柱中进行测定。

（2）样品定量测定 PCB的定量测定用混合Aroclor 1254、Aroclor 1255、Aroclor 1256、Aroclor 1257、Aroclor 1258、Aroclor 1259和Aroclor 1260（等

体积比）作标准，PCT 用 Aroclor 1260 作标准。用一定标准量注入色谱仪中，求得标准 PCB 和 PCT 的标准峰高的平均值，从而计算出样品中 PCB 和 PCT 的含量。

五、 酚的检测

1. 原理

在碱性溶液（pH9～10.5）的条件下，酚类化合物与 4 - 氨基安替吡啉经铁氰化钾氧化，生成红色的安替吡啉染料，颜色的深浅与酚类化合物的含量成正比，可与标准比较定量分析。

2. 操作方法

（1）标准曲线的绘制　吸取 0.1mg/mL 苯酚标准溶液 0mL、0.2mL、0.4mL、0.8mL、1.0mL、2.0mL 和 2.5mL，分别置于 250mL 分液漏斗中，各加入无酚水至 200mL，再分别加入 1mL 硼酸缓冲液（由 9 份 1mol/LNaOH 溶液和 1 份 1mol/L H$_3$BO$_3$ 溶液配制而成）、1mL 氨基安替吡啉溶液（20g/L）、1mL 铁氰化钾（80g/L）。每加入一种试剂，要充分摇匀。在室温下放置 1min，各加入 10mL 三氯甲烷，振摇 2min，静止分层后将三氯甲烷层经无水硫酸钠过滤于具塞比色管中，用 2mL 比色杯，以零管调节零点，于波长 460nm 处测定吸光度，绘制标准曲线。

（2）样品测定　量取 250mL 一样品水浸出液，置于 500mL 全磨口蒸馏瓶中，加入 5mL 硫酸铜溶液（100g/L），用磷酸（1:9，体积比）调节至 pH 在 4 以下，加入少量玻璃珠进行蒸馏，在 200mL 或 250mL 容量瓶中预先加入 5mL 氢氧化钠溶液（4g/L），接收管插入氢氧化钠溶液液面下接收蒸馏液，收集馏出液 200mL。同时用无酚水按上法进行蒸馏，做试剂空白试验。

将上述全部样品蒸馏液及试剂空白蒸馏液分别置于 250mL 分液漏斗中，以下同标准曲线绘制中的方法，与标准曲线比较定量分析。

（3）计算

$$样品水浸出液酚的含量 = \frac{m}{V}(ng/mL)$$

式中　m——从标准曲线中查出相当于酚的含量，μg；

　　　V——测定时样品浸出液的体积，mL。

六、 甲醛的检测

1. 原理

样品溶液中的甲醛使离子碘析出分子碘后，用标准硫代硫酸钠滴定，然后求出样品液中的甲醛含量。

2. 操作方法

吸取塑料浸泡水溶液 50mL，置于碘价瓶中，加入 25mL 0.1mol/L $\frac{1}{2}I_2$ 溶液、20mL 6mol/L NaOH 溶液（如果塑料使用 4% 乙酸溶液进行浸泡时，加入 6mol/L NaOH 溶液 8mL），塞紧瓶塞后，摇匀，放置 2min，使分子碘完全析出。用 0.1mol/L $Na_2S_2O_3$ 滴至微黄色，加入淀粉指示剂，再用硫代硫酸钠滴至无色，同时做空白试验。

3. 计算

$$甲醛的含量(mg/L) = \frac{(V_1 - V_2) \times c \times 15}{V_3} \times 1000$$

式中　c——$Na_2S_2O_3$ 标准溶液的浓度，mol/L；

　　　V_1——试剂空白消耗 $Na_2S_2O_3$ 标准溶液的体积，mL；

　　　V_2——样品水浸出液消耗 $Na_2S_2O_3$ 标准溶液的体积，mL；

　　　V_3——测定时样品水浸出液的体积，mL；

　　　15——$\frac{1}{2}$ HCHO（甲醛）的毫摩尔质量，mg/mmol。

七、 可溶性有机物质的测定

1. 原理

食品经浸泡液浸取后，用高锰酸钾氧化浸出液中的有机物，以测定高锰酸钾消耗量来表示样品中可溶出有机物质的情况。

2. 操作方法

准确吸取 1mL 水浸泡液，置于锥形瓶中，加入 5mL 稀硫酸和 10mL 0.01mol/L $\frac{1}{5}KMnO_4$ 标准溶液，再加入玻璃珠 2 粒，准确加热煮沸 5min 后，趁热加入 10mL 0.01mol/L $\frac{1}{2}H_2C_2O_4$（草酸）标准溶液，再以 0.01mol/L $\frac{1}{5}KMnO_4$ 标准溶液滴定至微红色，记取两次高锰酸钾溶液的滴定量。

另取 1mL 水作对照，按同样方法做试剂空白试验。

3. 计算

$$高锰酸钾消耗量(mg/L) = \frac{(V_1 - V_2) \times c \times 31.6 \times 1000}{100}$$

式中　V_1——样品浸泡液滴定时所消耗 $KMnO_4$ 的体积，mL；

　　　V_2——试剂空白滴定时消耗 $KMnO_4$ 的体积，mL；

　　　c——$\frac{1}{5}KMnO_4$ 标准溶液的浓度，mol/L；

31.6——$\dfrac{1}{5}$KMnO$_4$标准溶液的毫摩尔质量，mg/mmol。

八、 聚苯乙烯塑料制品中苯乙烯的测定

1. 原理

样品经二硫化碳溶解，用甲苯作为内标物。利用有机化合物在氢火焰中的化学电离进行分离，以样品的峰高和标准品峰高相比，计算样品相当的含量。

2. 色谱条件

色谱柱：不锈钢柱，长4m、内径4mm，内装填料1.5%有机皂土（B–34）–1.5%邻苯二甲酸二壬酯混合液于97% Chrosorb WAM–DMCS（80～100目）的担体中；

检测器：氢火焰离子化检测器；

温度：柱温为130℃，检测器为180℃，进样口温度为180℃；

流速：氮气为30mL/min，氢气为40mL/min，空气为300mL/min。

3. 操作方法

（1）样品处理　称取样品1.00g，用二硫化碳溶解后，移入25mL容量瓶中，加入内标物甲苯25mg，再以二硫化碳稀释至刻度，摇匀后进行气相色谱测定。

（2）测定　取不同浓度的苯乙烯标准溶液，在上述色谱操作条件下，分别多次进行，量取内标物甲苯与苯、甲苯、正十二烷、乙苯、异丙苯、正丙苯和苯乙烯的峰高，并分别计算其比值，绘制峰高比值与各组分浓度的标准曲线。

同时取样品处理溶液0.5μL注入色谱仪，待色谱峰流出后，量出被测组分和内标物甲苯的峰高，并计算其比值，按所得峰高比值，由标准曲线查出各组分的含量。

4. 计算

$$苯乙烯单体量(\text{mg/kg}) = (h/h_1) \times (\rho/\rho_1) \times (h_2/h_0) \times (m_0/m)$$

式中　h 和 h_1——分别为样品和标准峰高，mm；

h_2 和 h_0——分别为样品中内标峰高和标准品中内标峰高，mm；

ρ 和 ρ_1——分别为注入色谱仪的内标溶液中苯乙烯和内标物浓度，μg/mL；

m_0——样品质量，g；

m——样品中内标物质量，μg。

九、 聚氯乙烯塑料制品中氯乙烯的测定

1. 原理

根据气体定律，将样品放入密封平衡瓶中，用溶剂溶解。在一定温度下，氯

乙烯单体扩散，达到平衡时，取液上气体注入气相色谱仪测定。

2. 色谱条件

色谱柱：长2m、内径4mm不锈钢柱，固定性60~80目407有机担体；

检测器：氢火焰离子化检测器；

温度：柱温100℃，汽化150℃；

流速：氮气20mL/min，氢气30mL/min，空气300mL/min。

3. 测定

（1）标准曲线的绘制　准备六个平衡瓶，预先各加3mL二甲胺，用微量注射器取0μg、5μg、10μg、15μg、20μg、25μg的标准溶液，通过塞分别注入各瓶中，配成0~5.0μg/mL氯乙烯标准系列，同时放入70℃±1℃水浴中，平衡30min。分别取液上气2~3mL注入GC中，调整放大器灵敏度，测量峰高，绘制峰高与质量标准曲线。

（2）样品测定　将样品剪成细小颗粒，准确称取0.1~1g放入平衡瓶中，加搅拌棒和3mLDMA后，立即搅拌5min，以下操作同标准曲线绘制的操作方法。量取峰高，计算样品中氯乙烯单体含量。

参考文献

［1］张莉．食品卫生检验新技术标准规程手册［M］．北京：中国标准出版社，2004．

［2］S Suzanne Nielsen. Food Analysis［M］．北京：中国轻工业出版社，2002．

［3］宁正祥．食品成分分析手册［M］．北京：中国轻工业出版社，1998．

［4］杨惠芬，李明元，沈文．食品卫生理化检验标准手册［M］．北京：中国标准出版社，1997．

［5］王叔淳．食品卫生检验技术手册［M］．（第三版）北京：化学工业出版社，2002．

［6］黎源倩．食品理化检验（卫生部规划教材）［M］．北京：人民卫生出版社，2006．

［7］吴永宁．现代食品安全科学［M］．北京：化学工业出版社，2003．

［8］联合国粮农组织编写．食品检验取样［M］．北京：中国轻工业出版社，1991．

［9］Douglas A. Skoog F. James Holler，Timothy A. Nieman. Principles of Instrumental Analysis［M］．BROOKS/COLE，1997．

［10］康臻．食品分析与检验［M］．北京：中国轻工业出版社，2006．

［11］曲祖乙，刘靖．食品分析与检验（高职高专系列教材）［M］．北京：中国环境科学出版社，2006．

［12］徐思源．食品分析与检验（全国高等职业技术院校食品类专业教材）［M］．北京：中国劳动和社会保障出版社，2013．